# ESTEROIDES ANABÓLICOS

## DESMITIFICADO

THOMAS DAVIN FAHEY     MIGUEL ANGEL RIVERA

FRANK I KATCH

Esteroides Anabólicos. Desmitificado

9 8 7 6 5 4 3 2 1 Copyright

Autores: Fahey, Thomas D., Miguel Rivera y Katch, Frank I. Título: Esteroides anabólicos. Descripción desmitificada: Primera edición. [2021] | Incluye referencias bibliográficas e indice.

Identificadores: ISBN: 978-0-9640591-4-6

Temas, Encabezados de materias médicas: Esteroides, Fenómenos fisiológicos, Esteroides anabólicos, Esteroides, Juegos Olímpicos, Ejercicio, Deporte, Músculo, Hormonas, Atletismo, Aptitud física, Medicina deportiva

# HACIA ADELANTE

*Esteroides Anabólicos:Desmitificado* presenta una visión privilegiada de los esteroides anabólicos por tres científicos y atletas deportivos de clase mundial: Thomas Fahey, Miguel Rivera, y Frank Katch. Sus experiencias como científicos, entrenadores y atletas le ayudan a separar las noticias de la calle del ruido callejero sobre estas controvertidas drogas. La versión del libro electrónico incluye acceso directo a más de 1700 artículos de revistas y resúmenes de fuentes originales. Los temas incluyen:

• Quién toma estos medicamentos y por qué.

• Cómo los atletas y culturistas de clase mundial usan los esteroides anabólicos.

• Uso de esteroides por culturistas recreativos y personas físicamente activas.

• Efectos de los esteroides anabólicos sobre la fuerza, la potencia, la resistencia y las habilidades deportivas.

• La bioquímica de los esteroides anabólicos.

• Los efectos de los esteroides anabólicos sobre el rendimiento deportivo en hombres, mujeres y niños.

• Esteroides anabólicos y control motor.

• Efectos secundarios de los esteroides anabólicos y sus efectos sobre el sistema cardiovascular, la longevidad, el cáncer, el hígado, los riñones, la piel, la sangre y los tejidos blandos.

• Efectos sexuales de los esteroides anabólicos

• Efectos psicológicos de los esteroides anabólicos, incluido el "roid rage".

• Usos médicos de los esteroides anabólicos.

• Testosterona suplementaria en adultos mayores y de mediana edad.

• Historia de los esteroides anabólicos, incluido el uso de esteroides durante la guerra fría y los escándalos de esteroides rusos. El libro incluye historias sobre el uso de esteroides en el deporte reveladas por primera vez.

• La ética y las consideraciones legales del uso de esteroides anabólicos.

• Pruebas de drogas por la Agencia Mundial Antidopaje. Cómo los países y los atletas intentan superar las pruebas.

• Controversias sobre el uso de esteroides en Rusia, URSS y Alemania Oriental.

• Efectos a largo plazo de los esteroides sobre el rendimiento, la salud y esperanza de vida.

Esta es una lectura obligatoria para los atletas, investigadores, entrenadores que trabajan con atletas que podrían tomar esteroides, los medios de comunicación, los fanáticos de los deportes y los padres de atletas y políticos.

# INTRODUCCIÓN

Desde los Juegos Olímpicos hasta el gimnasio local, es un desafío hablar sobre el rendimiento y ejecutoria deportiva sin mencionar los esteroides anabólicos. Estos han capturado la imaginación de personas en todo el mundo. En el léxico popular, los esteroides son más grandes, mejores y más ruidosos que cosas similares, por lo que parece exagerado e irreal. Por ejemplo, "**El paisaje urbano es espectacular, como la Ciudad de México con esteroides**". Han afectado profundamente al deporte aficionado y profesional y han dominado los titulares durante todos los Juegos Olímpicos. Sin embargo, los principales usuarios de estos fármacos frecuentan gimnasios y son individuos que desean una mejor apariencia física y aumentar la masa muscular.

Los esteroides anabólicos son medicamentos que se asemejan a la hormona testosterona. El concepto anabólico se refiere a la propiedad de construcción de tejido inducido por las drogas. Son un tema principal de conversación cada vez que un atleta bate un récord o ejecuta fuera de lo común. Si bien los entrenadores de fortaleza muscular y los entrenadores personales nunca deben recomendar estos medicamentos a los clientes, deben tener un conocimiento profundo de su uso y abuso.

No todos los esteroides son anabólicos. Los esteroides ayudan a controlar el metabolismo, la inflamación, la inmunidad, el equilibrio de agua y sal, el desarrollo sexual y la resistencia a enfermedades y lesiones. Los esteroides anabólico-androgénicos, como la testosterona, desarrollan los músculos y promueven las características sexuales masculinas (es decir, crecimiento del cabello, voz profunda, crecimiento de los órganos sexuales). Los esteroides llamados glucocorticosteroides, como la cortisona o la prednisona, suprimen la inflamación o las respuestas inmunitarias exageradas y tratan la hinchazón, las erupciones cutáneas, el asma, la bronquitis o el mal de altura.

Contrariamente a la creencia generalizada, los deportistas no son los principales consumidores de estas drogas. El usuario promedio es un hombre o una mujer de treinta años que realiza actividades recreativas y que intenta mejorar la composición corporal o un adulto de mediana edad o mayor que intenta prevenir el envejecimiento. Los adultos de mediana edad y mayores consideran que la testosterona es un elixir de vida. Los farmacéuticos surtieron más de 500.000.000 de recetas de testosterona en 2015 (Perls y Handelsman, 2015). Los atletas continúan usando estas drogas en secreto, pero reciben severas sanciones atléticas e incluso legales si son atrapados. La mayoría de los entrenadores de fortaleza muscular y entrenadores personales trabajarán con personas que utilizan estos medicamentos. Estos deben ser capaces de responder preguntas sobre las ventajas y desventajas de estos medicamentos, sin recomendarlos.

Escribimos este libro para personas que desean una introducción completa a los esteroides anabólicos, pero carecen de capacitación en fisiología, química y medicina. El mismo está ampliamente referenciado y basado en evidencia de investigaciones científicas. El contenido incluye secciones sobre historia, mecanismo de acción, efectos sobre el rendimiento, patrones de uso de atletas y adultos recreativos (tipo, dosis, uso de múltiples fármacos), efectos secundarios, incluida la longevidad, fisiología sexual, función cardiovascular, cáncer, hígado y riñón, mujeres y niños, psicología y envejecimiento. El libro incluye extensas discusiones sobre los esteroides y la ética, el control del dopaje, los esteroides y la ley, y el dopaje patrocinado por el estado en la ex Unión Soviética y Rusia.

La característica única y revolucionaria de este libro es el acceso directo a más de 1,600 artículos enteros y resúmenes. Haga clic en la URL al final de cada referencia para acceder al artículo o resumen. Esta función ayudará a los no científicos a comprender la ciencia detrás de estos medicamentos y proporcionará más información detallada para investigadores serios en 15 áreas de interés. Este libro es parte de un curso ofrecido por la Asociación Internacional de Ciencias del Deporte.

## Sobre los Autores

Entre ellos, los autores tienen más de 160 años de experiencia en las ciencias del deporte. Lo han visto todo. Son autores destacados de libros de texto y tienen una amplia experiencia en investigación de ciencias del deporte, atletismo, entrenamiento y consultoría deportiva. Ellos conocen los secretos detrás de escena y lo ayudarán a separar el ruido de la calle de las noticias de la calle sobre los esteroides anabólicos.

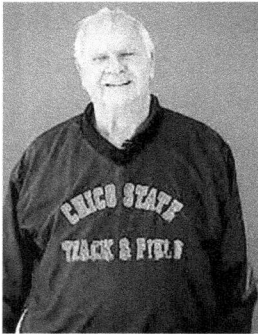

**Thomas D. Fahey** es catedrático emérito de Kinesiología en la Universidad Estatal de California, Chico. Recibió su doctorado de la Universidad de California, Berkeley, en 1972, especializándose en fisiología del ejercicio, desarrollo motor y biomecánica. En 2006, fue nombrado catedrático destacado en la Universidad Estatal de California, Chico. El Dr. Fahey es autor de 25 libros sobre fisiología del ejercicio, bienestar y fuerza, que incluyen *Fisiología del Ejercicio: Bioenergética Humana y sus Aplicaciones*, 5ª edición, *Fit & Well* (McGraw Hill, 15ª edición) y dos cursos para ISSA. Publicó cientos de artículos para revistas científicas y revistas de culturismo y fitness y escribió artículos y reseñas de investigación mensuales para *Muscular Development*, *Fitness RX for Men*, y *Fitness RX for Women*. Colabora con investigadores de Puerto Rico y México sobre la base genética del rendimiento deportivo.

Fahey fue un atleta de pista y campo. All-American universitario en el lanzamiento de disco. Continuó buscando la excelencia atlética después de graduarse. Fue campeón mundial máster en el lanzamiento de disco

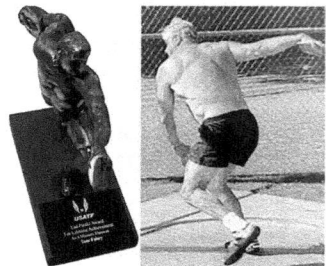

(ganó medallas en cinco campeonatos mundiales consecutivos, incluido la de oro en 2003), once veces campeón nacional de disco de máster de EUA). En 2008, la revista USA Track and Field (USATF) lo nombró el mejor atleta de campo del año y le otorgó el honor Lad Pataki Lifetime Achievement en 2018. Ejerció como entrenador de atletismo (lanzamientos) durante más de 35 años. Tuvo un reemplazo total de rodilla en 2018, pero planea continuar compitiendo en los eventos de lanzamiento categoría máster. También disfruta del golf, el esquí, la equitación, el ciclismo, el senderismo, el levantamiento de pesas y la pesca.

**Miguel A. Rivera** es catedrático en el Departamento de Medicina Física, Rehabilitación y Salud Deportiva en la Escuela de Medicina de la Universidad de Puerto Rico, San Juan.

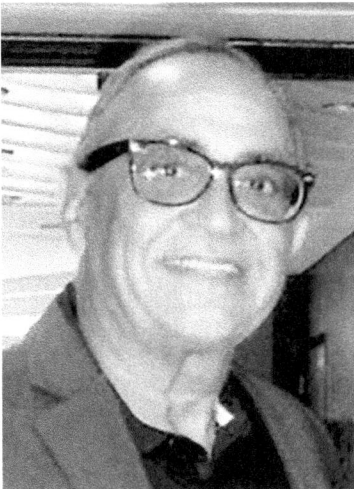

El Dr. Thomas Fahey fue su mentor durante sus estudios de Maestría con concentración en fisiología del ejercicio en la Universidad Estatal de California, San José. Recibió su doctorado de la Universidad de Pittsburgh, Pennsylvania, en 1978, especializándose en fisiología del ejercicio y métodos de investigación, concurrentemente obtuvo un grado de Maestría en Epidemiologia de la Escuela de Salud Publica de la misma universidad. Entre 1995 al 1998 colaboro como Científico Investigador en el Laboratorio de Ciencias de la Actividad Física dirigido por el Dr. Claude Bouchard, en la Universidad Laval, Ciudad de Québec, Canadá.

El Dr. Rivera es miembro "Fellow" del Colegio Estadounidense de Medicina Deportiva. Ha publicado más de 100 artículos en revistas científicas y profesionales revisadas por pares. Ha colaborado en capítulos de libros y participado en mas de más de 200 conferencias invitadas en congresos internacionales. Mantiene una colaboración internacional con investigadores de México y estadounidenses sobre las bases genética del rendimiento y ejecutoria deportiva. Este continua activo como revisor-par de artículos en un gran numero de revistas científicas.

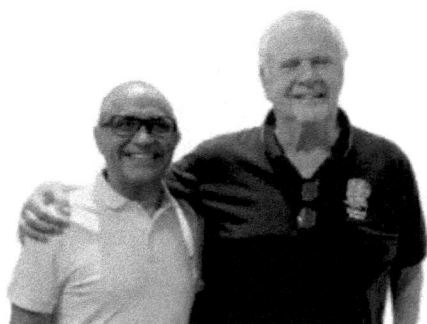

El Dr. Rivera fue miembro de equipos nacionales de Polo Acuático participando en Juegos Centroamericanos y del Caribe y Panamericanos. Dirigió el equipo de Polo Acuático de la Universidad de Pittsburgh, Pensilvania logrando campeonatos de la región Este y clasificación al campeonato nacional. Fue campeón de su categoría máster en la región Centroamericana y del Caribe en Triatlón. Se mantiene activo como asesor de atletas recreativos, nacionales, internacionales, olímpicos y compitiendo en carreras pedestres de larga duración, natación liza y de aguas abiertas, ciclismo de ruta y el triatlón.

**Frank I. Katch** se jubiló anticipadamente como profesor de Ciencias del Ejercicio en la Universidad de Massachusetts, Amherst

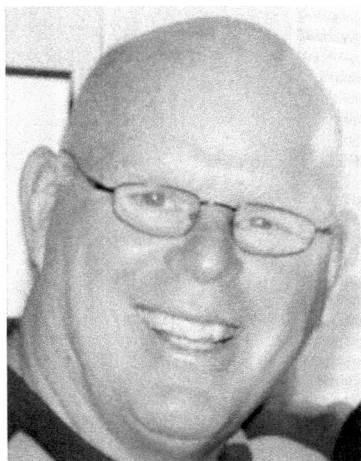

(1977-2001) y se mudó a Santa Barbara, CA, donde vive con su esposa Kerry (casada en 1970, con 3 hijos adultos y 4 nietos). ). En la UMass, se desempeñó como Jefe de Departamento (1977-1990) y Director del Programa de Posgrado (1977-1986). Antes de la UMass, su primer trabajo docente después de completar sus estudios de posgrado en la Universidad de California en Santa Bárbara y Berkeley fue en el Queens College de la City University en Nueva York (1970-1977). Ha publicado más de 150 artículos en revistas científicas y profesionales revisadas por pares, presentado más de 250 conferencias invitadas en congresos nacionales e internacionales, incluida la ceremonia de apertura o charlas plenarias en reuniones de salud, negocios y fitness en los Estados Unidos, América del Sur, Europa, y Asia.lww.com) incluye traducciones en inglés, francés, español, alemán, italiano, portugués y japonés, incluidas las ediciones internacionales europeas): Fisiología del ejercicio: energía, nutrición y rendimiento humano. (primer premio en la categoría de medicina de la Asociación Médica Británica). 9ª ed., En producción programada para la publicación Primavera de 2022; Nutrición deportiva y ejercicio. 5a ed., 2019; Fundamentos de la fisiología del ejercicio. 5ta ed., 2016, e Introducción a la nutrición, el ejercicio y la salud. 4a ed., 1992.

Otras colaboraciones incluyen 3 libros de consumo; Ponerse en forma (Houghton Mifflin, 1979), Fitness

Walking (Putnam, 1985) y The Fidget Factor (Andrews McMeel, 2000). Ha contribuido con más de 160 artículos en revistas de consumo populares (Mademoiselle, Vogue, Harper's, Woman's Day, Reader's Digest, Weight Watcher's, Muscle and Fitness, Shape, Self y American Health); consultó con equipos de fútbol profesional (NFL Cowboys, Jets, Dolphins, Saints, Redskins), béisbol profesional (Boston Red Sox), NBA, US Olympic Team, corporaciones y apareció en las principales cadenas de noticias de televisión: ESPN, CBS, NBC, ABC, Real Sports y la red de compras desde el hogar QVC, y dos publirreportajes nacionales de fitness.

El Dr. Katch se toma el tiempo para hacer ejercicio 60 minutos al día la mayoría de los días de la semana (caminar por la playa con su esposa, entrenar para fortalecer y mantener el equilibrio), disfrutar de estar con sus nietos e hijos adultos, jugar al golf con frecuencia, hacer barbacoas, mantener un suculento jardín, viajar ¡Y coma helado de sabor exótico y cualquier chocolate!

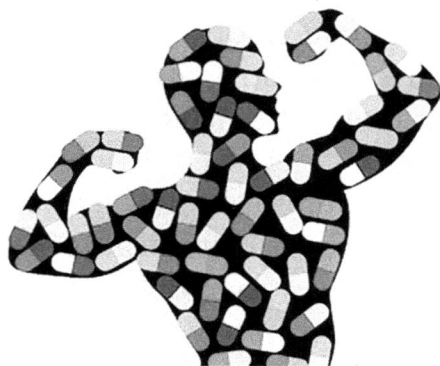

# ÍNDICE

1. Esteroides Anabólicos: Perspectiva Histórica — 1

2. ¿Qué son los Esteroides y Cómo Funcionan? — 18

3. Cómo Funcionan los Esteroides Anabólicos en el Cuerpo — 31

4. Esteroides Anabólicos y Deporte — 66

5. Cómo Usan los Esteroides los Atletas y los Adultos que Realizan Actividades Recreativas — 87

6. Efectos Sobre la Salud de los Esteroides Anabólicos: Interacción con el Entrenamiento Intenso — 101

7. Esteroides Anabólicos y Enfermedades Sistémicas: *Corazón, Circulación, Cáncer, Hígado, Riñón* — 122

8. Efectos Sexuales y Psicológicos — 150

9. Usos Médicos de la Testosterona y los Esteroides Anabólicos — 168

10. Los Esteroides Anabólicos, la Ética y la Ley — 186

11. Control de Dopaje y Dopaje Patrocinado por el Estado por la Unión Soviética y Rusia — 218

Epílogo — 249

*REFERENCIAS* — 253

*Índice* — 421

# 1

## ESTEROIDES ANABÓLICOS: PERSPECTIVA HISTÓRICA

os esteroides anabólicos incluyen testosterona o sus modificaciones químicas. Estos tienen efectos anabólicos (formación de tejido) y androgénicos (masculinizantes), por lo que a menudo se denominan esteroides anabólicos androgénicos. Una larga y controvertida historia ha estado presente hasta el día de hoy. La sección de referencia sobre la epidemiología de los esteroides anabólicos contiene varios artículos excelentes sobre la historia de estos fármacos Kanayama & Pope (2018); Dodson y col. (2007); Kochakian (2010); Morgentaler & Traish, 2020; Bhasin, et al. (2021). Haga clic en las URL para obtener los documentos. La Figura 1 es una línea de tiempo de eventos históricos en la historia de los esteroides anabólico.

En Internet se encuentran disponibles docenas de libros y sitios web sobre "procedimientos" vinculados con losesteroides anabólicos. *The Underground Steroid Handbook* de Dan Duchaine, publicado inicialmente en

1981, fue el primero de muchos libros sobre esteroides basados en gran medida en la experiencia personal y el boca a boca de culturistas y atletas entrenados con pesas (Figura 1-1). Esto ocurrió porque existían pocas investigaciones científicas sobre los efectos de estos medicamentos en el rendimiento, ejecutoria deportiva y la salud. En se tiempo los estudios existentes utilizaron dosis bajas que no mejoraron el rendimiento y la ejecutoria.

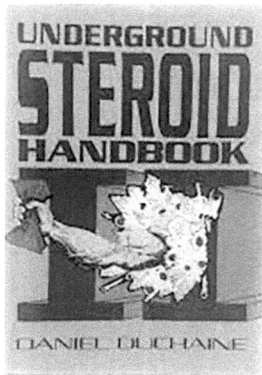

*Figura 1-1:* The Underground Steroid Handbook.

La mayoría de la información presente en Internet o en la prensa popular no es confiable. Un lector de la revista *Muscular Development,* preguntó acerca de las tasas de aclaramiento (eliminación) de varios esteroides anabólicos. Los gráficos que muestran esto estaban disponibles en muchos sitios. Sin embargo, cuando se solicito a los autores sus fuentes de información no pudieron proporcionarlas. Ellos inventaron las tasas de eliminación basándose en la experiencia personal (por ejemplo, "Conocemos a un individuo al que le hicieron una prueba de drogas y fue positiva prueba 30 días después de tomar el medicamento X"). Ninguno de los autores tenía datos ni tasas de aclaramiento. Saque sus conclusiones sobre los esteroides basándose en la evidencia científica, no en la opinión de alguien.

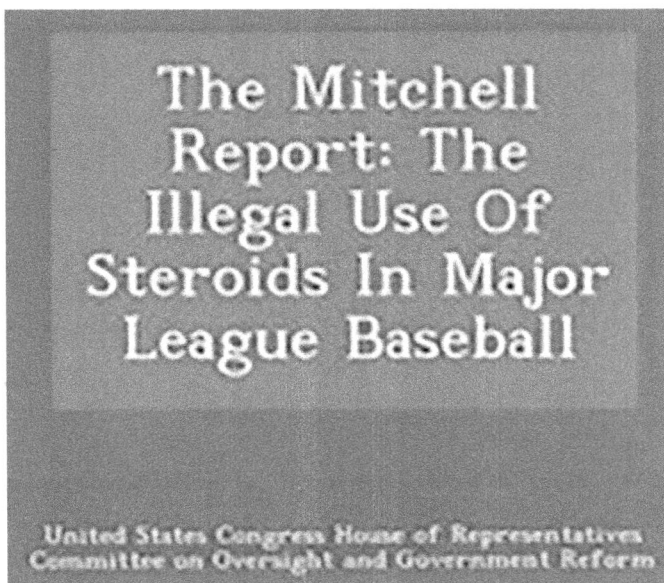

Figura 1-2: El Informe Mitchell resultó en pruebas de drogas a jugadores de Grandes Ligas.

Sabemos mucho sobre los riesgos y beneficios de los esteroides anabólicos y sus patrones de uso. Miles de estudios y revisiones científicas nos brindan una imagen más clara de estos medicamentos y sus efectos secundarios. Documentos históricos de la ex Unión Soviética y Alemania Oriental, el Informe Mitchell sobre el uso de drogas en las Grandes Ligas de Béisbol en los Estados Unidos de América (2007, Figura 1-2) e informes anecdóticos de atletas y entrenadores procedentes de una gran cantidad de países del mundo ilustran el uso generalizado de esteroides anabólicos en el deporte antes de la existencia de un control antidopaje integral. Esta Unidad de Educación Continua (UEC) ayudará a científicos, entrenadores, atletas y profesionales de la salud a comprender la ciencia y la historia de este controvertido tema.

La mayoría de los órganos rectores de los deportes

de aficionados y profesionales prohíben los esteroides anabólicos. La Agencia Mundial Antidopaje (AMA), establecida en noviembre de 1999, supervisa el Código Mundial Antidopaje adoptado por más de 600 organizaciones deportivas. Los atletas, las personas activas, los entrenadores y los científicos deben comprender las sustancias prohibidas en el deporte. Estos deben saber mucho sobre entrenamiento, nutrición y suplementos para maximizar el rendimiento y la ejecutoria deportiva sin recurrir a medicamentos prohibidos.

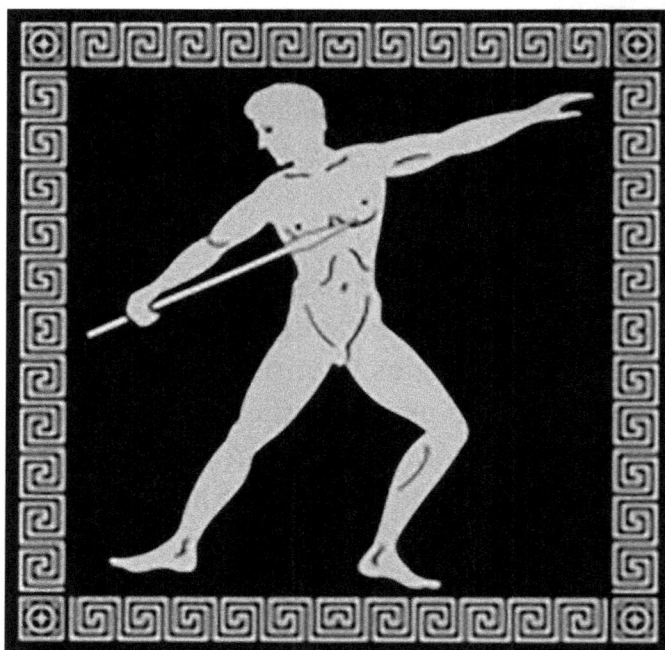

*Figura 1-3: El uso de sustancias para mejorar el rendimiento era común en las competiciones deportivas antiguas. Fuente: Shutterstock.*

La investigación sobre la testosterona comenzó hace más de 125 años. La especialización en el deporte ha convertido a estas drogas en un problema importante. El consumo de drogas para mejorar el rendimiento es casi tan antiguo como el deporte mismo. Los atletas de la antigua Grecia usaban una variedad de brebajes para mejorar el rendimiento y la ejecutoria (Figura 1-3). Los guerreros incas de América del Sur masticaban hojas de coca antes de luchar en el aire enrarecido de los Andes. A principios de siglo, los atletas solían respirar oxígeno suplementario para mejorar la resistencia (tolerancia al esfuerzo de larga duración). Los atletas, como boxeadores y futbolistas, sentían un gran un impulso al beber un cóctel compuesto de estricnina, brandy, y cocaína.

## INVESTIGACIÓN PRELIMINAR Sobre la Testosterona

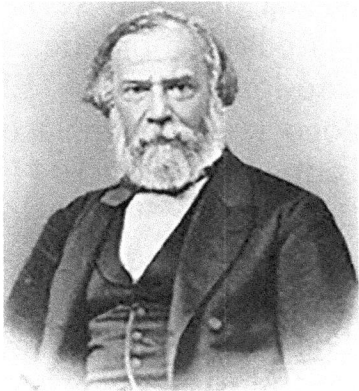

Figura 1-4: Charles-Édouardmarrón-Séquard, (1817-1894). Fuente: Wiki Commons.

Las raíces de la investigación de la testosterona se remontan a la antigüedad. Los agricultores se enteraron de que los animales castrados habían reducido sus impulsos sexuales y eran más dóciles. La realeza en Persia empleó a hombres castrados llamados eunucos para proteger el harén porque tenían impulsos sexuales reducidos. La investigación científica moderna sobre la testosterona comenzó en 1889 cuando, a sus 72 años, Charles-Édouardmarrón-Séquard, (1817-1894), neurólogo, endocrinólogo, y fisiólogo pionero francés, informó que los extractos testiculares de perros y cobayas lo hacían sentir más joven y viril (Figura 1-4). Él inyecto un extracto de una parte de sangre de la vena testicular, una parte de semen y una parte de líquido testicular de perros o cobayas para desencadenar efectos sexuales en modelos animales. Es concebible que el tratamiento lo haya afectado (Morgentaler y Traish, 2020). Su informe sobre el tema inició el uso generalizado del extracto testicular en Europa y América del Norte durante los próximos 30 años. Ningún informe indicó que los atletas de esa época usaran formalmente los extractos, pero fueron ampliamente anunciados en la prensa popular como un tónico para la salud, por lo que podrían haberlo usado para mejorar el rendimiento y la ejecutoria. Incluso entonces, los críticos atribuyeron las mejoras en el estado de ánimo y los niveles de energía al efecto placebo: el poder de la sugestión

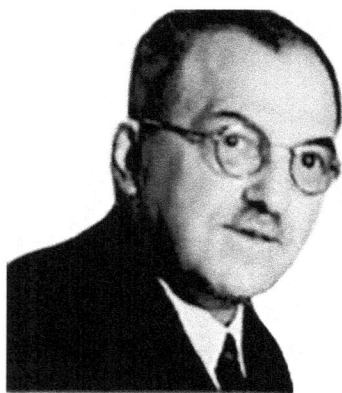

Figura 1-5: Ernst Laqueur (1880-1947). Fuente: Wiki Commons

La década de 1930 se ha llamado la edad de oro de la química de los esteroides. El farmacólogo y médico polaco Ernst Laqueur (1880-1947; Figura 1-5) en 1934, aisló una pequeña cantidad de testosterona cristalina de testículos de toro. También realizó una investigación notable sobre la insulina y el estrógeno. Los científicos de la Universidad de Chicago aislaron 20 miligramos de testosterona de 40 libras de testículos de toro obtenidos de los corrales de Chicago. Estos estudios promovieron programas de investigación y desarrollo sobre la testosterona por parte de las compañías farmacéuticas europeas Schering, Organon y Ciba. En el 1939, Butenandt y Ružička ganarón el Premio Nobel de Química por sintetizar testosterona a partir del colesterol. Esto inició un animado debate en la comunidad médica con respecto a la terapia de reemplazo de la testosterona que continúa hasta el día de hoy. El interés inicial en la testosterona se centró en su efecto sobre la libido y el rendimiento sexual en hombres y mujeres. Un informe de Huggins y Hodges que involucró a ocho hombres sugirió que la terapia con testosterona promovió el cáncer de próstata y puso un freno al uso clínico de la testosterona, que continúa hasta el día de hoy (Morgentaler y Traish, 2020).

## Segunda Guerra Mundial y Guerra Fría

Durante la Segunda Guerra Mundial, los medios informaron que los ejércitos de Alemania y Estados Unidos de América (EUA) experimentaron con testosterona (propionato de testosterona) para mejorar la ejecutoria y que Adolf Hitler fue uno de los primeros usuarios de la droga. Sin embargo, los historiadores Marcel Reinold y John Haberman (2014) dijeron que este es un mito derivado de la especulación de un periodista. Si bien los nazis enloquecidos por los esteroides apelan a las percepciones populares, hay poca evidencia de que esto haya sucedido.

A finales de la década de 1940 los atletas notaron por primera vez los beneficios de los esteroides anabólicos. El libro titulado "The Male Hormone", de Paul de Kruif (de Kruif, Nueva York: Harcourt Brace & Co., 1945) mencionó que la testosterona aumenta la fuerza muscular, lo que llamó la atención de los culturistas y atletas en eventos de fuerza. Rápidamente se corrió la voz en la comunidad atlética de que la testosterona aumentaba la masa muscular magra, lo que la convertía en un candidato serio como fármaco para mejorar el rendimiento y la ejecutoria.

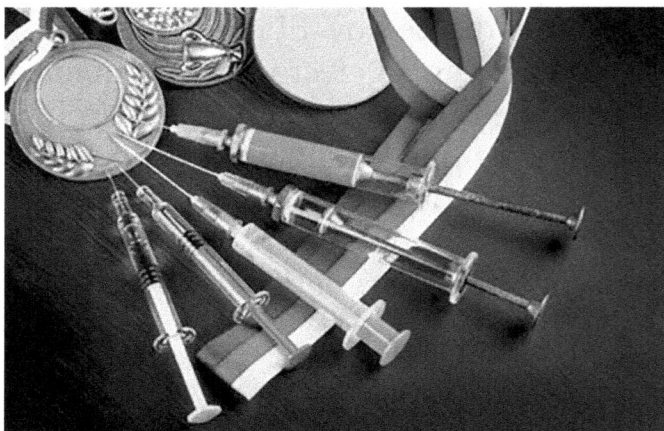

*Figura 1-6: Las drogas para mejorar el rendimiento fueron herramientas para los equipos deportivos de los países del Este y del Oeste durante la Guerra Fría. Fuente: Shutterstock.*

Después de la Segunda Guerra Mundial, las competiciones atléticas internacionales se convirtieron en sustitutos de la guerra fría en el campo de batalla. Los países del bloque oriental y occidental se enfrentaron en los campos de juego, las pistas de hielo, las canchas de baloncesto y las pistas de atletismo. Los gobiernos invirtieron dinero en el atletismo con la esperanza de promover sus agendas políticas. La victoria fue el único resultado aceptable para ambos lados (Figura 1-6). En este clima, el uso generalizado de drogas para mejorar el rendimiento era casi inevitable. Los atletas descubrieron que la testosterona afectaba la agresividad y el estado de ánimo, contribuyendo a los efectos ergogénicos (mejora de la ejecutoria y rendimiento) de la droga.

El primer supuesto uso de esteroides anabólicos ocurrió en los Juegos Olímpicos de Helsinki de 1952. Los levantadores de pesas de la Unión Soviética dominaron su especialidad. El entrenador de halterofilia estadounidense Bob Hoffman dijo a Associated Press que sospechaba que los atletas soviéticos estaban usando testosterona sintética (Kremenik, et al., 2006). En 1954 durante el Campeonato Mundial de Halterofilia en Viena, un médico soviético confirmó esto al Dr. John Ziegler (médico del equipo de Halterofilia de EUA). Ziegler se convirtió en un defensor de los esteroides anabólicos y los administró a culturistas de élite y atletas de fuerza y potencia (Kanayama y Pope, 2017).

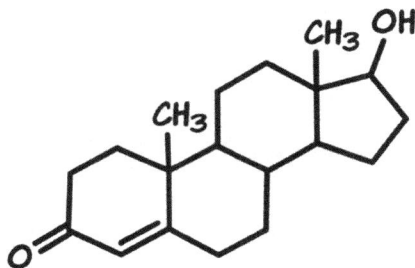

*Figura 1-7: La estructura química de la testosterona.*

El propionato de testosterona, la forma disponible de la droga, produjo importantes efectos masculinizantes. Zeigler trabajó con la compañía farmacéutica sueca Ciba para desarrollar metandrostenolona (Dianabol) para reducir los efectos secundarios de la testosterona (Figura 1-7; estructura química de la testosterona). La mayoría de los atletas de fuerza conocían esta droga a principios de la década de 1960. Los atletas discutieron abiertamente cuántos "azules" (pastillas de Dianabol) tenían que tomar para levantar más "azules" (las placas protectoras de 20 kg son azules).

El uso generalizado de Dianabol era común en la década del 1960 entre los atletas del Bloque Oeste y Este. Sin embargo, el uso de esteroides fue sistemático en la República Democrática Alemana y la Unión Soviética. Faust's Gold: The East German Doping Machine (MacMillan, 2001), un notable libro de Steven Ungerleider, documentó el uso sistemático de esteroides anabólicos y otras drogas por parte de los atletas de Alemania Oriental, particularmente en mujeres. La comunidad atlética occidental y los medios de comunicación sospechan ampliamente del uso de drogas por parte de los atletas alemanes orientales.

Uno de los autores dirigió un laboratorio de rendimiento físico en el Área de la Bahía de San Francisco, California a mediados de la década de 1970 hasta mediados del 1980. Varias veces, los padres de los nadadores élite estadounidenses se acercaron sobre cómo hacer que sus hijas recibieran un programa de esteroides anabólicos. Este explico los graves efectos secundarios que sufrirían sus hijas y se negó a recomendarlos. La ansiedad estadounidense por los esteroides era comprensible. Entre 1956 y 1988, Alemania del Este, un país de sólo 17 millones, ganó 203 medallas de oro, 192 de plata y 177 de bronce en los Juegos Olímpicos de Verano e Invierno.

El mismo autor visito el Instituto de Investigación de Cultura Física en Leningrado, Rusia (ahora San Petersburgo) a mediados de la década de 1980. Los científicos se mostraron abiertos sobre el dopaje patrocinado por el estado en la Unión Soviética. Eventualmente, varios científicos y entrenadores soviéticos emigraron a Occidente. De interés, es que a finales de la década de 1990, se encontraba colaborando en un artículo sobre las actividades mundiales de dopaje con Victor Rogozkin (Director del laboratorio de Leningrado) y Michael Kalinski (Jefatura de Bioquímica, Universidad de Kiev y más tarde profesor y Director del programa de Kinesiología en las Universidades de Kent State y Murray State en los EUA). Rogozkin retiró abruptamente el proyecto alegando que las cosas habían cambiado en Rusia y que las cosas estaban volviendo a ser como estaban. El programa olímpico ruso llevó el dopaje patrocinado por el estado a nuevos niveles con el dopaje sistemático de atletas de élite y pruebas de control de dopaje deshonestas en los Juegos Olímpicos de Sochi.

## Políticas de Esteroides Anabólicos y Antidopaje

Los excesos en el consumo de drogas en el deporte afectaron a los deportistas. Entre 1960 y 1963, el público se disgustó con las muertes relacionadas con las drogas en el ciclismo, el boxeo y el atletismo. Mucha gente sintió que el consumo de drogas atléticas amenazaba a todos los deportes, socavando los cimientos del ideal olímpico. El uso de esteroides anabólicos aumentó durante la década de 1960 porque muchos médicos creían que los esteroides anabólicos tenían pocos efectos secundarios y no había sanciones emitidas por los órganos rectores de los deportes.

El Comité Internacional Olímpico (CIO) formuló sus políticas antidopaje a partir del 1964. Su filosofía básica era 1) proteger la salud de los atletas, 2) defender la ética médica y deportiva, y 3) ofrecer igualdad de oportunidades en las competiciones. En 1968, el

CIO inició el primer programa de pruebas de drogas a gran escala en los Juegos Olímpicos de Invierno de Grenoble y los Juegos Olímpicos de Verano de la Ciudad de México. Las pruebas se realizaron en competiciones en lugar de las pruebas aleatorias que se utilizan en la actualidad. El COI prohibió los esteroides anabólicos en 1968, con las primeras pruebas de drogas esteroides en los Juegos Olímpicos de Montreal en 1976.

La historia temprana de las pruebas de detección de drogas en los deportes fue controvertida e inconsistente. Durante los primeros años, las anfetaminas y los esteroides anabólicos fueron las drogas prohibidas más comunes utilizadas por los atletas. Si bien las anfetaminas se midieron fácilmente, los análisis de esteroides anabólicos fueron más difíciles y costosos. Gradualmente, la detección de esteroides anabólicos se volvió más sofisticada. Los métodos de prueba de drogas carecían de sensibilidad, especificidad y previsibilidad. Las pruebas de detección de drogas solo se programaron en campeonatos importantes. Los esteroides anabólicos orales se eliminan del cuerpo rápidamente, por lo que los atletas pueden evitar fácilmente la detección. Los laboratorios estatales de drogas contribuyeron al problema porque siguieron una política de evasión y engaño. Los laboratorios de Alemania Oriental realizaron 12000 pruebas al año entre 1978 y 1988, pero no encontraron pruebas positivas (deMondenard, JP, 2000).

Si bien las primeras pruebas de dopaje con esteroides ocurrieron en los Juegos Olímpicos de Montreal en 1976, no fue hasta los Juegos Panamericanos en Caracas, Venezuela en 1983 que las cosas se pusieron serias. Los científicos desarrollaron una prueba precisa para los esteroides anabólicos y la revelaron en secreto en los juegos. Al menos 38 atletas intentaron escabullirse de la Villa de los atletas en la noche solo para ser emboscados en el aeropuerto por la prensa que esperaba.

En 1988 en los Juegos Olímpicos de Seúl, Ben Johnson falló una prueba de esteroides luego de una actuación ganadora de la medalla de oro. Johnson ganó dos medallas de bronce en los Juegos Olímpicos de Los Ángeles (100 m y relevo 4x100 m) y ganó medallas de oro en el Campeonato Mundial de 1987, los Juegos de la Buena Voluntad en Moscú, 1986 y los Juegos de la Mancomunidad en Edimburgo, 1986. Los oficiales despojaron a Johnson de sus medallas de oro olímpicas y del campeonato mundial. Es interesante que seis de los ocho finalistas de los Juegos Olímpicos de Seúl se vieron involucrados más tarde en escándalos de drogas.

En 1990, el Congreso aprobó la Ley de Control de Esteroides Anabólicos, que clasificó a los esteroides anabólicos como una clase de medicamento separada y enumeró 24 medicamentos anabólicos como sustancias controladas. La ley contenía suficiente flexibilidad para controlar los esteroides anabólicos recientemente desarrollados. En 2004, el Congreso enmendó la Ley para incluir la fabricación, venta o posesión de precursores de esteroides y proporcionó fondos para la educación sobre los esteroides.

A partir de finales de la década del 1980, el CIO instituyó pruebas de drogas al azar en atletas de élite. Los oficiales esperaban que los atletas les informaran de su ubicación y estuvieran preparados para enviar una muestra de orina dentro de las 48 horas. Si se negaban, serían tratados como si dieran positivo por drogas prohibidas y recibirían sanciones. Las sanciones iban desde reprimendas hasta la exclusión permanente del deporte. Incluso hoy en día, el uso de esteroides anabólicos es un tema importante, como lo demuestra la descalificación del equipo olímpico ruso para participar en los Juegos Olímpicos de 2020 por llevar a cabo un programa de dopaje patrocinado por el estado.

En los Estados Unidos, el béisbol profesional y la Liga Nacional de Fútbol Americano introdujeron programas de pruebas de drogas en 2004 para detener la marea del consumo de drogas en los deportes. En diciembre de 2007, el Informe Mitchell, encargado por el Comisionado de las Grandes Ligas a pedido del Congreso de los Estados Unidos, concluyó que el consumo de drogas estaba generalizado en todos los niveles del deporte:

"Durante más de una década ha habido un uso ilegal generalizado de esteroides anabólicos y otras sustancias que mejoran la ejecutoria deportiva por parte de los jugadores de las Grandes Ligas de Béisbol, en violación de la ley federal y la política del béisbol. Los oficiales del Clubes deportivos han discutido rutinariamente la posibilidad de tal uso de sustancias al evaluar a los jugadores. Los que han consumido ilegalmente estas sustancias van desde jugadores cuyas carreras en las Grandes Ligas fueron breves hasta miembros potenciales del Salón de la Fama del Béisbol. Esto Incluye lanzadores y jugadores de posición, donde sus antecedentes son tan diversos como los de todos los jugadores de las grandes ligas".

Un enlace a la copia completa del Informe Mitchell está disponible en las referencias y es una lectura "obligatoria" para cualquier estudiante de deportes.

El Pasaporte Biológico, iniciado en 2008, es el último esfuerzo de la Agencia Mundial Antidopaje (AMA) para detectar y desalentar las drogas que mejoran el rendimiento. El programa estableció niveles sanguíneos típicos de varios marcadores fisiológicos. Los cambios en estos marcadores sugerirían el uso de drogas ilegales, incluso cuando los atletas pasaron las pruebas de drogas.

Las pruebas de drogas aleatorias, administradas por la AMA, se instituyeron en los deportes olímpicos de 2004. Aún así, persistió el abuso generalizado de esteroides, sobre todo en un programa de drogas institucionalizado de los rusos en los Juegos Olímpicos de Sochi. El uso sistemático de drogas en Rusia ha continuado, lo que ha dado lugar a nuevas suspensiones de atletas rusos de los Juegos Olímpicos de Tokio 2021. Los atletas todavía usan esteroides y juegan al gato y al ratón con los comprobadores de drogas para evitar ser detectados.

Los atletas adultos mayores, llamados maestros (máster), no están exentos del consumo de drogas. Muchos atletas adultos mayores han dado positivo por esteroides anabólicos y otras drogas desde que se iniciaron las pruebas de drogas en las competiciones internacionales en 1995 y en las competencias de los EUA, en 2011. Las pruebas de drogas son controvertidas en los adultos mayores porque muchos medicamentos que se usan médicamente para tratar los problemas de envejecimiento están en la lista de sustancias prohibidas. El uso de drogas por parte de dichos atletas es común en atletismo, ciclismo, levantamiento de pesas y competiciones de Cross-Fit.

Hoy en día, los principales usuarios de esteroides son hombres y mujeres activos no deportistas entre los 20 y 30 años que quieren lucir más musculosos y atléticos y adultos de mediana edad y mayores para prolongar la vida. La testosterona y otros esteroides anabólicos son legales en muchos países del mundo y están fácilmente disponibles en Internet, por lo que el uso recreativo de las drogas continuará durante algún tiempo.

RESUMEN

Los esteroides anabólicos incluyen testosterona o modificaciones químicas de la testosterona. Tienen efectos anabólicos (formación de tejido) y androgénicos (masculinizantes), por lo que a menudo se denominan esteroides anabólicos androgénicos. La mayoría de las organizaciones rectoras de los deportes aficionados y profesionales prohíben los esteroides anabólicos, pero los atletas y las personas recreativas siguen usándolos, por lo que es importante que los entrenadores de fuerza y los entrenadores personales los entiendan.

La testosterona se aisló y sintetizó en la década de 1930, y sus aplicaciones han sido controvertidas desde entonces. Las aplicaciones deportivas comenzaron a principios de la década de 1950 en el levantamiento de pesas por los atletas rusos, pero se extendieron rápidamente a los atletas de otros deportes y países. En la década de 1970, la República Democrática Alemana (Alemania Oriental) y la Unión de Repúblicas Socialistas Soviéticas (URSS) desarrollaron sofisticados programas de esteroides patrocinados por el estado que solo se revelaron después de la desintegración de la URSS y la reunificación de Alemania. El dopaje sistemático continuó en Rusia, lo que provocó la suspensión de Rusia de los Juegos Olímpicos en 2016 y 2021.

El control de dopaje en el deporte se volvió gradualmente más sofisticado con la institución del control de dopaje en los Juegos Olímpicos de Grenoble en 1968, en la década de 1980 las pruebas aleatorias fuera de competencia, la formación de la Agencia Mundial Antidopaje (AMA) en noviembre de 1999 y el pasaporte biológico en 2002. El pasaporte biológico es un registro electrónico de los factores biológicos de referencia que pueden ser alterados por el dopaje, como el hematocrito, la hemoglobina, la testosterona y el IGF-1.

El dopaje se convirtió en un problema en los deportes profesionales debido a los escándalos en el béisbol, el fútbol americano y el fútbol. En consecuencia, la mayoría de los deportes instigaron estrictas normas antidopaje y protocolos de control, con graves consecuencias por no aprobarlos.

Los esteroides anabólicos se convirtieron en asuntos legales, y el Congreso de EUA aprobó las leyes de control de esteroides anabólicos de 1990 y 2004. La posesión de esteroides anabólicos sin receta es ilegal en USA, Reino Unido, Italia y España, pero legal en muchos otros países.

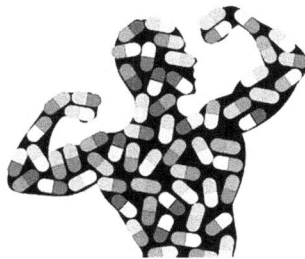

# 2

# ¿QUÉ SON LOS ESTEROIDES Y CÓMO FUNCIONAN?

U n esteroide es una sustancia química orgánica que contiene 17 átomos de carbono dispuestos en cuatro anillos fusionados (figura 2-1). Los esteroides se encuentran ampliamente en la naturaleza en plantas, animales, levaduras y mohos (hongos). Incluso pequeñas variaciones en la estructura química afectan su actividad biológica. El colesterol es el esteroide más abundante en los seres humanos. Es un componente crítico de las membranas celulares y es un precursor (compuesto químico que precede a otro en una vía metabólica) de sales biliares, hormonas sexuales, hormonas suprarrenales y vitamina D (figura 2-1). Los esteroides anabólicos (esteroides anabolizantes androgénicos) son versiones sintéticas de la hormona esteroide testosterona.

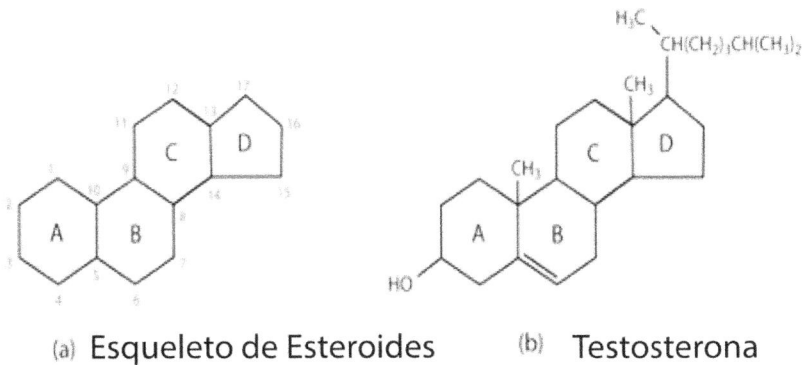

(a) Esqueleto de Esteroides          (b)   Testosterona

*Figura 2-1* a) *El esqueleto básico de un esteroide contiene 17 átomos de carbono unidos en cuatro anillos "fusionados"; b) el colesterol es el esteroide más común en el cuerpo. Actúa como precursor de muchas otras sustancias químicas corporales. La Figura 2 muestra una ruta simplificada para la conversión de colesterol en testosterona. Fuente: Modificado de Shutterstock.*

Las hormonas esteroides tienen efectos significativos sobre la fisiología y la ejecutoria humana. Las hormonas son sustancias químicas de señalización producidas por glándulas como los testículos y los ovarios, que se transportan en la sangre a órganos y tejidos distantes para regular la fisiología (función) y el comportamiento. Las hormonas controlan muchas funciones, incluida la regulación de grasas, carbohidratos y proteínas; Mecanismos de supervivencia de lucha o huida (activación comprensiva durante situaciones peligrosas o "psíquicas" durante competencias atléticas); muerte celular programada, reproducción, crecimiento y desarrollo (por ejemplo, cambios físicos y emocionales durante la niñez; menopausia); inmunidad; y control de peso.

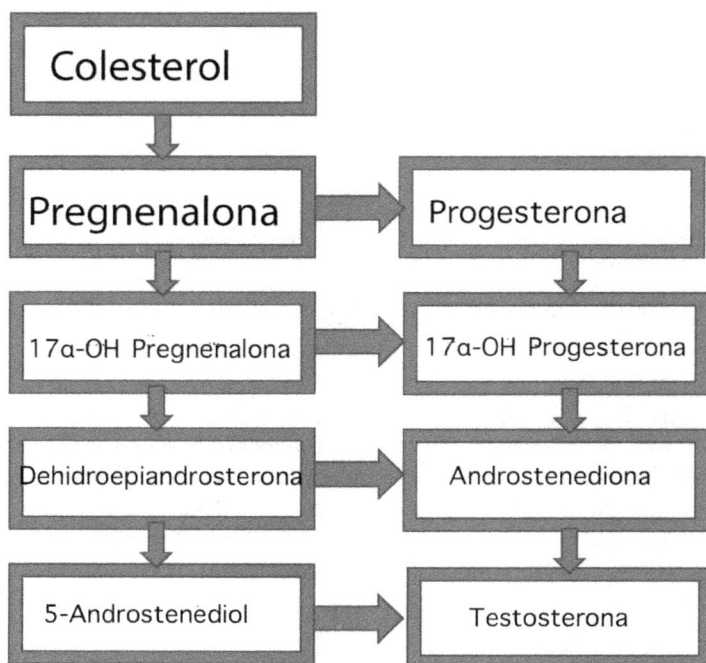

Figura 2-2: Diagrama simplificado de la conversión de colesterol en testosterona. La dihidroepiandrosterona (DHEA) y la androstenediona son suplementos populares (a veces llamados "prohormonas) consumido para aumentar los niveles de testosterona.

Los atletas a veces intentan influir en el equilibrio hormonal tomando esteroides anabólicos u hormona del crecimiento. Si bien esto tiene efectos temporales, el cuerpo reacciona produciendo menos hormonas naturales (es decir, testosterona u hormona del crecimiento) que desencadenan desafíos a la regulación hormonal y efectos secundarios (por ejemplo, atrofia o encogimiento testicular). A corto plazo, estas hormonas aumentan la fuerza, la potencia y la masa muscular. Funcionan mejor cuando se acompañan de un entrenamiento intenso con pesas, entrenamiento de potencia y una dieta alta en proteínas.

Las hormonas son una parte esencial de la homeostasis: equilibrio interno o equilibrio en las funciones corporales. Las hormonas están cuidadosamente reguladas por otras hormonas, las concentraciones sanguíneas de nutrientes como la glucosa (azúcar), el sistema nervioso y los procesos del pensamiento y los cambios ambientales (por ejemplo, calor, frío, altitud).

Las hormonas esteroides actúan uniéndose a receptores específicos en los tejidos que señalan la activación de la actividad genética y la síntesis de proteínas específicas (figura 2-4). Las hormonas esteroides pueden disolverse en grasas, por lo que pueden atravesar las membranas celulares y entrar en los núcleos de las células. En el núcleo, los esteroides influyen en los genes para provocar efectos fisiológicos específicos, como promover la síntesis de proteínas o el crecimiento de los órganos sexuales. El ADN del núcleo contiene planos celulares para producir proteínas (ver figura 9). Una función de la hormona testosterona, que interesa a los atletas, es que estimula la producción de proteínas musculares, lo que puede aumentar el tamaño y la tensión múscular.

No todos los esteroides son anabólicos. Por ejemplo, los corticosteroides son hormonas catabólicas (desencadenantes de la atrofia) producidas en las glándulas suprarrenales que a menudo se utilizan en medicina para tratar la inflamación. La frase común "con esteroides" significa que algo es más grande o más impresionante que otra cosa. El término correcto debería ser "esteroides anabólicos" porque el término podría aplicarse fácilmente a los corticosteroides y significar algo más pequeño y menos impresionante.

## Respuesta de Hormonas Esteroides

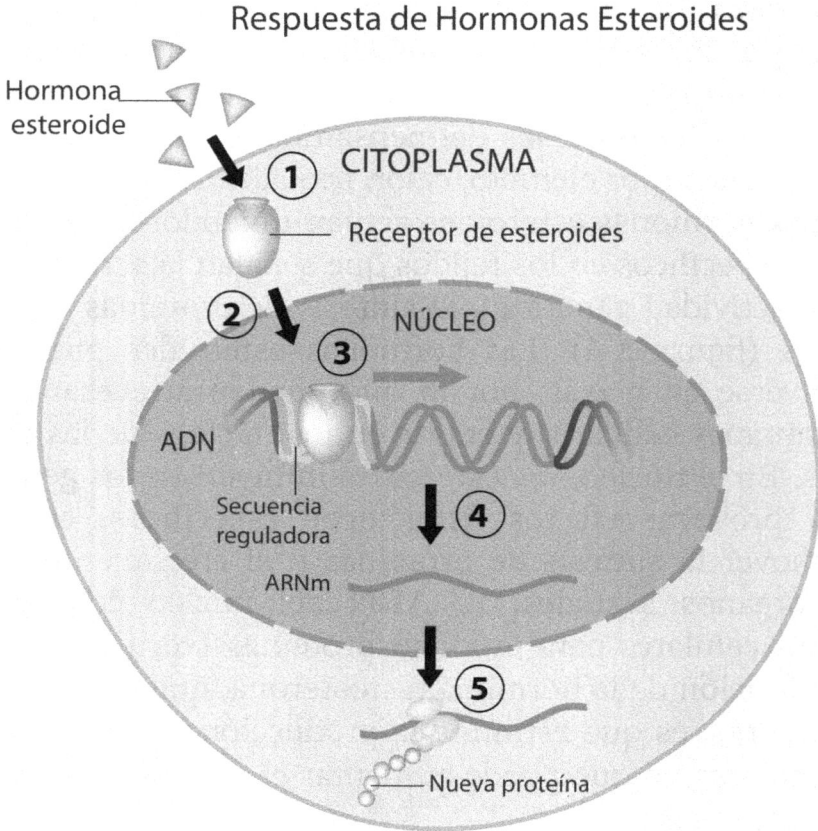

*Figura 2-3: Las hormonas esteroides, como la testosterona y los esteroides anabólicos, funcionan entrando en el citoplasma celular (1) y uniendo receptores hormonales específicos en las células (2). El complejo hormona-receptor ingresa al núcleo (3) y estimula a los genes para que sinteticen proteínas (4,5). Fuente: Modificado de Shutterstock.*

- En los animales, la mayoría de los esteroides

son hormonas clasificadas según sus sustancias químicas de unión a las células. Éstas incluyen:

- **1) Esteroides sexuales** (producido en los testículos, los ovarios y las glándulas suprarrenales):
- **Andrógenos** - desarrollan y mantienen las características masculinas uniéndose a los receptores de andrógenos. Presente en machos y hembras. Los andrógenos pueden convertirse en estrógenos. La testosterona es el principal andrógeno. La dehidroepiandrosterona (DHEA) y la androstenediona se producen principalmente en las glándulas suprarrenales y son menos potentes que la testosterona. Los andrógenos regulan la formación de los testículos, el desarrollo puberal masculino, la producción de esperma, la deposición de grasa, la masa muscular, el comportamiento (deseo sexual, agresión), la formación de nervios en el hipocampo del cerebro (consolida la información en el cerebro).
- **Estrógenos** - desarrollan y mantienen las características femeninas al unirse a los receptores de estrógeno. Los estrógenos incluyen estradiol, estrona y estriol, siendo el estradiol el más común (antes de la menopausia). Los estrógenos son más comunes en las mujeres, pero son esenciales en los hombres para la maduración de los espermatozoides, el impulso sexual y la regulación de la composición corporal. Los

estrógenos ayudan a regular el metabolismo, el almacenamiento de grasa, las características sexuales femeninas, la salud de la piel y los vasos sanguíneos, el metabolismo óseo, la síntesis de proteínas hepáticas, la coagulación sanguínea, la ovulación, el comportamiento sexual y la salud mental.
- **Progesterona** - participa en el ciclo menstrual, el embarazo, la salud de la piel y la función cerebral.

2) **Corticosteroides**: producidos en las glándulas suprarrenales. Regulan el metabolismo, la función inmunológica, el volumen y la presión sanguínea, el agua corporal y los electrolitos.

- **Glucocorticoides** - se unen al receptor de glucocorticoides y son importantes reguladores de la inmunidad, la inflamación, la degradación de proteínas y grasas para promover el metabolismo de los carbohidratos, el metabolismo óseo y la reacción de lucha o huida ante el peligro. Los ejemplos incluyen cortisol, cortisona, prednisona y dexametasona. Médicamente, se utilizan para tratar la inflamación, el mal de altura, las alergias graves y las enfermedades autoinmunes.
- **Mineralocorticoides** - también se unen a receptores específicos. Están involucrados en el metabolismo de los electrolitos y el agua. La aldosterona es el principal mineralocorticoide.

**3) Vitamina D:** es una subclase de esteroides llamada secosteroide y regula el calcio, magnesio y fosfato. Es fundamental en el metabolismo óseo.

## TESTOSTERONA Y ESTEROIDES anabólicos en el cuerpo

La testosterona es un esteroide y la principal hormona masculina. Los esteroides anabólicos incluyen testosterona y drogas sintéticas estructuralmente similares a la testosterona y tienen efectos similares. La testosterona desarrolla características sexuales primarias como los testículos, el pene y la próstata, y características sexuales secundarias como el crecimiento del vello de patrón masculino (rostro y axilas), voz más profunda, crecimiento lineal y crecimiento muscular y óseo. Promueve la producción de esperma y semen en adultos y es fundamental para el impulso sexual en hombres y mujeres.

La testosterona afecta los tejidos de todo el cuerpo (figura 2-5). Muchos de los efectos secundarios de los esteroides anabólicos se derivan de los efectos naturales de la hormona no deseada en el receptor. Los atletas están interesados en aumentar la fuerza, la potencia y el tamaño de los músculos. La hormona también afecta la piel, los huesos, la médula ósea, los órganos sexuales y el sistema nervioso central.

Además de aumentar la síntesis de proteínas musculares, la testosterona afecta los tejidos de todo el cuerpo (Figura 2-4). Los efectos sobre la piel, los huesos, el cerebro, la médula ósea y los órganos sexuales explican algunos de los diversos efectos secundarios del fármaco.

# LOS PRINCIPALES EFECTOS FISIOLÓGICOS DE LA TESTOSTERONA

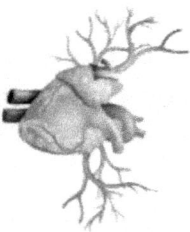

**Músculos**

Hipertrofia muscular
Fuerza y potencia
Crecimiento de células satélite
Densidad del receptor andrógenos

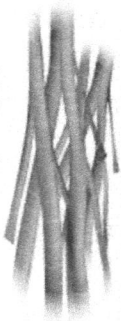

**Cerebro**

Tamaño del cerebro
Mielinización
Agresividad

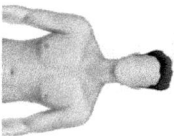

**Sistema cardiovascular**

Resistencia/tolerancia
Tamaño del corazón
Crecimiento de vasos sanguíneos
Reactividad vascular

**Piel**

Crecimiento del cabello
Aumento del colágeno

Crecimiento de órganos
sexuales
Libido
Espermatogénesis

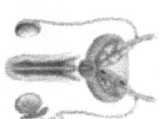

**Función sexual**

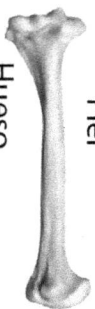

**Hueso**

Aumento de la densidad ósea
Mantenimiento de huesos

Producción de glóbulos
rojos

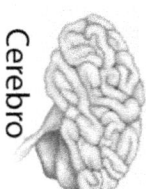

**Médula ósea**

La hormona se une a los receptores de andrógenos en todo el cuerpo, no solo al músculo esquelético. La testosterona puede aumentar la secreción de aceite en la piel, aumentar la densidad ósea, la producción de glóbulos rojos, el deseo sexual, la producción de esperma, el crecimiento de las características sexuales primarias y secundarias, el crecimiento lineal y la función eréctil. Una mujer o un niño que toma esteroides anabólicos para aumentar la fuerza también puede experimentar cambios en la voz, crecimiento del cabello, cierre de los centros de crecimiento óseo o hipertrofia del clítoris. Todos los efectos son funciones regulares de la testosterona, excepto que no son deseables para el receptor.

Los niveles de testosterona se deterioran aproximadamente a los 30 años, particularmente la testosterona libre biológicamente activa (Figura 2-5). A los 50 años, la testosterona libre puede ser el 50 por ciento de lo que era a los 25 años. Esta disminución conduce a una disminución de la masa y fuerza muscular, obesidad abdominal, rendimiento sexual deficiente, enfermedades cardiovasculares y depresión. Las recetas de testosterona en hombres de mediana edad y mayores han aumentado más del 500 por ciento en los últimos diez años. La terapia de reemplazo de testosterona (TRT) produce mejoras impresionantes en la fuerza, la ejecutoria física, sexual y el bienestar. Algunos expertos temen que los posibles efectos negativos de la TRT sobre la salud superen los beneficios. Los médicos deben controlar a los pacientes para detectar apnea del sueño, acné, ginecomastia (desarrollo de los senos), cambios en las grasas en la sangre, aumento de la concentración de glóbulos rojos, agrandamiento de la próstata, y contracción testicular. La TRT está en su infancia. Hasta hace poco, el reemplazo hormonal era casi estándar en mujeres posmenopáusicas hasta que grandes estudios clínicos demostraron que aumentaba el riesgo de ataque cardíaco y accidente cerebrovascular. Los científicos deben realizar ensayos similares en hombres antes de poder recomendar la TRT universalmente.

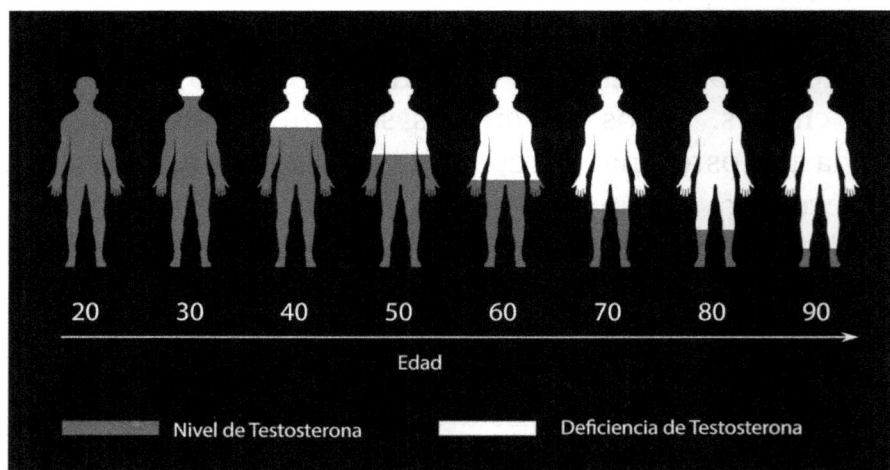

*Figura 2-5: Disminución de la testosterona con la edad en los hombres. Algunos hombres tienen disminuciones sustanciales de testosterona entre los 30 y los 40 años, lo que puede contribuir a enfermedades cardíacas, debilidad muscular, pérdida de masa muscular y ósea, depresión, resistencia a la insulina y disminución de la longevidad. El vínculo entre la disminución de los niveles de testosterona y la mala salud ha dado lugar a una suplementación generalizada de testosterona en los hombres que envejecen. Fuente: Modificado de Shutterstock.*

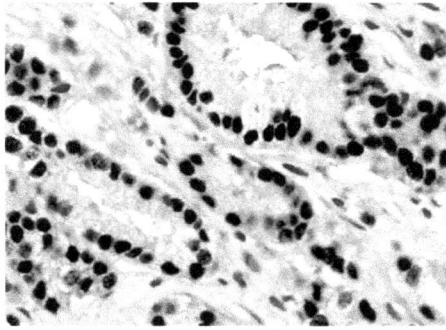

*Figura 2-6: Micrografía de un receptor de andrógenos: El receptor de andrógenos se activa al unirse con testosterona o dihidrotestosterona e influye en el ADN para desencadenar la actividad genética, como promover la hipertrofia muscular, estimular el deseo sexual o desarrollar características sexuales primarias y secundarias. En las mujeres, el receptor de andrógenos influye en la función sexual y el comportamiento psicológico. El receptor también afecta la función nerviosa, lo que ayuda a explicar por qué los esteroides anabólicos mejoran la ejecutoria en los deportes de potencia. Fuente: Shutterstock.*

## Resumen

Un esteroide es una sustancia química orgánica que contiene 17 átomos de carbono dispuestos en cuatro anillos fusionados. Ocurren ampliamente en la naturaleza en plantas, animales, levaduras y mohos (hongos). El colesterol, el esteroide más abundante en los seres humanos, actúa como precursor de las hormonas esteroides como la testosterona, los estrógenos y los corticosteroides. Los esteroides anabólicos incluyen testosterona y drogas sintéticas estructuralmente similares a la testosterona y tienen efectos similares. Los esteroides anabólicos aumentan la fuerza, la potencia y el tamaño de los músculos, pero tienen efectos biológicos en el corazón, la piel, los huesos, la médula ósea, los órganos sexuales y el sistema nervioso central. Se unen a receptores específicos en las células, lo que influye en la síntesis de proteínas controlada en los núcleos celulares.

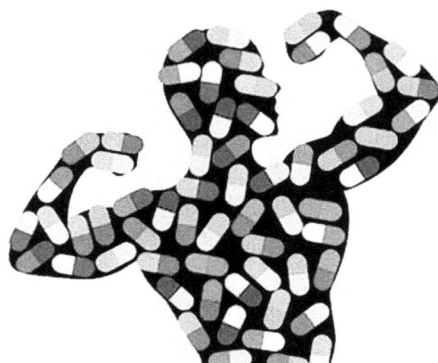

# 3

## CÓMO FUNCIONAN LOS ESTEROIDES ANABÓLICOS EN EL CUERPO

Los atletas usan los esteroides anabólicos principalmente para aumentar la masa muscular y la fuerza, pero afectan positivamente la mayoría de los aspectos del rendimiento y ejecutoria humana. Estos elementos incluyen la capacidad muscular (es decir, tamaño del músculo, fuerza, potencia), control motor (es decir, desarrollo de habilidades), recuperación del entrenamiento, intensidad del entrenamiento y agresividad psicológica. Muchos entrenadores personales y entrenadores de fuerza enfatizan la función muscular y descuidan otros factores críticos que conducen al éxito. Deben comprender estos factores, incluso cuando sus clientes no usan esteroides anabólicos.

### Los Esteroides Anabólicos Promueven la Síntesis de Proteínas Musculares
Los esteroides anabólicos promueven la síntesis de

proteínas musculares al influir en los genes del núcleo celular. La síntesis de proteínas está controlada principalmente por el núcleo de las células musculares que contienen material genético llamado ácido desoxirribonucleico (ADN). Las células del músculo esquelético tienen muchos núcleos, que aumentan aún más a través del entrenamiento y la estimulación de la testosterona y otros esteroides anabólicos. El músculo representa el tejido a base de proteínas más extenso del cuerpo. Las proteínas musculares se construyen continuamente y se degradan a aminoácidos, los componentes esenciales de las proteínas. La destrucción muscular parece ser un desperdicio metabólico, pero cumple la función vital del control de la calidad del tejido, eliminando o reparando los tejidos dañados y permitiendo que los músculos funcionen a niveles máximos.

El núcleo celular contiene 23 pares de cromosomas. Un par son los cromosomas sexuales. Todos los cromosomas contienen largas cadenas de ADN. Los códigos químicos del ADN sirven como planos para todos los aspectos de la función celular. Los segmentos más pequeños de los cromosomas llamados genes tienen códigos que llevan a cabo tareas bioquímicas específicas, como producir proteínas contráctiles y regular el metabolismo. Estos códigos son secuencias de nucleótidos: guanina (G), citosina (C), adenina (A) y timina (T). El nucleótido uracilo (U) sustituye a la tiamina fuera del núcleo. Los genes contienen diferentes combinaciones de nucleótidos que sirven como códigos para organizar los aminoácidos en proteínas específicas. Los genes controlan fenotipos (características) como la altura, el color de los ojos o la producción de enzimas u hormonas. Las ligeras variaciones de las secuencias de nucleotidos en los genes llamadas alelos o polimorfismos explican las diferencias individuales en fenotipos como el color de ojos, la fuerza, la resistencia y la composición corporal.

## EL GEN ES UNA UNIDAD DE LA HERENCIA

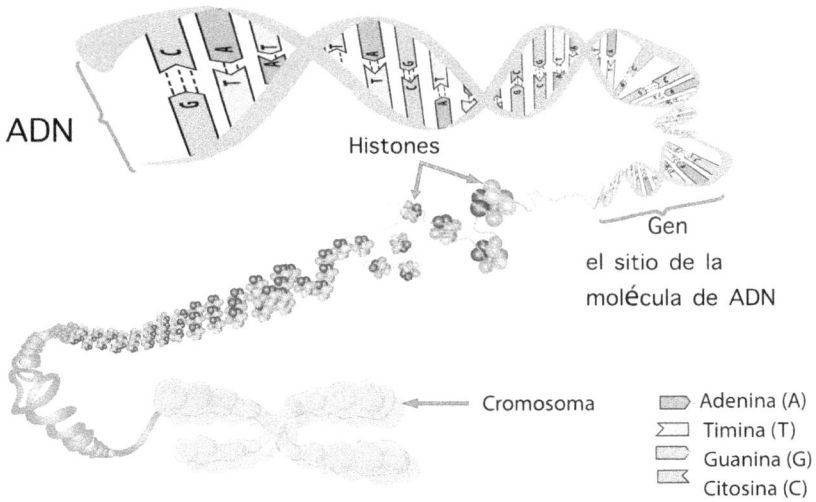

ADN

Histones

Gen
el sitio de la
molécula de ADN

Cromosoma

▭ Adenina (A)
⊐ Timina (T)
▭ Guanina (G)
◸ Citosina (C)

*Figura 3-1: Estructura general de los genes. Fuente: modificado de Shutterstock.*

La figura 3-1 muestra la estructura general de los genes. Los cromosomas son cadenas largas de ADN subdivididas en genes. Los genes son hebras más cortas de ADN que contienen códigos precisos representados por combinaciones de los nucleótidos G, C, A y T. El nucleótido uracilo (U) sustituye a la tiamina más tarde en la síntesis de proteínas. Las combinaciones de estos nucleótidos organizan los aminoácidos en orden preciso para producir proteínas específicas.

La figura 3-2 resume la síntesis de proteínas. La síntesis de proteínas implica la transcripción y traducción, que toma los códigos de la estructura de las proteínas del núcleo y ordena los aminoácidos en un orden preciso para producir nuevas proteínas. El proceso comienza con la transcripción, copiando información del ADN de genes específicos al ácido ribonucleico (ARN). El modelo de ARN llamado ARN mensajero (ARNm) viaja a estructuras celulares fuera del núcleo llamadas ribosomas. Los ribosomas son pequeñas partículas en todo el citoplasma ("jugo celular") que sirven como fábricas de proteínas. Cada célula muscular contiene aproximadamente 10 millones de ribosomas.

El siguiente paso en la síntesis de proteínas es la traducción: la célula usa información del ARNm para producir proteína, que comienza cuando un ARNm del citoplasma se adhiere a un ribosoma. Los nucleótidos se subdividen en codones: tres nucleótidos diferentes codificados para alinear un aminoácido específico. A medida que cada codón del ARNm se mueve a través del ribosoma, el ARNt lleva el aminoácido adecuado al ribosoma, mientras que, en el ribosoma, el aminoácido se transfiere para formar péptidos (combinaciones de aminoácidos) y proteínas (cadenas largas de aminoácidos). Este proceso continúa hasta que el ribosoma alcanza uno de los tres codones de parada, lo que da como resultado un polipéptido o proteína completo.

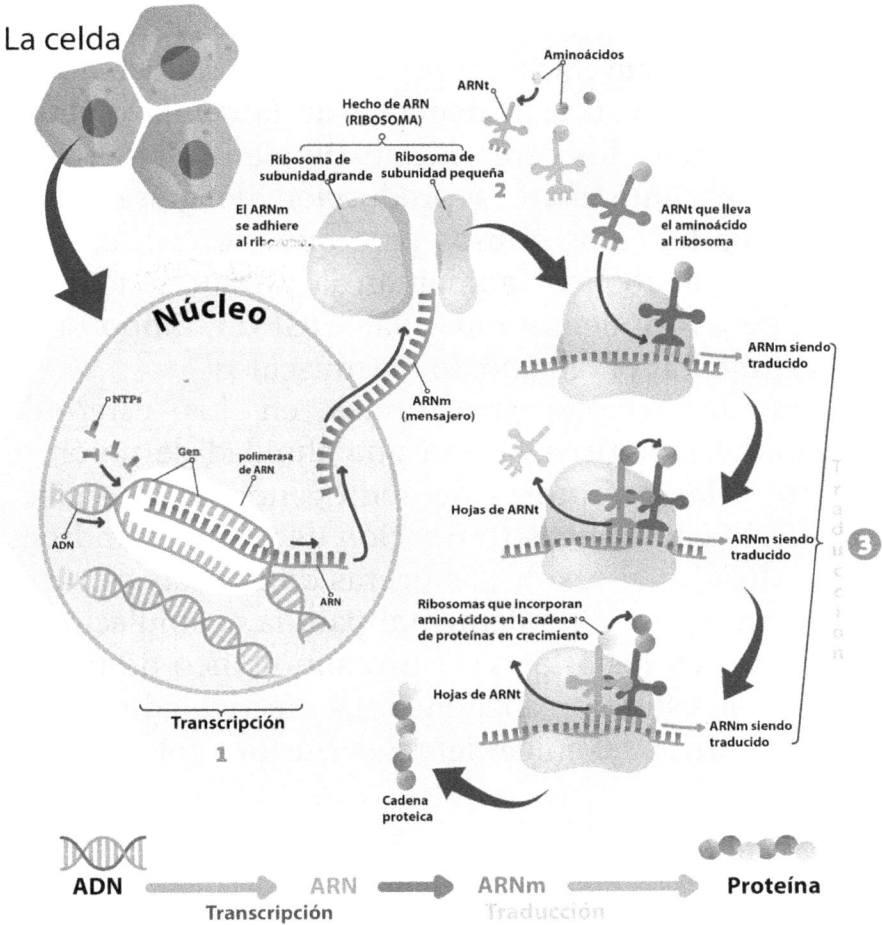

*Figura 3-2: La síntesis de proteínas. Fuente: modificado de Shutterstock.*

## Receptores de Andrógenos y Síntesis de Proteínas

Los andrógenos (testosterona y otros esteroides anabólicos) se unen a los receptores de las células, lo que desencadena la síntesis de proteínas en los núcleos celulares. Las hormonas esteroides actúan uniéndose a moléculas receptoras, que activan genes específicos para sintetizar proteínas (figura 3-3). Este proceso funciona como un candado y una llave. La clave, el esteroide anabólico, se une a un receptor de testosterona, la cerradura, que inicia un proceso que produce nuevas proteínas. El resultado depende de la célula objetivo. En el músculo, los esteroides estimulan la hipertrofia. En la piel, aumentan la producción de grasa y estimulan los folículos pilosos para que crezcan, etc. Los esteroides anabólicos aumentan la producción de factores de crecimiento muscular (IGF-1), importantes para aumentar el tamaño de los músculos.

Las diferencias estructurales en los esteroides anabólicos sintéticos causan una afinidad de unión diferente a los receptores de andrógenos, lo que afecta sus efectos anabólicos (formación de tejido) y androgénicos (ligados al sexo). Las ligeras diferencias estructurales son la razón fundamental para la acumulación de esteroides en los atletas: el uso simultáneo de más de un tipo de esteroide anabólico. La efectividad de la validez científica del apilamiento es cuestionable.

# Cómo los Esteroides Anabólicos Promueven la Hipertrofia Muscular

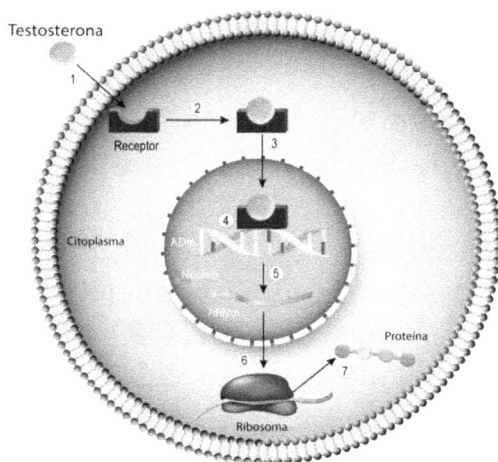

*Figura 3-3: Esteroids anabólicos y la hipertrofia muscular. Fuente: modificado de Shutterstock.*

Grandes dosis de esteroides promueven la hipertrofia muscular, incluso sin entrenamiento con pesas (Bhasin et al., 1996). La combinación de esteroides y entrenamiento de alta intensidad magnifica las ganancias. La mayoría de los estudios de investigación muestran que los esteroides funcionan mejor en levantadores de pesas experimentados que entrenan con resistencia muy pesadas lo que producen una alta tensión muscular durante el ejercicio (Yu, et al., 2014). La efectividad de los esteroides anabólicos depende de los sitios receptores libres en el músculo. El entrenamiento de fuerza intenso aumenta el número de sitios receptores libres (Gustafsson et al., 1984; Janne et al., 1990; Vicencio et al., 2014). Más sitios receptores hacen que los esteroides anabólicos sean más efectivos.

Las dietas ricas en proteínas y calorías también pueden ser importantes para aumentar la eficacia de los esteroides anabólicos (Tamaki, et al. 2001; Rogozkin, 1979).

## Los Esteroides Anabólicos Estimulan la mTOR para Aumentar la Síntesis de Proteínas musculares

Mientras que el núcleo dirige la mayor parte de la síntesis de proteínas, una vía bioquímica en el citoplasma (espacio celular fuera del núcleo) llamada *mammalian Target of Rapamycin* (mTOR) por sus siglas en ingles) también regula la traducción y repara el tejido dañado por el entrenamiento. La traducción, como se discutió, está alineando los aminoácidos en los ribosomas para producir nuevas proteínas. Los esteroides anabólicos activan mTOR, que actúa dentro y fuera del núcleo para promover la síntesis de proteínas (Jiang, 2010).

La testosterona se convierte en dihidrotestosterona (DHT), un metabolito de la testosterona que estimula la vía mTOR en la célula muscular para fabricar directamente proteínas musculares (figura 3-4). Las células musculares de los mamíferos contienen una proteína llamada diana de rapamicina o *mTOR* por sus siglas en inglés (*mammalian Target of Rapamycin*) activada por la tensión muscular, DHT, nutrientes, insulina y otros factores de crecimiento muscular. Esta acción es más rápida que la estimulación de los genes.

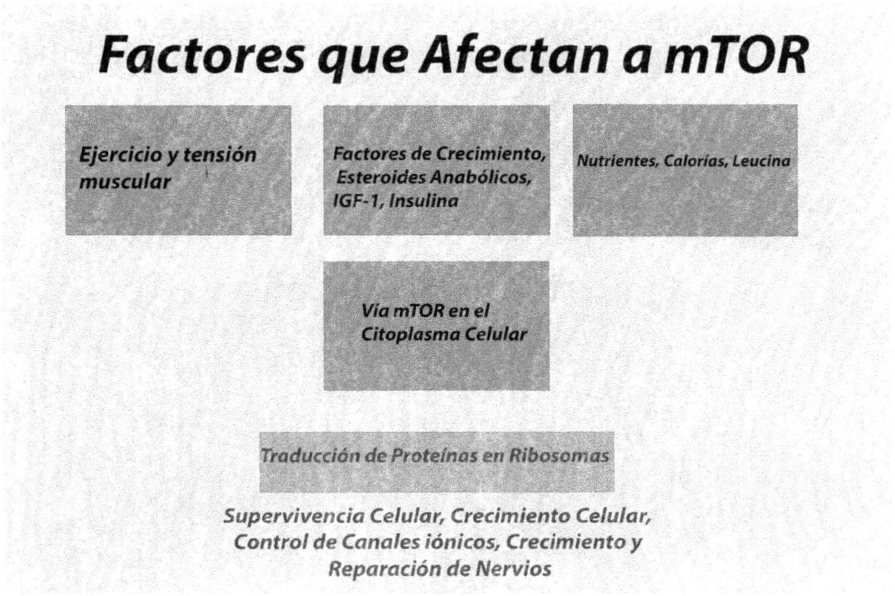

## Factores que Afectan a mTOR

| | | |
|---|---|---|
| Ejercicio y tensión muscular | Factores de Crecimiento, Esteroides Anabólicos, IGF-1, Insulina | Nutrientes, Calorías, Leucina |

Vía mTOR en el Citoplasma Celular

Traducción de Proteínas en Ribosomas

Supervivencia Celular, Crecimiento Celular, Control de Canales iónicos, Crecimiento y Reparación de Nervios

*Figura 3-4: Testosterona y mTOR.*

La DHT es un poderoso metabolito de la testosterona sintetizado en la glándula prostática, los testículos y los folículos pilosos. La DHT promueve la captación de aminoácidos en las fibras musculares de contracción rápida y lenta y aumenta la actividad de los transportadores de aminoácidos. La testosterona se convierte en DHT, que estimula la rapamicina (mTOR) y promueve la hipertrofia muscular.

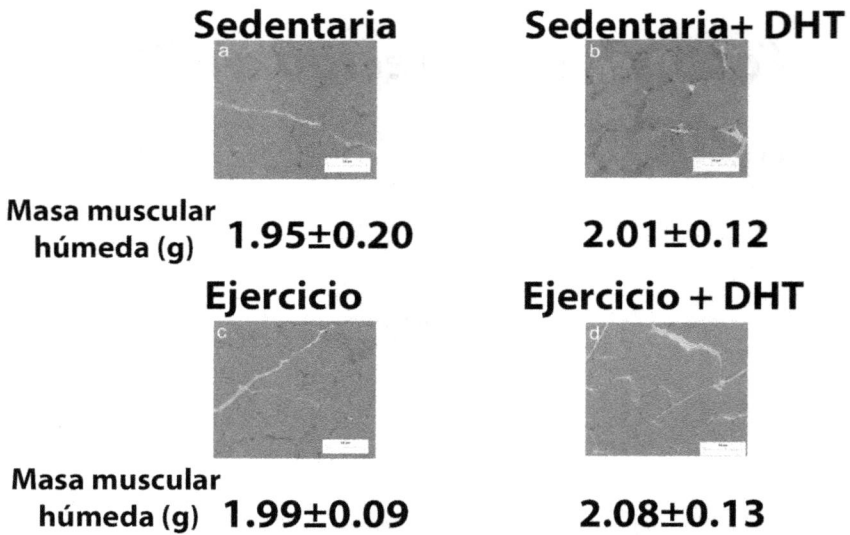

| Sedentaria | Sedentaria+ DHT |
|:---:|:---:|
| **Masa muscular húmeda (g)** **1.95±0.20** | **2.01±0.12** |
| **Ejercicio** | **Ejercicio + DHT** |
| **Masa muscular húmeda (g)** **1.99±0.09** | **2.08±0.13** |

*Figura 3-5: la DHT más el ejercicio desencadenaban más crecimiento muscular que el ejercicio o la DHT sola (modificado de Zeng, et al., 2017).*

Dos estudios dignos de mención apoyan el vínculo entre la testosterona (esteroides anabólicos), la DHT y la hipertrofia muscular. Fanxing Zeng y sus colegas (2017) de la Universidad Deportiva de Beijing demostraron que la DHT más el ejercicio desencadenaban más crecimiento muscular que el ejercicio o la DHT sola (figura 3-5).

Carla Basualto-Alarcon y colaboradores (2013) de la Universidad de Chile en Santiago hicieron un experimento de knockout (eliminación de uno o mas genes) demostrando que la testosterona promovía la hipertrofia a través de la unión del receptor de andrógenos y estimulando la vía mTOR. Los experimentos knockout miden el efecto de bloquear pasos clave en el metabolismo y miden los efectos sobre factores alternativos.

Basualto-Alarcón administró testosterona, pero bloqueó la síntesis de proteínas en el núcleo. Las fibras musculares se hipertrofiaron cuando se les administró DHT, lo que mostró que los esteroides anabólicos también hicieron crecer el músculo a través de la vía mTOR.

La síntesis y el crecimiento de proteínas musculares ocurren mejor cuando los atletas consideran todos los elementos para una adaptación óptima al entrenamiento. Estos incluyen niveles de hormonas anabólicas (por ejemplo, la testosterona, hormona del crecimiento, IGF-1, insulina), ejercicio de resistencia, equilibrio entre las hormonas anabólicas y catabólicas, la ingesta de proteínas y calorías, el descanso entre los entrenamientos y el sueño. La testosterona y la hormona del crecimiento desencadenan la producción del factor de crecimiento muscular IGF-1. La testosterona y el IGF-1 es una combinación poderosa para promover la hipertrofia muscular. La testosterona y la hormona del crecimiento trabajan juntas para provocar el crecimiento muscular. La síntesis y el crecimiento de proteínas musculares son complicados y dependen de intrincados procesos que involucran hormonas, genes y enzimas. Los atletas son ingenuos al pensar que el entrenamiento, la dieta, los suplementos o el uso de drogas anabólicas por sí mismos causarán mágicamente el crecimiento muscular.

La leucina y otros aminoácidos de cadena ramificada estimulan la mTOR para promover la hipertrofia muscular (Pedroso, 2015), que es información esencial para los atletas que no toman drogas. La leucina es un aminoácido que sirve como componente básico de las proteínas. También es un regulador esencial de la reparación de tejidos, el metabolismo energético y el control del azúcar en sangre. Las mezclas de proteínas que contienen grandes cantidades de leucina funcionan mejor para estimular la hipertrofia muscular. La leucina regula la síntesis de proteínas a través de mTOR. La estimulación de mTOR por la leucina regula el equilibrio energético y la ingesta de alimentos, lo que afecta la masa muscular y la composición corporal. Los suplementos de proteínas con alto contenido de leucina afectan la síntesis de proteínas en los músculos, la grasa, el hígado, el corazón, los riñones y el páncreas. La leucina es un aminoácido de cadena ramificada (BCAA) que también incluye isoleucina y valina. Mientras que la leucina desencadena la síntesis de proteínas por sí misma,

## Los Esteroides Anabólicos Aumentan las Células Satélite del Musculo

El núcleo de la célula muscular es el centro de síntesis de proteínas, pero los núcleos tienen problemas para dar servicio a las células musculares a medida que crecen. Afortunadamente, los núcleos de las células musculares aumentan en número a medida que crecen las células. Las células del músculo esquelético son estructuras alargadas o tubulares con núcleos en la parte exterior de las células. A medida que los músculos se hipertrofian (crecen), agregan núcleos para satisfacer las necesidades de las células musculares. Lo hacen a través de la acreción nuclear (Figura 3-6, 3-7a, b).

Parte del crecimiento de las células musculares implica la activación de células satélite, células madre que constan de un solo núcleo que puede formar tejido contráctil nuevo. Estas células satélite proporcionan nuevos núcleos a medida que crecen los músculos.

Cuando se estimulan con testosterona o con el ejercicio, forman mioblastos y luego miotubos, que se integran en las fibras musculares existentes y aumentan su tamaño.

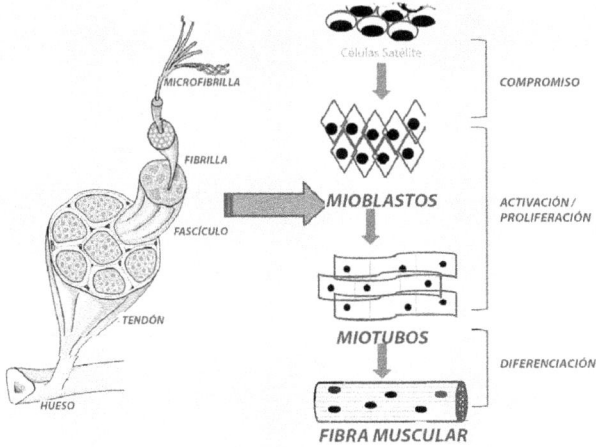

*Figura 3-6: Las células satélite se integran en las fibras musculares durante la hipertrofia muscular. Los esteroides anabólicos y el ejercicio de resistencia promueven la producción de células satélite. Fuente: Modificado de Shutterstock.*

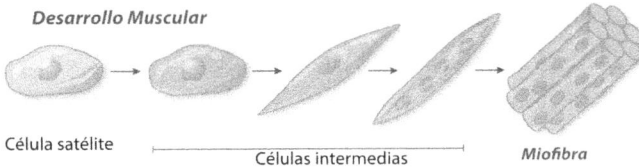

*Figura 3-7a: La integración de las células satélite en la célula muscular es fundamental para la hipertrofia muscular. Fuente: Modificado de Shutterstock.*

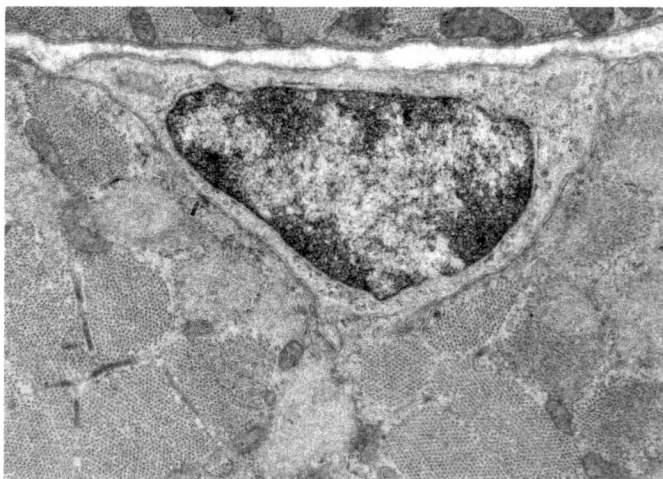

*Figura 3-7b: Micrografía de célula satélite en músculo esquelético. Estas células aportan núcleos de células musculares que proporcionan beneficios a largo plazo para la síntesis de proteínas musculares y las ganancias de fuerza. Fuente: Shutterstock.*

LOS MÚSCULOS CRECEN en respuesta a pequeñas lesiones provocadas por la sobrecarga (por ejemplo, entrenamiento con pesas, carreras de velocidad, carreras pedestre de larga distancia, figura 3-8). Las células satélite, células madre que se encuentran junto a las fibras del músculo esquelético, se activan para ayudar a que las fibras crezcan, se reparen y se regeneren. Las células satélite se integran en el músculo, formando nuevos núcleos de células musculares. Las nuevas células satélite agrandan los músculos y mejoran la capacidad de las fibras para la síntesis de proteínas. Los factores que afectan la hipertrofia muscular incluyen hormonas anabólicas (por ejemplo, testosterona, hormona del crecimiento, hormona del crecimiento similar a la insulina-1 e insulina), calorías, proteínas, aminoácidos clave (por ejemplo, leucina), sobrecarga muscular e intervalos de descanso entre entrenamientos.

Los factores de crecimiento muscular pueden hacer que las células satélite se combinen con las células musculares estresadas o dañadas durante el entrenamiento para ayudar en la reparación y adaptación celular. Los esteroides anabólicos, combinados con el entrenamiento con pesas, desencadenan la hipertrofia muscular, aumentan el número de células satélite y núcleos de células musculares y alteran las estructuras de las células satélite. Los factores asociados con el aumento de la actividad de las células satélite incluyen el estrés por ejercicio, las hormonas anabólicas como la testosterona, la hormona del crecimiento, el IGF-1 y el crecimiento lineal. Las células satélite se integran en el músculo durante el entrenamiento, causando daño tisular e hipertrofia muscular.

Los esteroides anabólicos mejoran el efecto de la memoria celular muscular que persiste mucho después de la exposición a las drogas y el entrenamiento intenso. El entrenamiento de fuerza previo, con o sin esteroides anabólicos, hace que sea más fácil recuperar la fuerza o la masa muscular después de un período de inactividad. La figura 3-9 muestra cómo las células satélite inactivas activadas migran a la superficie de las células, de modo que se pueden integrar en las fibras musculares existentes y aumentar los núcleos celulares activos (Dumont et al., 2015). Las células satélite están próximas a las fibras musculares maduras en estado latente. Tras la activación por ejercicio intenso o testosterona (esteroides anabólicos), las células satélite ingresan a los medios musculares y forman nuevas miofibras.

El entrenamiento de fuerza, particularmente con esteroides anabólicos, aumenta las células satélite y los núcleos de las células musculares (centros de síntesis de proteínas). Estos núcleos no desaparecen durante el desacondicionamiento. Los esteroides y el entrenamiento intenso aumentan las células satélite y estos cambios duran toda la vida. Esto mejora la capacidad de crecimiento de los músculos y aumenta la fuerza. Los efectos de los esteroides sobre el rendimiento persisten, incluso cuando las personas dejan de tomarlos.

## Cómo Crecen los Músculos

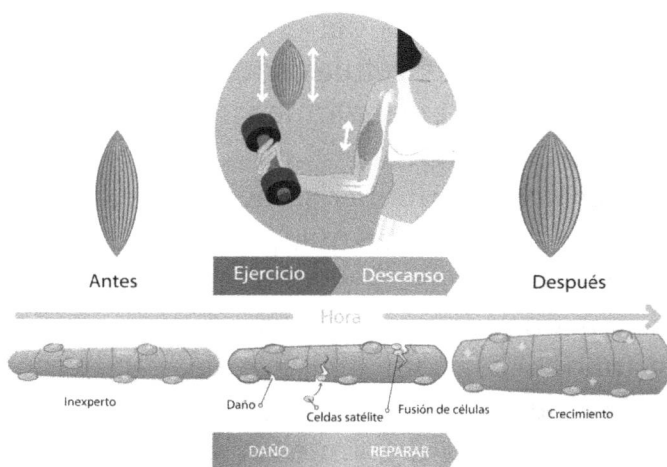

*Figura 3-8: El ejercicio de resistencia crea pequeñas lesiones en las fibras musculares. Las células satélite juegan un papel clave en la reparación de tejidos, lo que provoca aumentos en el tamaño y la fuerza de los músculos. Fuente: modificado de Shutterstock*

## Los Esteroides Anabólicos Activan las Células Satélite

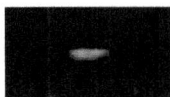

| Sedentaria / Libre de Drogas | Entrenados/ Esteroides anabólicos |
|---|---|
| Celdas Satélite Inactivas | Celdas Satélite Activadas |

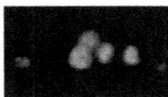

*Figura 3-9: El desacondicionamiento provoca una pérdida gradual de células satélite activas. Sin embargo, reanudar el entrenamiento activa las células satélite inactivas, lo que hace que migren a la superficie celular para que puedan integrarse en las fibras musculares existentes y aumentar los núcleos celulares activos. El entrenamiento previo o el uso de esteroides anabólicos les da a los atletas una ventaja porque las células satélite inactivas se activan fácilmente. Fuente: Modificado de Dumont, et al., 2015.*

EGNER Y COL. (2013) indujeron grandes aumentos en la masa muscular y los núcleos de las células musculares en ratones utilizando esteroides anabólicos y entrenamiento de sobrecarga. Se retiró el fármaco y el tamaño de los músculos volvió a los niveles previos al entrenamiento, pero se mantuvo el aumento de los núcleos de las células musculares. El tamaño del músculo aumentó en un 30 por ciento después del reentrenamiento, en comparación con ningún cambio en los animales de control. Los esteroides anabólicos tienen efectos duraderos sobre el tejido muscular que podrían durar toda la vida.

Muchos atletas de fuerza y culturistas usan esteroides anabólicos durante períodos cortos para aumentar la masa muscular y reducir la grasa. Las personas que usan esteroides anabólicos durante cinco a quince años son más musculosos y menos gordos que las personas igualmente entrenadas que no los usaron. Investigadores suecos (Yu, et al., 2014) compararon usuarios de esteroides durante mucho tiempo con no usuarios igualmente entrenados, utilizando una técnica sofisticada de medición de composición corporal DEXA. Los usuarios de esteroides tenían más de 20 libras más de músculo y casi 5 libras menos de grasa que los usuarios sin esteroides entrenados con pesas o los controles sedentarios. Los usuarios de esteroides también mostraron aumentos más significativos en la masa magra de las piernas, el tamaño de la fibra muscular, la densidad nuclear de las células musculares y la densidad capilar muscular. Los esteroides anabólicos construyen fuerza, masa muscular y dan a los atletas una ventaja incluso después de que dejan de usarlos.

Los estudios en animales encontraron resultados similares. En ratones, la inyección de esteroides (propionato de testosterona durante 14 días) aumentó el número de núcleos de células musculares en un 66 por ciento y el área de fibras musculares en un 77 por ciento (Egner, et al., 2013). El número de núcleos se mantuvo elevado incluso tres meses después de la suplementación con esteroides. Incluso después de un descanso de tres meses del entrenamiento, la masa muscular aumentó en un 31 por ciento en seis días, mientras que los animales de control no crecieron. La memoria de las células musculares les permite recuperar masa rápidamente con un entrenamiento renovado. Los esteroides proporcionan una ventaja a largo plazo, que podría ser una consideración al castigar a los atletas por infracciones de dopaje. Los ratones solo viven unos dos años, por lo que es difícil generalizar los resultados a los humanos.

El uso previo de esteroides anabólicos brinda a los usuarios una gran ventaja en el deporte. Los Juegos Olímpicos de Río de Janeiro establecieron el récord del número de atletas que compiteron con un historial de sanciones por delitos de utilización de drogas prohibidas en el deporte. Aunque de mayor edad que otros atletas, estos ganaron 35 de las 974 medallas otorgadas en los juegos. Sin duda, el número de atletas con resultados farmacológicos positivos no se informó debido a los laxos procedimientos de control de dopaje en muchos países (Aisch y Lai, New York Times, 18 de agosto de 2016, figura 3-10). Aproximadamente un tercio de los países inscribieron atletas con historial de sanciones por infracciones de dopaje. Rusia inscribió a seis atletas que no pasaron las pruebas antidopaje o estuvieron implicados en la investigación de dopaje de Rusia del Comité Olímpico.

El problema del dopaje no es una cuestión de "perdonar y olvidar". Las suspensiones por infracciones de esteroides anabólicos varían desde dos años hasta la vida. La AMA reintegra a muchos atletas después de su primera o segunda infracción. Puede que esto no sea suficiente. Los efectos duraderos de los esteroides anabólicos persisten muchos años después de que los atletas dejaron de tomarlos. Estos medicamentos aumentan los sitios receptores de hormonas y las células satélite musculares que proporcionan una ventaja para toda la vida.

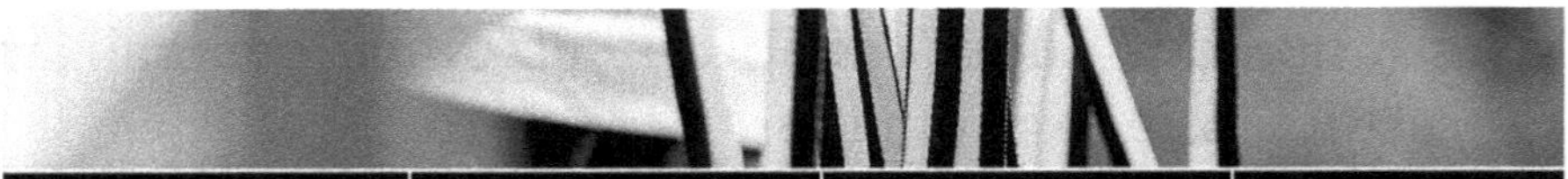

| Deporte | Atletas con Suspensiones de Drogas Previas | Medallas Ganadas en Juegos Olímpicos Anteriores | Medallas Olímpicas Ganadas |
|---|---|---|---|
| Halterofilia | 11 | 15 | 11 |
| Atletismo | 9 | 21 | 11 |
| Natación | 3 | 2 | 3 |
| Bádminton | 1 | 0 | 1 |
| Lucha | 1 | 1 | 1 |
| Ciclismo en pista | 1 | 1 | 1 |
| Ecuestre | 4 | 4 | 4 |
| Tenis | 1 | 1 | 1 |

*Figura 3-10: Medallas ganadas por atletas previamente sancionados en los Juegos Olímpicos de Río de Janeiro. El uso previo de esteroides anabólicos brinda a los atletas ventajas a largo plazo debido a los efectos del fármaco sobre las células satélite, los receptores de andrógenos y la mielinización de los nervios motores.*

Los esteroides anabólicos más el entrenamiento intenso con pesas estimulan la formación de células satélite: las células satélite están integradas en las células musculares, haciéndolas más grandes y fuertes. Mejoran la capacidad de síntesis de proteínas musculares. Estos efectos permanecen después de que la persona deja de tomar los esteroides anabólicos.

Otro factor es quel relacionado con la participación de mujeres trans en competencias femeninas. La exposición previa de las células a la testosterona, con o sin esteroides anabólicos, proporciona aumentos a largo plazo en los sitios receptores de andrógenos y las células satélite musculares, lo que proporciona una ventaja de por vida, incluso en atletas con niveles de testosterona suprimidos. Opinamos que todo el mundo debería tener derecho a competir en el deporte, pero nos preocupa que permitir que las mujeres transgenero (personas cuya identidad de género, expresión de género o conducta no se ajusta a aquella generalmente asociada con el sexo que se les asignó al nacer) compitan con mujeres cisgénero (persona se identifica con el género que se le asigno al nacer), ello debido a una ventaja injusta. El ejemplo más extremo es Caitlyn Jenner. Cuando compitió en el decatlón masculino de Montreal, corrió los 400 metros en 47,51 segundos. Marita Koch de la República Democrática Alemana (RDA, Alemania Oriental) tiene el récord de mujeres en 47,60 segundos establecido en 1985. Aunque Koch nunca dio positivo por esteroides, los registros de los diarios de entrenamiento de entrenadores de la Republica Democratica Alemana (RDA) la implican. Jenner era un decatleta y no un especialista en 400 metros. Los defensores de la inclusión total afirman que las mujeres trans son intimidadas en la escuela y evitar su participación las traumatiza aún más.

*Durante los últimos 15 años, hemos colaborado en estudios de genética deportiva con investigadores de la Facultad de Medicina de la Universidad de Puerto Rico dirigidos por el Dr. Miguel A. Rivera. Estos estudios muestran que los ganadores en carreras pedestre de larga distancia tienen ventajas genéticas sobre los atletas menos exitosos.* El esquiador de fondo finlandés Eero Mäntyranta ganó dos medallas de oro en esquí de fondo en los Juegos Olímpicos de Invierno de 1964. Más tarde se descubrió que era una mutación genética que mejoró enormemente su capacidad de transporte de oxígeno. El famoso científico del ejercicio Per Olaf Åstrand (fallecido) dijo una vez: "Si quieres ser medallista de oro olímpico, elige a tus padres con cuidado". Los atletas trans también tienen genes variados, por lo que quizás no deberíamos destacarlos cuando no se lo estamos haciendo a nadie más.

## Efectos Anti-Catabólicos de los Esteroides Anabólicos

La mayoría de los atletas comentan que los esteroides les ayudan a entrenar más duro y a recuperarse más rápido. También tienen dificultades para progresar o mantener las ganancias cuando no toman las drogas. Los esteroides anabólicos pueden tener efectos anti-catabólicos, por lo que los medicamentos pueden reducir la degradación muscular y la inflamación que acompaña al entrenamiento intenso.

Durante el ejercicio intenso, las glándulas suprarrenales liberan glucocorticoides (GC) como el cortisol. Los GC tienen acciones beneficiosas durante el ejercicio: descomponen los aminoácidos, que ayudan a mantener la glucosa en sangre (azúcar) a través de la gluconeogénesis en el hígado; mantienen la integridad vascular y la capacidad de respuesta normales; y proteger al cuerpo de una reacción exagerada del sistema inmunológico provocada por el daño muscular inducido por el ejercicio (Duclos et al., 2003). El ejercicio intenso es traumático: crea daño muscular, inflamación y liberación de especies reactivas de oxígeno (He, et al. 2016), lo que puede retrasar la recuperación y retrasar las ganancias del entrenamiento. Durante la recuperación, el perfil hormonal progresa idealmente de procesos catabólicos (descomposición) a procesos anabólicos (adaptación positiva). Después de un ejercicio intenso, los corticosteroides permanecen elevados, lo que ralentiza la recuperación y la hipertrofia muscular.

Los esteroides anabólicos pueden bloquear los efectos de hormonas como el cortisol involucradas en la degradación de los tejidos durante y después del ejercicio (Parr y Muller-Scholl, 2017). Los esteroides anabólicos pueden prevenir la destrucción de tejidos después de entrenamientos intensos, lo que acelera la recuperación. El cortisol y las hormonas relacionadas, secretadas por la corteza suprarrenal, también tienen sitios receptores dentro de las células del músculo esquelético. El cortisol provoca la degradación de las proteínas y ayuda a detener la inflamación. Durante el ejercicio, el aumento de cortisol ayuda a metabolizar las proteínas como combustible y suprime la inflamación que se produce con el estrés y las lesiones tisulares.

Los esteroides anabólicos pueden bloquear la unión del cortisol a sus sitios receptores, lo que evitaría la degradación muscular y mejoraría la recuperación. Si bien esto es beneficioso mientras los atletas toman los medicamentos, el efecto es contraproducente cuando dejan de tomarlos. Las adaptaciones hormonales ocurren en respuesta a la hormona masculina anormal presente en el cuerpo del atleta. Aumentan los sitios receptores de cortisol y la secreción de cortisol de la corteza suprarrenal.

Los esteroides anabólicos interfieren con la producción natural de testosterona del cuerpo. Las personas que dejan de tomar esteroides de forma transitoria tienen menos hormonas masculinas de lo habitual durante los períodos de inactividad. Los efectos catabólicos del cortisol aumentan cuando los atletas dejan de tomar los medicamentos y pierden fuerza y tamaño muscular rápidamente.

La inflamación es la respuesta del cuerpo al daño

celular y tisular (por lesión, presión arterial alta o ejercicio intenso), venenos ambientales (por ejemplo, humo de cigarrillo) o mala salud metabólica (alto nivel de grasas en sangre, control deficiente del azúcar en sangre). La inflamación aguda es una respuesta a corto plazo al ejercicio y es una forma importante en la que el cuerpo mejora la condición física. Por ejemplo, la inflamación a corto plazo desencadena una mayor síntesis de proteínas musculares que promueve la aptitud muscular y la recuperación del ejercicio. Por otro lado, la inflamación crónica es un proceso anormal prolongado que causa la degradación de los tejidos y enfermedades como la aterosclerosis, el cáncer y la artritis reumatoide.

Si bien el ejercicio aumenta la inflamación aguda durante y poco después de un entrenamiento, reduce los niveles de inflamación crónica, si el programa de entrenamiento no es demasiado severo. Por ejemplo, practicar entrenamiento de resistencia progresiva (fotalecimiento muscular) de tres a cinco días a la semana reducirá la inflamación. Entrenar en exceso, como correr un maratón varias veces al mes o hacer entrenamientos cruzados severos de cinco a siete días a la semana, provocará sobre-entrenamiento e inflamación crónica. A esto lo llaman el efecto Ricitos de Oro: el programa de entrenamiento no debe ser demasiado ni demasiado poco; debería estar bien.

El efecto rebote del cortisol y sus receptores presenta a las personas que usan esteroides anabólicos varios problemas graves: (1) la adicción psicológica es más probable porque se vuelven dependientes de las drogas. Esto se debe a que pierden fuerza y tamaño rápidamente cuando no toman esteroides. Para evitar el desacondicionamiento físico, los atletas pueden querer tomar los medicamentos durante períodos prolongados para evitar quedarse atrás. (2) La administración a largo plazo aumenta la posibilidad de efectos secundarios graves. (3) El cortisol suprime el sistema inmunológico, lo que hace que los usuarios de esteroides sean más propensos a enfermedades, como resfriados y gripe, durante el período inmediatamente posterior a la administración de esteroides.

Muchos atletas combaten este efecto del cortisol al no dejar nunca las drogas. Los atletas entraron y dejaron de usar esteroides porque pensaban que los receptores "se regulaban negativamente" y se volvían menos sensibles a la droga. Algunas personas creen que, si la dosis es lo suficientemente alta, los receptores no pierden sensibilidad y las ganancias pueden ocurrir continuamente. Si bien es difícil probar esta hipótesis, el increíble tamaño de muchos culturistas modernos que supuestamente permanecen con esteroides anabólicos continuamente apoyaría esta posición.

### Efectos Psicológicos

Mucho se habla sobre los efectos secundarios psicológicos de los esteroides anabólicos, como la "rabia de los esteroides", la psicosis, la drogodependencia y la paranoia. Algunos efectos psicológicos pueden mejorar el rendimiento. Los esteroides anabólicos aumentan la agresividad, lo que aumenta la intensidad de los entrenamientos.

Algunos investigadores piensan que los esteroides actúan haciendo que los atletas se sientan mejor y más agresivos. La sensación mejorada de bienestar y euforia, y una mayor tolerancia al estrés, permite a los atletas entrenar más duro. Este "subidón de esteroides", si existe, ayuda a los atletas experimentados más que a los novatos porque saben cómo esforzarse más en la práctica y la competencia. Muchos estudios muestran que los esteroides anabólicos aumentan la agresividad, pero ninguna investigación ha demostrado que esto sea responsable de mejorar el rendimiento o aumentar la intensidad del entrenamiento.

El equilibrio entre testosterona y corticosteroides controla parcialmente el dominio y la agresividad en el campo de juego. Durante o después del ejercicio, los niveles altos de cortisol están relacionados con una menor competitividad, dominio y derrota social (Mehta, et al., 2010). Los esteroides anabólicos suprimen los corticosteroides durante el ejercicio y la recuperación, lo que aumenta la agresividad competitiva, lo que podría proporcionar una ventaja durante la competición y el entrenamiento. Durante la competición, el aumento de la agresión puede provocar una mayor intensidad de rendimiento y ejecutoria. No está claro si esto es un beneficio. Los efectos reducidos de los corticosteroides pueden dar a los atletas la capacidad psicológica para entrenar más duro, lo cual es beneficioso, siempre que los atletas eviten las lesiones por uso excesivo.

La mayoría de los estudios sobre los efectos psiquiátricos o psicológicos de los esteroides anabólicos examinan los efectos patológicos de los fármacos. El aumento de la agresividad podría beneficiar a atletas como levantadores de pesas o lanzadores de peso, pero interferir con el rendimiento de un mariscal de campo de fútbol, golfista o tenista donde el juicio es más crítico.

. . .

## Efectos Neuronales de los Esteroides Anabólicos

Los esteroides anabólicos pueden mejorar el control neuronal del movimiento. El control motor regula el movimiento del sistema nervioso e involucra tractos nerviosos que activan los músculos para realizar el movimiento. Los estímulos externos, como la ansiedad por el desempeño al lanzar un tiro libre en el baloncesto, afectan el control motor reflejo. Aprovechar el control motor y entrenar el sistema nervioso es el secreto para desarrollar movimientos poderosos en el campo de juego.

El Sistema nervioso central comprende el cerebro y la médula espinal. Estos llevan instrucciones a los músculos para realizar movimientos como balancear un palo de golf o correr una ruta de pase de fútbol. El cuerpo contiene más de 7 billones de nervios. Estos forman vías nerviosas que controlan el movimiento.

En 1960, el Dr. Franklin Henry, de la Universidad de California, Berkeley (Figura 3-11), introdujo el concepto de programación motora como base para realizar y mejorar habilidades. Su trabajo, llamado la teoría de la "memoria programada" de la reacción neuromotora (Henry y Rogers, 1960), encontró que los movimientos hábiles, como el swing de golf o el lanzamiento del disco, están impresos en el sistema nervioso y se "reproducen" como un reflejo. - con práctica repetida. La práctica repetida en el campo de prácticas desarrolla un "programa de computadora" en su cerebro que puede reproducir como un reflejo en el campo. El patrón motor inconsciente se fortalece a medida que practica.

La teoría de Henry era imposible de demostrar experimentalmente, hasta hace poco. Los avances en la investigación del cerebro mostraron que el entrenamiento de habilidades (es decir, practicar el swing de

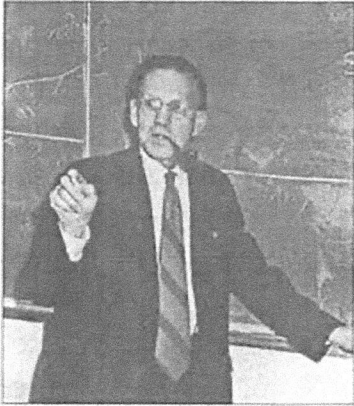

*Figura 3-11: El profesor Franklin Henry propuso la teoría del tambor de memoria del aprendizaje motor. La práctica desarrolla patrones motores específicos que permiten el desempeño reflejo de las habilidades motoras. La práctica y los esteroides anabólicos mejoran la mielinización de los nervios motores que promueven la velocidad y la coordinación de las habilidades deportivas.*

golf) construye y refuerza los tractos nerviosos que controlan las habilidades motoras al depositar mielina a lo largo de las fibras nerviosas (Figura 2-2). La mielina es una sustancia grasa que recubre las células nerviosas y promueve la velocidad de los impulsos nerviosos. Desde la Universidad de British Columbia en Vancouver, Canadá, Lara Boyd mostró que las personas mejoran los movimientos hábiles al aumentar el contenido de mielina de los tractos nerviosos utilizados para realizar movimientos (Lakhani, et al., 2016).

Los científicos han subestimado y estudiado los efectos neuronales de los esteroides. La hormona del crecimiento tiene efectos anabólicos mucho mayores que los esteroides anabólicos. Sin embargo, los esteroides anabólicos siguen siendo los fármacos preferidos por los atletas de potencia. En la década de 1970, varios estudios de Gideon Ariel (1972, 1973, 1974) demostraron que los esteroides aumentaban la activación neuronal. Los esteroides afectan el metabolismo de las proteínas de las células nerviosas que son importantes para la supervivencia, función y transmisión de los impulsos nerviosos de las células nerviosas.

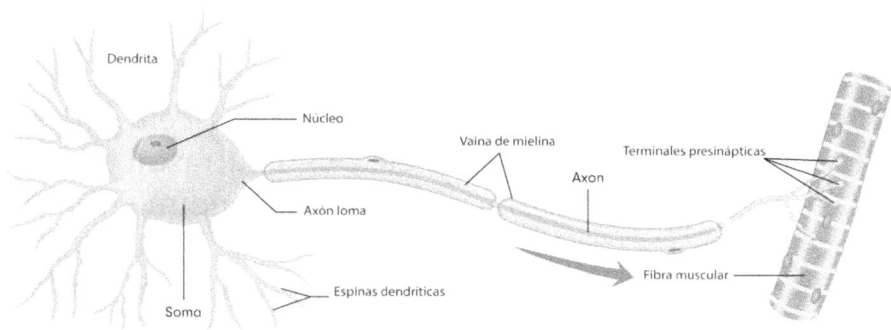

*Figura 3-12: La mielina es una cubierta nerviosa grasa que acelera la transmisión de los impulsos nerviosos. La práctica de las habilidades deportivas y los esteroides anabólicos promueven la mielinización de los nervios. Fuente: Modificado de Shutterstock.*

Maximizar la función neuronal es fundamental para el rendimiento deportivo. La neurona es la estructura nerviosa básica que traduce la intención de moverse y realizar movimientos deportivos en las contracciones musculares que los provocan (Figura 3-12). El cuerpo de la célula nerviosa, el axón, se conecta a la dendrita, que se conecta a las células musculares individuales. La práctica, el entrenamiento y los esteroides anabólicos mejoran la vaina de mielina, lo que acelera la conducción neural.

Los esteroides anabólicos estimulan el crecimiento de los nervios en sujetos sanos y lesionados. Su efecto más importante es aumentar el diámetro de las fibras mielinizadas y el grosor de la vaina de mielina. Los esteroides forman oligodendrocitos, que producen mielina, la cubierta de las células nerviosas que acelera la velocidad de los impulsos nerviosos en los sistemas nerviosos central y periférico. El aprendizaje de habilidades motoras, como lanzar un disco o realizar un arranque, implica aumentar progresivamente las cubiertas nerviosas de mielina, lo que permite un desempeño de habilidades más rápido y suave. Los esteroides anabólicos combinados con el entrenamiento de fuerza intenso aumentan la mielinización de las células nerviosas y el control motor, lo cual es una razón importante por la que estos mejoran el rendimiento en deportes de alta potencia (Neto, et al., 2017). Los esteroides anabólicos son medicamentos terapéuticamente poderosos que promueven la curación de los nervios después de un trauma.

¿Qué evidencia sugiere que los esteroides anabólicos influyen en el rendimiento neuronal? Neto y col. (2017), en un estudio en ratas, concluyó que un esteroide anabólico (propionato de testosterona) aumentaba el diámetro de la fibra mielinizada y el grosor de la vaina de mielina. Ghizoni y colaboradores (2013), también usando ratas, mostraron que la nandrolona promovió la recuperación funcional del daño nervioso inducido quirúrgicamente, mientras que Cree, et al (2017) mostraron que los esteroides anabólicos promovieron el crecimiento de oligodendrocitos (producen mielina) después de una lesión cerebral inducida por hipoxia. El primer estudio de Ariel y Saville (1972) y los estudios más recientes sobre el crecimiento de la mielina muestran que los esteroides anabólicos afectan profundamente el sistema nervioso, lo que explica la popularidad de las drogas entre los atletas de potencia.


## MODULADORES Selectivos del Receptor de Andrógenos (MSRA)

La próxima generación de esteroides anabólicos serán moduladores selectivos del receptor de andrógenos (MSRA) que se dirigen a los receptores de andrógenos en tejidos específicos como los músculos o los huesos. Los MSRA son el Santo Grial de las drogas anabólicas porque construyen músculos sin afectar otros órganos o tejidos. Estos medicamentos ayudarán a promover el crecimiento óseo y muscular, acelerarán la curación después de lesiones traumáticas e invariablemente ayudarán a los atletas a mejorar el rendimiento.

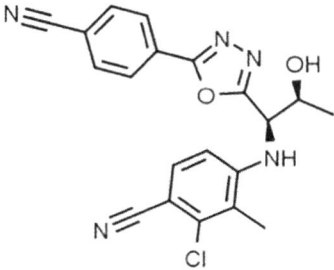

*Figura 3-13: RAD-140 es un ejemplo de una MSRA. Fuente: Shutterstock.*

Los esteroides anabólicos actuales (incluida la testosterona) se unen y activan los receptores de andrógenos en todo el cuerpo, y sus efectos no son específicos de ningún tejido. Si bien activan la síntesis de proteínas en los músculos, también se unen a los receptores de andrógenos en la próstata, los órganos sexuales, el corazón, el hígado, la piel y el cerebro, lo que causa efectos no deseados en los tejidos no objetivo. La unión al receptor general causa efectos secundarios, como acné, agrandamiento de la próstata, espesamiento de la sangre y masculinización en mujeres y niños. Los MSRA se dirigen a sitios específicos de andrógenos en los músculos y no se unen a receptores en otros tejidos, lo que minimiza los efectos secundarios y mejora la utilidad de los medicamentos. La trembolona de testosterona sintética tiene efectos similares al MSRA porque es altamente anabólica en el músculo esquelético pero tiene efectos secundarios mínimos en otros tejidos.

La testosterona tiene una proporción anabólica a androgénica de 1:1, por lo que los efectos anabólicos como la hipertrofia muscular son aproximadamente iguales a los efectos relacionados con el sexo, como los patrones de crecimiento del cabello masculino y el desarrollo de características sexuales secundarias. El MSRA RAD-140 (Figura 3-13) tiene una proporción de 90: 1 (los efectos anabólicos son 90 veces mayores que los efectos androgénicos). La Agencia Mundial Antidopaje (AMA) prohíbe el uso de MSRA en el deporte.

ENDOMSRA (FIGURA 3-14) es un MSRA desarrollado por GTx, Inc. para tratar la atrofia muscular en afecciones como el cáncer y el VIH, la osteoporosis (pérdida de masa ósea) y la incontinencia urinaria (pérdida de orina) en mujeres. Se encuentra en ensayos

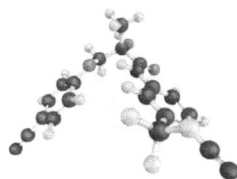

*Figura 3-14: Endomsra es un MSRA. Fuente: Shutterstock.*

de fase II, pero no está aprobado por la Administración de Alimentos y Medicamentos (FDA de EUA). Endomsra podría aumentar el riesgo de ataque cardíaco, accidente cerebrovascular y daño hepático. Aumenta la masa magra, la fuerza, la potencia y la aptitud física (Dalton et al. 2011). Los MSRA como Endomsra también están prohibidos por la Agencia Mundial Antidopaje (AMA), a pesar de que el medicamento no está disponible clínicamente. La AMA desarrolló pruebas para todos los MSRA conocidos. El luchador de UFC Sean O'Malley y el jugador de la NFL Taylor Lewan dieron positivo a Endomrsa en 2018 y 2019 por drogas obtenidas en Internet.

## Entrenamiento e Hipertrofia Muscular

Los esteroides anabólicos estimulan la hipertrofia muscular, particularmente cuando se acompañan de un entrenamiento intenso y un programa de nutrición sensato. Estos tienen efectos anabólicos (formación de tejido) y androgénicos (ligados al sexo). Las hormonas masculinas, principalmente la testosterona, causan en parte el tremendo aumento de la altura, el peso y la masa muscular durante la pubertad y la adolescencia. Las hormonas tienen efectos androgénicos y anabólicos. Los efectos androgénicos son cambios en las características sexuales primarias y secundarias. Estos incluyen el agrandamiento del pene y los testículos, cambios en la voz, crecimiento de vello en la cara, axilas y áreas genitales, y mayor agresividad. El comportamiento agresivo de los adolescentes se debe, al menos en parte, al aumento de los niveles de testosterona. Los efectos anabólicos de los andrógenos incluyen el crecimiento acelerado de músculos, huesos y glóbulos rojos,

Las compañías farmacéuticas fabrican esteroides anabólicos para aumentar las propiedades de construcción de tejidos (efectos anabólicos) y reducir los efectos sobre los tejidos sexuales (efectos androgénicos). Sin embargo, es difícil crear un esteroide puramente anabólico, uno sin efectos secundarios sexuales. Los efectos androgénicos son anabólicos en los tejidos ligados al sexo. Los efectos de las hormonas masculinas sobre las glándulas sexuales accesorias, el crecimiento del vello genital y la grasa de la piel son procesos anabólicos en esos tejidos. Los esteroides con los efectos anabólicos más potentes son también los que tienen los efectos androgénicos más importantes.

Las mujeres pueden esperar mejoras considerables

en fuerza, potencia, velocidad y masa muscular. En las mujeres, los efectos secundarios reflejan la acción normal de la hormona. El crecimiento del vello facial, el aumento del deseo sexual, la voz más grave y el aumento de la agresividad son efectos naturales y deseables de las hormonas andrógenas en los hombres. Sin embargo, pueden resultar inaceptables en las mujeres. Las mujeres que toman estos medicamentos deben equilibrar el aumento de masa muscular y potencia que obtienen con los efectos secundarios sexuales indeseables.

## RESUMEN

Los atletas usaron esteroides anabólicos por primera vez a principios de la década de 1950, y la práctica ha sido controvertida desde entonces. Los esteroides anabólicos tienen efectos a corto y largo plazo sobre el rendimiento que brindan a los usuarios de esteroides ventajas sobre los no usuarios. Los efectos positivos incluyen:

1. Estimula la síntesis de proteínas al unirse con los sitios receptores de andrógenos en las células e influir en el núcleo de la célula muscular para producir más proteínas.
2. Estimular la vía mTOR (diana de rapamicina o *mTOR* por sus siglas en inglés (*mammalian Target of Rapamycin*) para producir más proteínas musculares mediante un mecanismo que no involucra al núcleo de las células musculares.
3. Los esteroides anabólicos tienen efectos anticatabólicos de unión cruzada en los sitios

receptores de corticosteroides, que captan los corticosteroides y aceleran la recuperación y adaptación.

4. Los esteroides anabólicos aumentan la formación de células satélite musculares y núcleos de células musculares. Las células satélite activadas persisten mucho después de que finaliza el entrenamiento.

5. Los esteroides anabólicos aumentan la agresividad, lo que podría promover el entrenamiento y la intensidad competitiva.

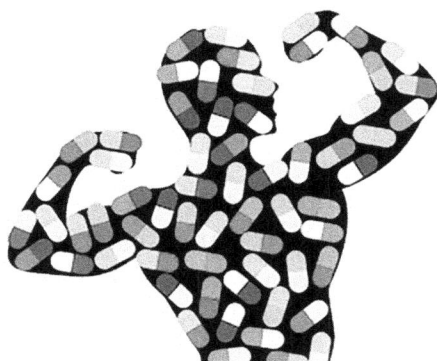

# 4

## ESTEROIDES ANABÓLICOS Y DEPORTE

Los esteroides anabólicos son variaciones sintéticas de la hormona testosterona, una hormona producida en los testículos masculinos y los ovarios femeninos. La testosterona también se produce indirectamente a partir de hormonas producidas en las glándulas suprarrenales. Los atletas usan esteroides anabólicos para ganar peso, fuerza, potencia, velocidad, resistencia y agresividad. Son ampliamente utilizados en atletismo, culturismo, levantamiento de pesas y fútbol americano. Cada vez más, los hombres y mujeres que no practican deportes usan esteroides para mejorar la apariencia física.

Incluso los niños en edad escolar los usan. Los estudios de niños de todo el mundo encontraron que entre el cuatro y el ocho por ciento de los adolescentes han probado las drogas; una cuarta parte de estos niños no son deportistas (Buckley et al. 1988). Nicholls y col. (2017), en una revisión de 52 estudios en los que participaron casi 200.000 jóvenes de entre 10 y 21 años, concluyó que casi el 6% de los niños y el 5% de las niñas usaban esteroides anabólicos al menos una vez y que solo la mitad eran atletas. El estudio señaló que algunos niños menores de diez años habían consumido las drogas. Los patrones de uso en atletas jóvenes se mantuvieron estables en los atletas jóvenes desde la década de 1980 y un número casi igual de no atletas que de atletas consumieron las drogas. Las personas toman esteroides anabólicos porque mejoran la apariencia física y aumentan la fuerza, el tamaño de los músculos y la potencia. Aunque a veces pueden tener efectos secundarios graves,

Los esteroides anabólicos han afectado profundamente el culturismo, el fútbol americano, el levantamiento de pesas, el béisbol y los eventos de lanzamiento en pista y campo. El uso de esteroides es universal en el culturismo de élite. El deporte ha cambiado drásticamente durante los últimos 120 años. La figura 4-1 muestran a los culturistas campeones Eugen Sandow (1901), Arnold Schwarzeneggar (1968) y Ronnie Coleman (2007). Estos atletas entrenaron vigorosamente, sin embargo, los atletas diferían mucho en la composición corporal. Podemos asumir que todos tenían porcentajes de grasa por debajo del 10 por ciento, pero Coleman superaba a Sandow en 120 libras. Los esteroides anabólicos no existían en 1900. Sandow era un atleta serio que se ganaba la vida como hombre fuerte y culturista profesional. Schwarzeneggar compitió en los primeros días del uso de esteroides anabólicos. Era conocido por su entrenamiento intenso y dedicado. El uso de los esteroides era generalmente utilizado mediante métodos sofisticados durante el tiempo en que Coleman prevaleció como competidor.

Los atletas utilizaban programas científicamente diseñados y con una fuerte base en nutrición, otras drogas anabólicas tales como la hormona de crecimiento y la insulina.

Los atletas modernos son mucho más grandes y más rápidos que antes; los culturistas campeones del pasado ni siquiera podían competir en los concursos de culturismo actuales.

### 100 Años de Culturismo

| Nombre | Eugen Sandow | Arnold Schwarzenegger | Ronnie Coleman |
|---|---|---|---|
| Fecha de nacimiento | 1867 | 1947 | 1964 |
| Años activos | 1885-1922 | 1963-1980 | 1990-2007 |
| Altura (cm) | 175 | 191 | 180 |
| Peso (kg) | 86.18 | 104.33 | 140.61 |
| Brazos (cm) | 45.72 | 55.88 | 60.96 |
| Pecho (cm) | 121.92 | 144.78 | 147.32 |
| Cintura (cm) | 76.2 | 76.2 | 91.44 |
| Muslos (cm) | 68.58 | 72.39 | 91.44 |
| Terneros (cm) | 45.72 | 50.8 | 55.88 |

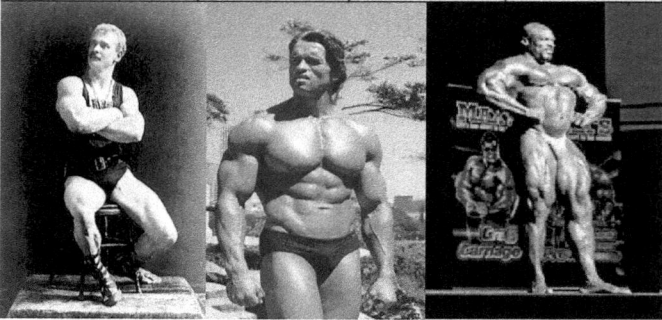

*Figura 4-1: El entrenamiento de fuerza, particularmente con esteroides anabólicos, aumenta las células satélite y los núcleos de las células musculares (centros de síntesis de proteínas). Estos núcleos no desaparecen durante el desacondicionamiento. Los esteroides y el entrenamiento intenso aumentan las células satélite y estos cambios duran toda la vida. Esto mejora la capacidad de crecimiento de los músculos y aumenta la fuerza. Los efectos de los esteroides sobre el rendimiento persisten, incluso cuando las personas dejan de tomarlos.*

En el fútbol Americano, universitario y profesional, los linieros de 150 kg (330 libras) son normales, mientras que en la década de 1980, los linieros de la NFL rara vez superaban los 129 kg (285 libras) (Figura 4-2). Los linieros líderes de la escuela secundaria tienen un promedio de 123 kg (270 libras) y los atletas de 136 kg (300 libras) son comunes. Algunos de estos atletas no lo lograron solo con mejores métodos de entrenamiento; recibieron ayuda al usar esteroides anabólicos, hormona del crecimiento y otros suplementos. La tabla 4-1 muestra linieros notables que jugaron en la NFL entre 1920 y 2020, linieros universitarios que compiten en el evento combinado de la NFL y linieros de la escuela secundaria que compiten en el evento combinado de reclutamiento. Los linieros de secundaria y preparatoria son tan grandes como los linieros de la NFL que jugaron en las décadas de 1970 y 1980. Sin dispersiones de ejecutoria en ningún atleta, los requisitos de peso corporal de los jugadores de fútbol americano de élite dificultan la competencia sin estas drogas.

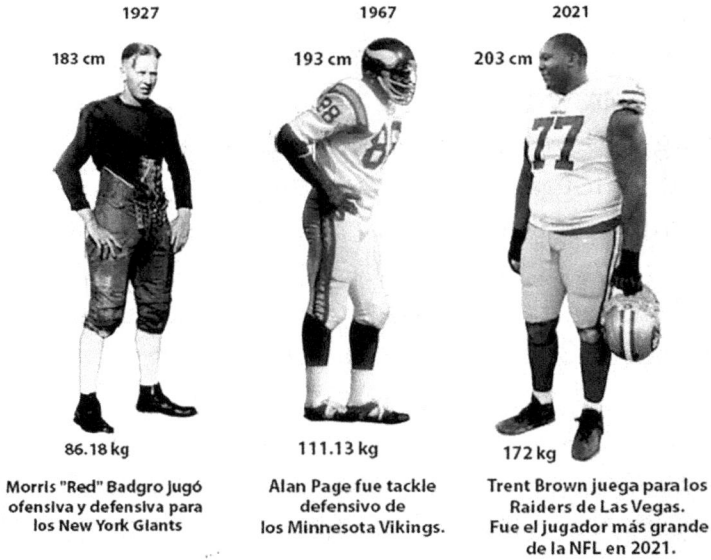

| 1927 | 1967 | 2021 |
|---|---|---|
| 183 cm | 193 cm | 203 cm |
| 86.18 kg | 111.13 kg | 172 kg |
| Morris "Red" Badgro jugó ofensiva y defensiva para los New York Giants | Alan Page fue tackle defensivo de los Minnesota Vikings. | Trent Brown juega para los Raiders de Las Vegas. Fue el jugador más grande de la NFL en 2021. |

*Figura 4-2: El peso del liniero promedio en la National Football League (fútbol Americano) casi se ha duplicado en los últimos 100 años.*

Sorprendentemente, la literatura de investigación está dividida sobre la capacidad de los esteroides anabólicos para mejorar el rendimiento físico. Sin embargo, la mayoría de los atletas que consumen estas sustancias aclaman sus efectos beneficiosos. Muchos atletas sienten que no hubieran tenido tanto éxito sin ellos.

Hay varias razones posibles para las grandes diferencias entre hallazgos experimentales y observaciones empíricas. Ha surgido una mística increíble en torno a estas sustancias, proporcionando un terreno fértil para el efecto placebo. Además, el uso de esteroides anabólicos en el "mundo real" es considerablemente diferente al de los experimentos doble ciego y rígidamente controlados. En un estudio doble ciego, ni el sujeto ni el experimentador saben quién está tomando el fármaco o el placebo. La mayoría de los estudios no utilizaron la misma dosis de fármaco utilizada por los atletas porque las salvaguardias institucionales prohíben la administración de altas dosis de sustancias posiblemente peligrosas a seres humanos. Además, los sujetos en los experimentos de investigación rara vez se parecen a los atletas consumados entrenados con pesas. En estas condiciones, debemos evaluar los resultados de los estudios de investigación y las observaciones de campo clínicas y empíricas para obtener un perfil realista del uso.

Los culturistas y atletas de potencia han utilizado esteroides anabólicos desde la década de 1960. No fue hasta principios de la década de 1970 que los científicos estudiaron los efectos de los esteroides anabólicos en la composición corporal y el rendimiento deportivo. Muchos de estos estudios mostraron que los medicamentos no mejoraron el rendimiento. Los científicos creían que la mayoría de las ganancias percibidas se debían más a efectos psicológicos que a las acciones biológicas de las drogas.

La discrepancia entre las observaciones empíricas y los resultados de los estudios científicos planteó la pregunta: "¿Cómo es posible que los esteroides anabólicos parezcan tan efectivos en los culturistas y atletas de potencia pero no muestren resultados similares en los estudios científicos?" Los estudios de Bhasin y colaboradores (1996, 2001) y Storer, et al (2008, 2017) respondieron la pregunta. Descubrieron que la dosis de esteroides era la clave para la efectividad de los medicamentos. En los primeros estudios, administraron 600 mg / semana de enantato de testosterona o un placebo a sujetos que levantaban pesas o eran sedentarios (sin levantar pesas) durante 10 semanas. A diferencia de muchos estudios anteriores, su investigación mostró que los esteroides aumentan la fuerza y la masa muscular. Los sujetos que tomaron grandes dosis de testosterona aumentaron la masa magra, la fuerza y el tamaño muscular, incluso si no levantaron pesas. El grupo experimental mejoró 10 kg en el pres de banca y 15 kg en la sentadilla trasera y obtuvo ganancias sustanciales en el tamaño de los músculos de los brazos y los muslos sin levantar pesas. Estos estudios se han replicado en hombres jóvenes y ancianos. Los culturistas y atletas de fuerza modernos a veces usan de 20 a 30 veces más testosterona que las dosis terapéuticas y las utilizadas en los primeros estudios. Las dosis mayores explican en parte los grandes aumentos en el tamaño corporal observados en muchos atletas de potencia modernos.

## Tabla 4-2: Resumen de las acciones de los esteroides anabólicos y sus efectos sobre el rendimiento deportivo

- Los esteroides anabólicos son hormonas masculinas sintéticas que se asemejan a la testosterona fabricadas para mejorar las propiedades anabólicas de las hormonas masculinas al tiempo que minimizan sus propiedades androgénicas.
- Los esteroides anabólicos aumentan efectivamente la tasa de síntesis de proteínas en las células diana o célula blanco (célula que cuentan con receptores específicos para ella), generando células satélite en el

músculo, retardando la degradación de las proteínas durante y después del ejercicio, aumentando la velocidad de transmisión neuronal y aumentando la agresividad y la sensación de bienestar. Estos efectos ayudan a los atletas a mejorar y recuperarse más rápidamente de entrenamientos intensos.

- Los esteroides anabólicos son eficaces para aumentar la fuerza, la potencia, el tamaño de los músculos y la velocidad en algunos atletas si el atleta está involucrado en una rutina intensa de entrenamiento con pesas.

- Los esteroides anabólicos promueven la producción de mielina en las fibras nerviosas, lo que acelera la transmisión neuronal y refuerza las vías motoras. La combinación de entrenamiento de habilidades precisas, esteroides anabólicos y ejercicio de alta potencia parece ser un mecanismo importante para mejorar el rendimiento deportivo de alta potencia.

- Los esteroides anabólicos no mejoran el consumo máximo de oxígeno. Aún así, pueden mejorar la capacidad de tolerancia al aumentar la producción de potencia y permitir que los atletas corran más rápido y hagan ejercicio con porcentajes más altos de consumo máximo de oxígeno.

- La mayoría de los estudios no han mostrado efectos de los medicamentos sobre la grasa corporal, aunque la testosterona afecta el metabolismo de las grasas. La ingesta de alimentos y la actividad física en los deportistas pueden provocar esta confusión.

- Existen diferencias importantes entre los resultados de las investigaciones publicadas y las concepciones populares entre los atletas sobre la eficacia de los esteroides anabólicos para mejorar el rendimiento deportivo. Estas diferencias pueden deberse a (1) el efecto placebo, (2) dosis bajas en estudios de investigación, (3) el uso de sujetos de prueba no entrenados y (4) el fracaso de los estudios para usar técnicas de avanzada.

Los sujetos que levantaron pesas y usaron testosterona mostraron ganancias aún más significativas. Aumentaron casi 22 kg (48 lbs) en el pres de banca y 35 kg (77 lbs) en la sentadilla y acumularon más de 5 kg (11 lbs) de tejido magro. Las mejoras realizadas por los sujetos de este estudio fueron similares a las observadas empíricamente en atletas que tomaban esteroides anabólicos de forma independiente. Los estudios más antiguos que mostraban que los esteroides anabólicos no funcionaban fueron refutados porque sus dosis eran demasiado bajas para mostrar efectos significativos.

Otros estudios del grupo de Bhasin mostraron que las ganancias de fuerza varían directamente con los niveles de testosterona en sangre; cuanto mayor es la testosterona sérica, mayor es la ganancia de fuerza y tamaño muscular, particularmente en sujetos entrenados con pesas (Bhasin et al. 1999; Storer, et al., 2017). Estos estudios demostraron que el uso de dosis bajas de testosterona o esteroides anabólicos redujo la producción de testosterona testicular.

El cuerpo controla los niveles de testosterona a través de la retroalimentación negativa entre el hipotálamo, la pituitaria y los testículos. Cuando los niveles de testosterona en sangre son bajos, el hipotálamo secreta hormona liberadora de gonadotropina (GRH), que desencadena la liberación de la hormona luteinizante (LH) y la hormona estimulante del folículo (FSH) de la pituitaria. Esto estimula a los testículos a producir testosterona. Los niveles altos de testosterona inhiben este mecanismo de retroalimentación, que ralentiza la producción normal de testosterona en los testículos.

¿Por qué no se lograron ganancias en el tamaño y la fuerza de los músculos en estudios que usaron dosis bajas de esteroides anabólicos o testosterona? Inicialmente, la administración de dosis bajas aumentó los niveles de testosterona en sangre. Esto le dio al programa de formación un impulso temporal. Luego, el sistema de control hormonal del cuerpo se hizo cargo, lo que disminuyó las hormonas de control de testosterona (GRH, LH, FSH) y redujo la testosterona en sangre a la normalidad. La reducción en la producción de testosterona resultó en concentraciones de testosterona en sangre más bajas de lo normal y estableció un tiempo de retraso para restaurar el equilibrio natural.

La testosterona sanguínea normal en hombres jóvenes (18 a 40 años) varía entre 350 y 1200 ng / dl de sangre. Incluso sin suplementos, la capacidad de ganar fuerza depende de los niveles de testosterona presentes en la sangre. Los aumentos grandes y rápidos de la fuerza o la masa muscular dependen de grandes concentraciones sanguíneas de testosterona. Bhasin y colaboradores (1999) mostraron que tomar 300 mg / semana. de testosterona era necesaria para elevar la testosterona en sangre por encima de los niveles normales. Tomar 600 mg / semana aumentó la testosterona en sangre a 2500 ng /dl de sangre, que es más del doble del rango normal.

En los estudios de Bhasin et al., 150 mg de testosterona por semana nunca aumentó la testosterona en sangre por encima de 500 ng /dl. Tomar incluso dosis terapéuticas estándar no aumenta la testosterona en sangre a los niveles necesarios para promover la hipertrofia muscular y la fuerza más rápido de lo normal. Es necesario tomar al menos 300 mg por semana para superar la testosterona en sangre normal incluso en pequeñas cantidades. Tomar dosis bajas interrumpe la producción normal de testosterona, por lo que cualquier ganancia se pierde rápidamente. Además, los atletas pueden tener efectos secundarios de los medicamentos, incluso en estas dosis relativamente pequeñas.

Los culturistas serios y los atletas de potencia que usan esteroides generalmente toman al menos 600 a 1000 mg / semana de varias formas de testosterona y esteroides anabólicos. Los combinan con otros suplementos anabólicos, como la hormona del crecimiento, el factor de crecimiento similar a la insulina (IGF-1), el clenbuterol y el monohidrato de creatina. También toman medicamentos, como Nolvadex, para prevenir la ginecomastia (crecimiento del tejido mamario) y gonadotropina coriónica humana para estimular la producción normal de testosterona. Estos programas de suplementos anabólicos probablemente explican los notables aumentos de tamaño y fuerza en los culturistas y otros atletas entrenados con pesas en los últimos años.

Los estudios anteriores a los realizados por Bhasin y sus colegas a menudo encontraron que los esteroides anabólicos no mejoraban el rendimiento porque usaban dosis bajas del fármaco. Las dosis más altas producen efectos significativos, pero también aumentan el riesgo de efectos secundarios.

Los estudios sobre los efectos de los esteroides anabólicos en el entrenamiento de atletas son raros. Por razones obvias, los atletas rara vez admitirán tomar sustancias prohibidas, y mucho menos permitir mediciones físicas. Hartgens y col. (1996, 2002, 2003) estudiaron los efectos de los esteroides anabólicos en atletas de fuerza bien entrenados. En comparación con los sujetos de control, los atletas ganaron peso corporal (4,4 kg; 9 lbs)), masa corporal magra (4,5 kilogramos; 10 lbs) y perdieron grasa (uno por ciento). Los cambios persistieron seis semanas después de los estudios. Estos fueron estudios pequeños y no controlados, pero examinaron a atletas bien entrenados que usaban esteroides anabólicos en condiciones realistas.

La mayoría de los cambios en la fuerza durante la primera parte del entrenamiento son neuronales; es decir, el aumento de la fuerza se debe principalmente a una mayor capacidad para reclutar unidades motoras. Sin embargo, los esteroides anabólicos afectan los procesos asociados con la síntesis de proteínas en el músculo. Los estudios que duran seis semanas (duración típica del estudio) reflejarían en gran medida estos cambios neuronales y fácilmente pasarían por alto los efectos celulares del fármaco. Los logros obtenidos por los atletas en observaciones no controladas han sido mucho más impresionantes.

## Atletas Entrenados

Existen pocos datos objetivos en deportistas de élite. Algunos registros de entrenamiento están disponibles de atletas de élite de la República Democrática

Alemana; RDA (es decir, Alemania Oriental). Estos atletas se beneficiaron sustancialmente de las drogas, pero los efectos fueron imposibles de corroborar. Desde la desintegración de la Unión Soviética y Alemania Oriental, los documentos y testimonios arrojan luz sobre el uso patrocinado por el gobierno de drogas para mejorar el rendimiento, en particular los esteroides anabólicos. El dopaje patrocinado por el estado continuó en Rusia y resultó en sanciones significativas contra sus atletas por parte del Comité Olímpico Internacional.

Existe una abundancia de evidencia circunstancial de que los esteroides mejoran el rendimiento en los atletas de élite. El examen de la progresión del récord mundial en lanzamiento de peso, disco y martillo masculino y lanzamiento de peso y disco femenino muestra tendencias inconfundibles que reflejan el uso de esteroides anabólicos en estos deportes. El récord de lanzamiento de bala de los hombres progresó constantemente de 15,54 metros en 1909 a 17,82 en 1950 y 19,30 en 1960. Los atletas utilizaron esteroides por primera vez a principios de la década de 1960. Los récords de lanzamiento de peso reflejan esto: 21,50 metros en 1965, 21,86 en 1976, 22,62 en 1985 y 23,12 en 1990. La progresión en el récord mundial se detuvo abruptamente en 1990. La progresión del récord del disco fue similar: 47,58 metros en 1912, 51,03 en 1930 , 56,97 en 1949, 64,55 en 1964, 70,86 en 1976 y 74,08 en 1986. Una vez más, no ha habido avances en el récord mundial de disco desde 1986. Existen tendencias similares en el lanzamiento de martillo masculino y el lanzamiento de disco y peso femenino. ¿Qué puede explicar la brusca interrupción de la progresión récord en estos deportes?

Las estrictas pruebas de drogas y el pasaporte biológico disminuyeron el uso de esteroides anabólicos en el deporte de élite. Entre las décadas de 1960 y 1990, las pruebas de detección de drogas no eran sistemáticas y, por lo general, se administraban en campeonatos. Después de eso, la Agencia Mundial Antidopaje (AMA) introdujo pruebas de drogas aleatorias a atletas de élite. Más recientemente, en 2009, la AMA introdujo un "pasaporte biológico atlético" que monitoreaba marcadores biológicos seleccionados que podían detectar directa o indirectamente el dopaje atlético. Estas tendencias no prueban que los atletas usaran esteroides anabólicos. La tendencia no fue evidente en el lanzamiento de martillo femenino. El evento se convirtió recientemente en un evento oficial en el deporte femenino, por lo que las actuaciones reflejan una mejora en la técnica y cambios en la fuerza y la potencia.

## ATLETAS FEMENINAS

Según las pruebas de dopaje positivas, el uso de esteroides anabólicos en mujeres deportistas es relativamente común. Los datos sobre los esteroides anabólicos en atletas femeninas son escasos. Los datos históricos de la RDA y las observaciones clínicas proporcionan información sobre los efectos de estos medicamentos en las mujeres.

Los informes de la RDA mostraron que el uso de esteroides anabólicos prevalecía en los eventos de velocidad y potencia. Huang y Basaria (2017) estimaron que la administración de los medicamentos durante cuatro años resultó en mejoras en la bala de 4.5 a 5 metros, el disco en 11 a 20 metros, la carrera de 400 metros en 4 a 5 segundos y la carrera de 1500 metros 7 a 10 segundos. Los atletas usaron de 10 a 100 veces la dosis terapéutica de los esteroides anabólicos.

Los estudios clínicos del tratamiento con andrógenos en mujeres no atléticas muestran beneficios similares (Dobbs, et al. 2002). En las mujeres posmenopáusicas, la testosterona y el estrógeno aumentaron la masa muscular de la parte superior e inferior del cuerpo de cuatro a diez veces más que el estrógeno solo. Mostraron mayores mejoras en pres de banca y subir escaleras con carga. Las mujeres que tomaron la dosis más alta mostraron los cambios más significativos en la masa muscular y el rendimiento físico. Estas mujeres no eran atletas, pero los cambios fueron similares a los de los atletas de clase mundial de la RDA.

Las mujeres con hiperandrogenismo (niveles de testosterona más altos de lo normal) tienen más éxito en los deportes femeninos. Bermon y col. (2014) encontraron una mayor prevalencia de mujeres con trastornos del desarrollo sexual y andrógenos elevados entre las atletas exitosas de potencia y velocidad. Los niveles de andrógenos naturalmente más altos y los esteroides anabólicos brindan otras ventajas además de aumentar la masa muscular y la fuerza. La exposición a niveles más altos de testosterona también desencadena cambios en las concentraciones de los receptores de andrógenos y las células satélite del músculo que proporcionan ventajas a largo plazo.

Los hombres a veces llevan a las mujeres por el oscuro camino del uso de esteroides. El usuario masculino promedio de esteroides tiene 30 años, es físicamente activo, está empleado y nunca participó en un deporte organizado. Un fenómeno nuevo son las mujeres de veintitantos años que usan esteroides anabólicos para mejorar la composición corporal y el deseo sexual. Annica Borjesson del Instituto Karolinska en Suecia (2016) entrevistó a ocho mujeres no atléticas que usaban esteroides anabólicos. La mayoría de las mujeres usaron dos o más esteroides al mismo tiempo durante un promedio de 58 semanas. Cinco mujeres informaron efectos secundarios como cambios en la voz, agrandamiento del clítoris y crecimiento del vello corporal. Siete de las ocho tenían novios que las animaban a consumir los esteroides anabólicos.

## NIÑOS

Los políticos y los administradores deportivos promueven la prohibición de los esteroides en los atletas para desalentar su uso en los niños. Solo alrededor del 4 a 6 por ciento de los estudiantes de secundaria alguna vez han usado esteroides, por lo que el problema se ha exagerado. Los esteroides, sin embargo, tienen efectos secundarios graves en los niños. La exposición a los esteroides anabólicos durante la adolescencia acelera el crecimiento óseo y el desarrollo sexual, altera el crecimiento de las células nerviosas y los niveles de serotonina en el cerebro y aumenta el comportamiento agresivo. Muchos jóvenes piensan que los esteroides anabólicos son inofensivos porque están fácilmente disponibles en Internet. Se comenta que "Pueden ser ilegales, pero no hacen daño".

Los estudios realizados durante los últimos 30 años encontraron que del 4 al 6 por ciento de los hombres y del 1,5 al 3 por ciento de las mujeres han usado esteroides anabólicos. La mayoría de los usuarios de esteroides en edad escolar son no deportistas que toman los medicamentos para mejorar la apariencia física y aumentar la fuerza en el gimnasio (consulte la lista de referencia extensa sobre epidemiología del uso de esteroides en la sección de referencias). El uso de esteroides es un problema entre los estudiantes de secundaria, pero es menos problemático que el abuso de alcohol y drogas recreativas. Es un problema menor en comparación con el deterioro de los programas deportivos y la obesidad desenfrenada entre los jóvenes. Eduque a los estudiantes sobre los riesgos legales y para la salud del uso de esteroides y otras drogas anabólicas, pero no arroje al bebé con el agua de la bañera dirigiendo recursos valiosos para erradicar el uso de esteroides en la escuela cuando tenemos necesidades más importantes de dinero.

En EUA, algunos estados tienen costosos programas de pruebas de drogas esteroides. Entre 2007 y 2015, Texas tuvo un programa de pruebas de drogas que costó $ 10 millones y solo obtuvo 40 pruebas positivas. Abandonaron el programa porque era ineficaz. Deberían haber gastado el dinero en entrenadores profesionales de tiempo completo que pudieran educar mejor a los estudiantes sobre entrenamiento, nutrición y uso de drogas.

Los entrenadores de fuerza y los entrenadores personales que trabajan con niños deben conocer los esteroides y suplementos anabólicos, pero nunca deben recomendarlos. Recomendar esteroides anabólicos a los niños no es ético y podría tener graves consecuencias legales y profesionales. Los padres a veces preguntan sobre los esteroides, fuentes de esteroides y consejos sobre su uso. Evite estas situaciones y defienda vigorosamente el deporte sin drogas.

· · ·

## Rendimiento Físico en Adultos Mayores y de Mediana Edad

Según el número de pruebas de drogas positivas en el deporte de "Masters", el uso de esteroides anabólicos es al menos tan frecuente en las categorías de Masters como en la competencia abierta. Las dosis altas de testosterona aumentan la fuerza en hombres de mediana edad y mayores en un 35 por ciento. Los estudios en adultos mayores utilizaron sujetos no entrenados, por lo que los efectos no serían tan dramáticos como en los atletas. Además, las altas dosis necesarias para desencadenar estos efectos provocan efectos secundarios graves, como niveles elevados de hematocrito y hemoglobina, lo que aumenta el riesgo de coágulos sanguíneos.

Los niveles mínimos de hormonas anabólicas son necesarios para aumentar la masa muscular en los adultos mayores. La suplementación con testosterona y hormona del crecimiento es común en hombres de edad avanzada. Sattler y col. (2011) de hombres de 65 a 90 años mostró que eran necesarios aumentos en la testosterona total de 1046 ng / dL (200-400 ng / dL es normal en hombres mayores) para aumentar la masa magra y mejorar la fuerza. Los efectos de la testosterona fueron mayores cuando los sujetos de prueba también tomaron suplementos de hormona del crecimiento. La incidencia de efectos secundarios, como un aumento del hematocrito (porcentaje de células en la sangre), aumenta con la dosis. El estudio mostró que los suplementos de testosterona aumentaron la masa muscular, la fuerza y la capacidad de movimiento en los adultos mayores.

La sarcopenia (pérdida de masa muscular) es común en los adultos mayores, pero es menos frecuente en los atletas de alto nivel. Los suplementos de testosterona aumentan la masa corporal magra de uno a tres kg. La testosterona estimula la síntesis de proteínas musculares, disminuye la degradación de las proteínas musculares, mejora la utilización de aminoácidos y aumenta el número de células satélite y núcleos de células musculares. Storer, et al. (2008, 2016) estudiaron a hombres mayores que tomaban suplementos de testosterona durante tres años. En comparación con los sujetos de control, el reemplazo de testosterona mejoró la potencia para subir escaleras, la masa muscular y la capacidad de producción de potencia. Estos afectan el rendimiento y la salud. El músculo es fundamental para la regulación del azúcar en sangre (glucosa). La diabetes tipo 2 es común en los adultos mayores debido a la pérdida de masa muscular. La testosterona puede revertir esta tendencia.

Estos estudios no examinaron a los atletas Masters (los deportes de categorías Masters prohíben los esteroides anabólicos). En 2005, un excampeón mundial de máster en lanzamiento de disco recibió una suspensión de dos años de la competencia por dar positivo por esteroides anabólicos en el Campeonato Mundial en San Sebastián, España. Tomó suplementos de testosterona para ayudar a tratar la diabetes tipo 2 y había solicitado una exención médica (Heo, et al., 2020). Nunca recibió la exención y fue perseguido enérgicamente por los oficiales de control de dopaje. En 2011, el campeón nacional de EUA en el lanzamiento de bala que recibió gel de testosterona por razones de salud no pasó una prueba de dopaje por la misma razón. Las sanciones por dopaje son comunes en los deportes Masters porque muchos atletas toman suplementos hormonales como terapia antienvejecimiento.

Los esteroides anabólicos probablemente tienen un efecto profundo en el rendimiento deportivo de los atletas mayores. Como se mencionó, los suplementos de testosterona mejoran el desempeño de las neuronas motoras, en particular las que se reclutan y sobrecargan durante el ejercicio. Los esteroides promueven el rendimiento deportivo al estimular la producción de mielina en vías motoras específicas. Estas vías son muy específicas de los movimientos deportivos. Los cambios son difíciles de medir con las pruebas de aptitud convencionales. La testosterona puede aumentar la potencia durante un swing de golf al mejorar la vía neural a través de la producción de mielina independientemente de los cambios en la sentadilla, el pres de banca o la fuerza de agarre.

En los adultos mayores, la suplementación con testosterona desencadena de uno a tres kilogramos de pérdida de grasa en 12 a 16 semanas (Linderman, et al., 2020). Estos cambios son modestos en comparación con las mejoras en la masa muscular y la fuerza. El aumento de la masa muscular aumenta la tasa metabólica, lo que tiene un pequeño efecto sobre la masa grasa. Los cambios en la masa grasa con esteroides anabólicos probablemente tengan efectos mínimos sobre el rendimiento en atletas de competición de mediana edad y mayores.

## RESUMEN

Los esteroides anabólicos han influido en el deporte en la última mitad del siglo XX y más allá. Durante los últimos 100 años, las diferencias en el peso corporal entre los culturistas campeones y algunos jugadores de fútbol americano superan los 45 kg (100 lbs). Los esteroides anabólicos ayudan a los atletas a alcanzar estos nuevos requisitos. Las drogas han tenido un efecto profundo en el rendimiento, como lo demuestran los cambios en el rendimiento antes y después de los estrictos programas de control de dopaje. Tenemos poca evidencia objetiva sobre los efectos de los esteroides anabólicos en las mujeres, pero los diarios de entrenamiento de la RDA y las actuaciones en competencias atléticas en los años anteriores a las pruebas efectivas de drogas sugieren que los efectos son sustanciales.

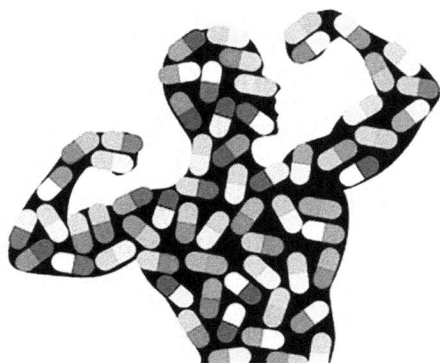

# 5

# CÓMO USAN LOS ESTEROIDES LOS ATLETAS Y LOS ADULTOS QUE REALIZAN ACTIVIDADES RECREATIVAS

Los no deportistas son los mayores consumidores de fármacos para mejorar el rendimiento. El Internet ha puesto los esteroides anabólicos, la hormona del crecimiento, el melanotán, los medicamentos para bajar de peso, el Botox y los rellenos dérmicos a disposición de cualquier persona con un riesgo insignificante de sanciones legales. Las encuestas de personas que compran esteroides en Internet muestran que las dosis de esteroides oscilan entre 250 y 3200 miligramos por semana, mientras que los ciclos tienen un promedio de cuatro a doce semanas. El cincuenta y nueve por ciento informó haber usado más de 1000 miligramos de testosterona a la semana.

## Modo de Administración

Las personas usan esteroides por vía oral, intramuscular (inyectada) y transdérmica (gel o crema). También se pueden tomar por vía bucal (absorbidos debajo de la lengua), intranasal y como gránulos implantados.

Los esteroides anabólicos orales formulados resisten el metabolismo hepático y tienen una alta incidencia de toxicidad hepática. Los esteroides anabólicos orales populares incluyen metandienona (Dianabol), oxandrolona (Anavar, Oxandrin), fluoximesterona (Halotestin), oximetolona (Anadrol) y estanozolol (Winstrol).

La testosterona transdérmica es popular entre los adultos mayores y de mediana edad para tratar el hipogonadismo (niveles bajos de testosterona) (Figura 5-1). Tiene una vida media corta, por lo que los hombres deben aplicarlo con frecuencia. Los ejemplos incluyen geles (Androgel y Testim), soluciones (Axiron) y parches (Androderm).

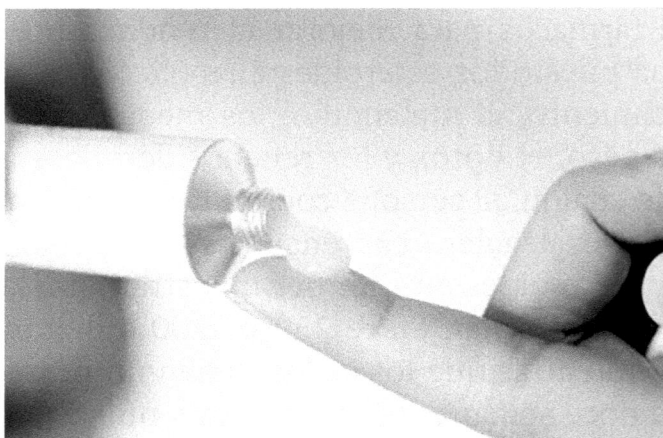

*Figura 5-1: Las cremas de testosterona son populares entre los hombres con hipogonadismo y entre algunos atletas que intentan evitar dar positivo por drogas que mejoran el rendimiento. Fuente: Shutterstock.*

Los esteroides anabólicos inyectables incluyen soluciones oleosas de testosterona como cipionato de testosterona, enantato de testosterona, undecanoato de testosterona, decanoato de nandrolona (Deca-Durabolin), Sustanon (combinación de propionato de testosterona, fenilpropianato de testosterona, isocaproato de testosterona y decanoato de testosterona) y fenilinpropionato de nandrolona). El propionato de testosterona ya no se receta en los Estados Unidos, pero está disponible en Internet.

## Los Esteroides Anabólicos son Populares Entre los no Deportistas que Realizan Actividades Recreativas

Los atletas no son los principales usuarios de esteroides anabólicos. Muchos más hombres y mujeres no deportistas de entre 25 y 40 años toman estos medicamentos para mejorar la apariencia física y la composición corporal. Una extensa encuesta por Cohen, et al. (2008) encontro que los hombres usuarios de esteroides en EUA tenían alrededor de 30 años, un alto nivel educativo, trabajos de tiempo completo, salarios superiores al promedio, y eran caucásicos. No consumieron las drogas en la adolescencia y no estaban motivados por el rendimiento deportivo. Los esteroides anabólicos más populares entre los no atletas incluyen testosterona de un solo éster, Dianabol, Deca Durabolin, Winstrol y Equipoise.

El usuario típico de esteroides no es un atleta, por lo que sus efectos secundarios serán diferentes de los de los atletas de fuerza que entrenan a intensidades mucho más altas. Los medios de comunicación presentan al usuario típico de esteroides como un atleta de élite rebelde que toma la droga para engañar a la competencia. La verdad está lejos de eso. Una encuesta anónima de 231 usuarios masculinos de testosterona realizada por Mary Westerman y colegas de la Clínica Mayo en Rochester, Minnesota, mostró que, en los Estados Unidos de America, la mayoría tienen educación, empleo, casados, blancos y económicamente acomodados. La mayoría ha usado los medicamentos durante más de tres años y toman grandes dosis superiores a 800 miligramos por semana (principalmente testosterona). Más de la mitad compró su testosterona en Internet y el 28 por ciento a un médico. Más de la mitad gasta entre $100 y $1000 por mes en medicamentos para mejorar el rendimiento. Al setenta y cinco por ciento se le realizaron pruebas de laboratorio de rutina y la mayoría tomó más de un medicamento para mejorar el rendimiento. Solo el 57 por ciento de los usuarios de esteroides había practicado deportes en la escuela secundaria. Más del 80 por ciento tomó testosterona u otros esteroides anabólicos para aumentar la masa muscular y disminuir la grasa.

La mayoría de los efectos secundarios son leves en usuarios recreativos e incluyen acné, ginecomastia (crecimiento de los senos) y estrías. Los usuarios de esteroides generalmente usaban tres o más medicamentos o suplementos. El uso de drogas que mejoran el rendimiento está relacionado con el uso de cocaína, los años de entrenamiento y la frecuencia del entrenamiento. La mayoría de los usuarios obtienen información sobre los patrones de uso de esteroides de Internet o de otros usuarios.


## FUENTES DE ESTEROIDES Anabólicos

Si bien los médicos pueden recetar testosterona por razones médicas legítimas (por ejemplo, hipogonadismo en adultos mayores, reducción de la libido), las regulaciones estrictas prohíben las prescripciones médicas para atletas para mejorar el rendimiento y las personas recreativas para mejorar la apariencia.

Internet es la fuente número uno de esteroides anabólicos y hormona del crecimiento del mercado negro en los EUA y ha convertido al mundo en una gran farmacia. Numerosos sitios web proporcionan información detallada sobre los medicamentos anabólicos y sus efectos secundarios y, a veces, mantienen listas de operadores de fraude diseñadas para dirigir el negocio a sus propias empresas. La Administración de Drogas y Alimentos de los Estados Unidos (FDA) admite que los sitios de Internet de esteroides en el extranjero son prácticamente inmunes a los enjuiciamientos por prácticas ilegales o inseguras. Varios estudios de la FDA y de organizaciones sanitarias europeas encontraron que alrededor del 50% de los medicamentos comprados en Internet son falsificados y, a veces, contienen sustancias tóxicas que pueden causar enfermedades o la muerte. Los problemas típicos con los esteroides de Internet incluyen productos sin ingredientes activos, cantidades incorrectas de ingredientes activos, ingredientes incorrectos, envases falsos, copias de productos originales, productos con altos niveles de contaminantes e impurezas y medicamentos obsoletos comprados a otras empresas. Las personas corren el riesgo de ser estafadas, arrestadas o enfermarse cuando compran medicamentos anabólicos en Internet.

Investigadores italianos de la Universidad de Insubria encuestaron 10 sitios web que venden medicamentos anabólicos en línea (Cardaro, et al., 2011). El cincuenta por ciento de los sitios web se originó en los

EUA y el 30 por ciento se originó en Europa. Los esteroides anabólicos más comunes que se ofrecen a la venta incluyen nandrolona, metandrostenolona y testosterona. Otros fármacos típicos que mejoran el rendimiento incluyen clenbuterol, hormona del crecimiento, IGF-1, hormonas tiroideas, EPO e insulina. Las dosis recomendadas eran generalmente mucho más altas que las de los medicamentos recetados terapéuticos. Estos sitios proporcionaron información engañosa que podría dañar la salud pública. Los investigadores no informaron sobre la confiabilidad o calidad de los productos ofrecidos en los sitios.

## Legislación Para Controlar el Uso y Distribución de los Esteroides Anabólicos

El Congreso de los EUA ha tratado de limitar el uso de esteroides por parte de atletas y no atletas. Las leyes de control anabólico de 1990 y 2004 identificó los esteroides anabólicos como una clase de medicamento separada y clasificó varias docenas de esteroides anabólicos como sustancias controladas. La legislación de 2004 prohibió la venta de precursores de esteroides (por ejemplo, Androstenediona) y aumentó las sanciones por fabricar, vender o recetar esteroides anabólicos y esteroides con fines recreativos. Esta legislación hizo que fuera casi imposible para las personas obtener esteroides anabólicos de los médicos por razones no médicas. Las personas obtienen las drogas principalmente en Internet o en países sin restricciones.

La "guerra contra las drogas" se asocia generalmente con la marihuana, la cocaína, la heroína y la metanfetamina. La Operación Pangea III, dirigida por Interpol, persigue medicamentos falsificados vendidos en línea.

Los falsificadores pueden hacer una fortuna con una pequeña inversión. Sin embargo, los medicamentos falsificados a menudo contienen contaminantes que pueden causar enfermedades graves o la muerte, y algunos no contienen ninguno de los ingredientes activos en sus etiquetas. Los medicamentos falsificados incluyen medicamentos para prevenir ataques cardíacos, tratar la hepatitis y las infecciones por VIH. Los científicos han desarrollado métodos sofisticados para determinar el contenido y la fuente de medicamentos falsificados sin siquiera abrir el frasco. Desafortunadamente, el costo excesivo de las drogas está llevando a la gente al mercado negro.

Las drogas sintéticas permanecen en el cuerpo humano más tiempo que la testosterona producida fisiológicamente. Los atletas que usan estos medicamentos intentan estimar las tasas de eliminación para evitar ser detectados. La vida media de la testosterona en sangre es de 10 a 100 minutos. Los ésteres de testosterona, como el cipionato de testosterona y el enantato de testosterona, tienen una vida media de aproximadamente 8 días. El esteroide anabólico Dianabol (metandrostenolona) tiene una vida media de aproximadamente 5 horas. Las tasas de eliminación de varios esteroides anabólicos están disponibles en Internet. Los atletas sujetos a control de dopaje que toman esteroides anabólicos deben tener cuidado con esta información porque no se basa en estudios científicos. Además, las personas varían en la tasa de eliminación de testosterona. En algunas personas la testosterona vía inyectada ha sido indetectable luego de tres días, mientras que en otras persistió por varias semanas. La genética y la edad explican la mayoría de las diferencias individuales en las tasas de depuración de testosterona.

. . .

## ESTEROIDES Anabólicos Populares y sus Tasas de Eliminación

La testosterona y las hormonas relacionadas se producen de forma natural en los testículos, los ovarios y las glándulas suprarrenales. La figura 5-2 muestra fuentes endógenas (naturales en el humano) y exógenas (no producidas en el humano) fármacos) de esteroides anabólicos. Los esteroides anabólicos sintéticos son alteraciones de la molécula básica de testosterona. Permanecen en el sistema por más tiempo, alteran los efectos androgénicos frente a los anabólicos y minimizan los efectos secundarios.

El decanoato de nandrolona (Deca-Durabolin) es detectable durante al menos 9 meses en algunas personas, según un estudio del Instituto Karolinska en Estocolmo, Suecia (Garevik et al., 2016). Los sujetos recibieron una dosis única de 150 miligramos de decanoato de nandrolona. Se controló la orina en busca de nandrolona y dos de sus metabolitos (19-norandrosterona y 19-noretiocolanolona) durante nueve meses. La nandrolona es una droga notoria entre los atletas debido a las suspensiones de drogas de los atletas que la usan.

Estos incluyeron ganadores de medallas olímpicas y atletas de élite como Linford Christie, Merlene Ottey, Marion Jones, Ben Plucknett y Dieter Baumann. Existían grandes diferencias individuales en las tasas de aclaramiento, con algunos atletas probando limpio en 30 días y otros detectables después de nueve meses. Factores como dosis, duración del uso, grasa corporal, y las tasas de depuración ligadas a la genética determinarán durante cuánto tiempo es detectable el fármaco.

Tenga cuidado con las tablas de tasas de eliminación de esteroides que encontrará en Internet porque no se basan en datos reales.

## Esteroides Anabólicos Populares

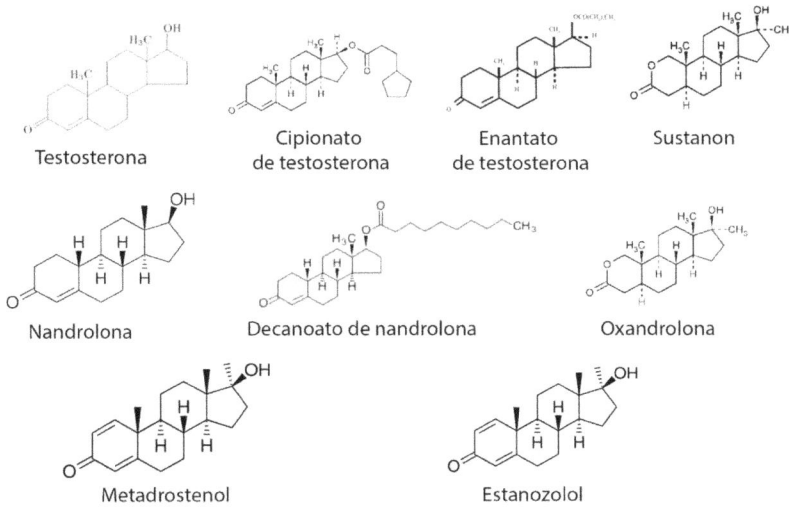

*Figura 5-1: Esteroides anabólicos populates. Fuente: modificado de Shutterstock*

Los geles y cremas de testosterona y los esteroides anabólicos orales son indetectables en sangre u orina en cuestión de horas o días. Los cambios en los factores medidos como parte del pasaporte deportivo pueden persistir durante semanas. Estos incluyen glóbulos rojos (hematocrito y hemoglobina), hormona del crecimiento, IGF-I, testosterona y sus metabolitos, enzimas hepáticas y lípidos en sangre. Hemos publicado datos sobre cambios en las lipoproteínas de alta densidad (HDL) en atletas de clase mundial durante ciclos repetidos de esteroides anabólicos (Peterson y Fahey, 1985). El HDL disminuyó cuando tomaron los medicamentos, pero aumentó cuando los dejaron. Los cambios en el HDL tardaron al menos una semana durante los ciclos de dosificación.

La Agencia Mundial Antidopaje (WADA) inició el pasaporte biológico en 1997, un registro continuo de variables físicas como la hemoglobina y el hematocrito en atletas de élite que podrían reflejar el uso de drogas para mejorar el rendimiento. Los cambios significativos en las variables incluidas en el de pasaporte biológico infieren el uso de drogas para mejorar el rendimiento, incluso en ausencia de una prueba positiva.


## APILAMIENTO Y CICLOS DE USO

Muchos usuarios de esteroides usan varios medicamentos simultáneamente, con la esperanza de aumentar sus efectos y variar las dosis en ciclos. La Tabla 5-1 muestra el programa de dosificación de esteroides anabólicos de un atleta de potencia de clase mundial de la década de 1980 obtenido de su diario de entrenamiento. El atleta tomó drogas altamente androgénicas como Delatestryl y propionato de testosterona cerca de la competencia porque sus estructuras moleculares son más comparables a la testosterona. Sus estructuras moleculares se acercan más a la testosterona y tienen un mayor efecto sobre la agresividad.

Una mirada más cercana al programa de ciclos y apilamiento del atleta muestra la coordinación con el programa de entrenamiento. Durante las primeras cinco semanas, la dosis de esteroides aumentó gradualmente y correspondió a un ciclo de entrenamiento con pesas con carga que incluía un entrenamiento de alto volumen y alta resistencia. El atleta dejó de tomar las drogas durante tres semanas y luego tomó drogas altamente androgénicas durante el resto del ciclo de entrenamiento antes de una competencia. Los fármacos previos a la competición maximizan la agresividad. El entrenamiento enfatizó las pocas repeticiones y el alto peso, seguido del descanso antes de la competencia.

| Tabla 5-1 | | | |
|---|---|---|---|
| Programa de Terapia con Esteroides Anabólicos de un Atleta de Clase Mundial con Entrenamiento con Pesas | | | |
| Semana | Esteroide Inyectable | Esteroide Oral Diario | Programa de Entrenamiento |
| 1-2 | 250 mg de Sustanon cada 5 días | 8 mg Winstrol | Entrenamiento con pesas pesadas: alto volumen, intensidad media |
| 3-4 | 250 mg de Sustanon cada 5 días | 10 mg Winstrol 10 mg Dianabol | Entrenamiento con pesas pesadas: alto volumen, intensidad media |
| 5 | 250 mg de Sustanon cada 5 días | 10 mg Winstrol 20 mg Dianabol | Entrenamiento con pesas pesadas: alto volumen, intensidad media |
| 6 | 250 mg de Sustanon cada 5 días | Disminución progresiva de la dosis | Bajo volumen, baja intensidad; Semana de descanso |
| 7-8 | Sin inyectables | No orals | Volumen bajo; alta intensidad |
| 9 | Sin inyectables | 10 mg Dianabol | Volumen bajo, alta intensidad; Levantar pesada una vez |
| 10 | 200 mg de enantato de testosterona cada 5 días | 15 mg Dianabol | Bajo volumen, alta intensidad; levantar objetos pesados una vez durante la semana |
| 11 | 200 mg de enantato de testosterona cada 5 días | 20 mg Dianabol | Entrenamiento con pesas de bajo volumen y baja intensidad. |
| 12 | 200 mg de enantato de testosterona cada 5 días; 100 mg de propionato de testosterona el día antes de la competición | 25 mg Dianabol | Competencia, sin levantamiento de pesas |

Esta tabla no es un respaldo de los esteroides anabólicos. Demuestra un patrón de uso en un atleta de potencia de clase mundial. Fuente: Brooks, G.A. Fisiología del Ejercicio: Bioenergética Humana y sus Aplicaciones. Nueva York: Amazon, 2020. 5.a edición.

Este protocolo de medicamentos fue tomado del diario de entrenamiento de un atleta de élite de la década de 1980. Los regímenes farmacológicos modernos de los principales culturistas utilizan dosis considerablemente más altas.

Los atletas realizan ciclos de esteroides anabólicos para evitar la interrupción de la producción natural de la hormona. Los ciclos típicos de esteroides anabólicos duran seis semanas. Un mecanismo de retroalimentación negativa que involucra los niveles de testosterona y las hormonas liberadas por el hipotálamo y las glándulas pituitarias en el cerebro (factor de liberación hipotalámico, hormona luteinizante, hormona estimulante del folículo) controla la producción de testosterona. La figura 5-3 muestra los controles hormonales para producir testosterona. El eje hipotalámico-pituitario-gonadal regula estrechamente la producción natural de testosterona en los testículos. El cuerpo interpreta los esteroides anabólicos como un exceso de testosterona. La percepción de un exceso de testosterona provoca una disminución en el control de las hormonas en el hipotálamo y la pituitaria, lo que disminuye la producción natural de la hormona.

Los atletas realizan ciclos de esteroides anabólicos para "reiniciar" la producción natural de testosterona. Algunos atletas toman dosis más altas y nunca abandonan las drogas. Las dosis más altas y la administración más prolongada provocan más efectos secundarios.

# Eje Hipotalámico-Pituitario-Gonadal Masculino

**Hipotálamo**

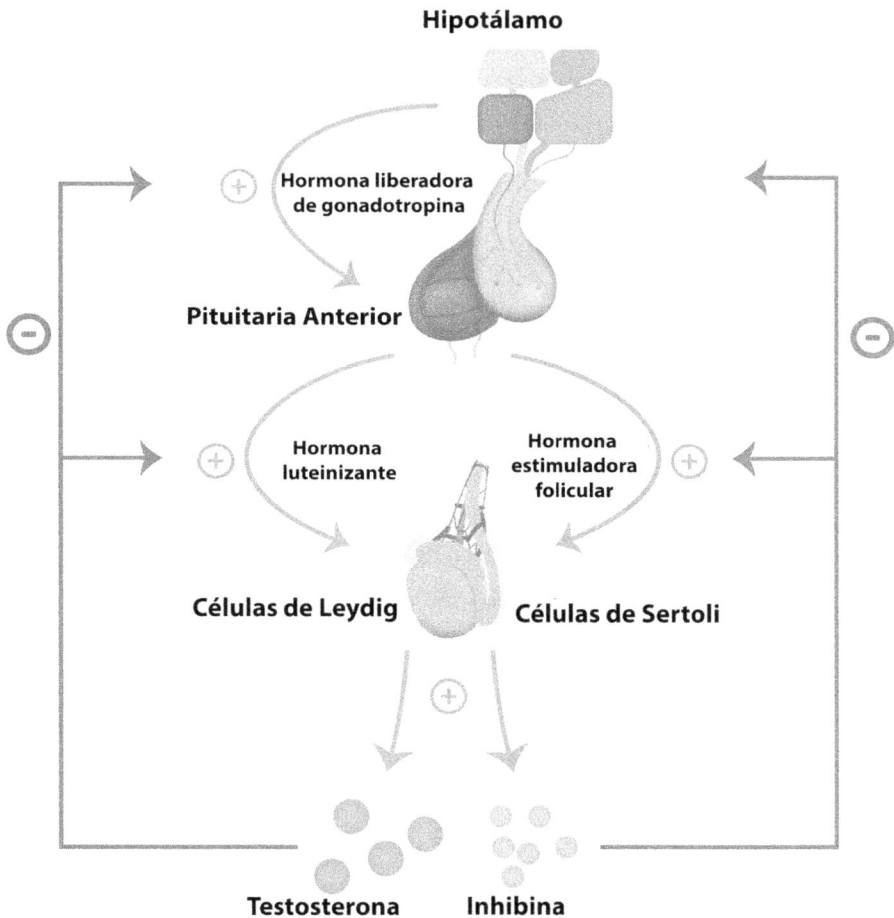

$(+)$ **Hormona liberadora de gonadotropina**

**Pituitaria Anterior**

$\ominus$

$(+)$ **Hormona luteinizante**

**Hormona estimuladora folicular** $(+)$

**Células de Leydig**   **Células de Sertoli**

$(+)$

**Testosterona**   **Inhibina**

*Figura 5-3: Control de hormonas sexuales en hombres. Fuente: modificado de Shutterstock.*

## Resumen

Las Leyes de Control de Esteroides Anabólicos de 1990 y 2004 en EUA prohíben que los médicos receten esteroides anabólicos para mejorar el rendimiento deportivo. A pesar de las rigurosas pruebas de detección de drogas en los deportes olímpicos y profesionales, algunos atletas aún usan las drogas. El usuario medio es un hombre o una mujer de 30 y tantos años que se dedica a la recreación y trata de mejorar la composición corporal, o un adulto de mediana edad o mayor que intenta mejorar la calidad de vida o la longevidad. Los atletas y los adultos con actividades recreativas compran esteroides en Internet o en países donde son legales, mientras que la testosterona se prescribe ampliamente. Los esteroides anabólicos orales están formulados para resistir el metabolismo hepático y tienen una alta incidencia de toxicidad hepática, por lo que los geles e inyecciones de testosterona se recetan con mayor frecuencia. Las drogas varían en su tasa de detección, pero la información publicada en Internet no se basa en datos objetivos. El eje hipotalámico-pituitario-gonadal regula la producción natural de testosterona. Los esteroides anabólicos suprimen los niveles naturales de testosterona, por lo que los usuarios de esteroides a menudo acumulan diferentes esteroides y activan y desactivan los medicamentos para maximizar su efectividad y minimizar los efectos secundarios.

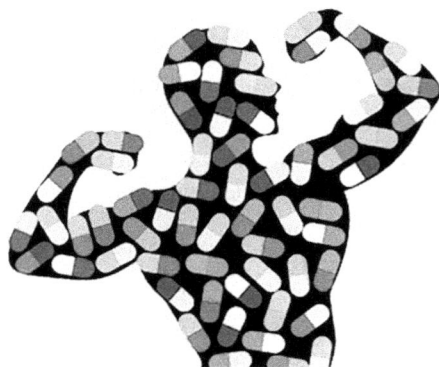

# 6

# EFECTOS SOBRE LA SALUD DE LOS ESTEROIDES ANABÓLICOS: INTERACCIÓN CON EL ENTRENAMIENTO INTENSO

L a gente está molesta y confundida por el uso de esteroides en los deportes. Los medios de comunicación sensacionalizan casos notorios de presunto uso de esteroides, como el del gran futbolista Americano Lyle Alzedo (murió de cáncer cerebral a los 38 años), los bateadores de jonrones de las grandes ligas y el luchador profesional Chris Benoit (asesinato-suicidio). La cobertura dramática de los medios dificulta la evaluación objetiva de los efectos, los riesgos para la salud y la ética del uso de esteroides anabólicos (Tabla 6-1).

Desafortunadamente, las drogas se han politizado tanto que a la mayoría de la gente no le importa la verdad. Como de costumbre, las discusiones sobre los esteroides y el dopaje recibieron considerable atención de los medios en los Juegos Olímpicos de Tokio, Río de Janeiro, Londres y Beijing.

Durante años, los médicos les dijeron a los atletas

que los esteroides no funcionan y causan efectos secundarios catastróficos. En realidad, los esteroides anabólicos mejoran el rendimiento, especialmente en dosis altas. Si bien los esteroides a veces tienen efectos secundarios, generalmente son menores a menos que los usuarios tomen dosis altas. Los esteroides, junto con el progreso en el entrenamiento, la técnica y la nutrición deportiva, son parcialmente responsables de un mejor rendimiento en el béisbol, atletismo y natación y del aumento de tamaño de los culturistas y atletas en los deportes de contacto.

Tabla 6-1a: Efecto secundario informado de los esteroides anabólicos

| Hígado (principalmente con esteroides anabólicos 17-alquilados) | Urogenital y Sexual |
|---|---|
| Niveles elevados de enzimas hepáticas críticas | Fertilidad reducida |
| Mayor retención de bromsulfaleína (BSP) | Espermatogénesis deprimida |
| Carcinoma hepatocelular | Reducción de la producción de testosterona |
| Peliosis hepática | Reducción de la producción de hormonas gonadotropinas (LH, FSH) |
| Colestasis | Aumento del volumen de orina |
| Ictericia | Aumento o disminución de la libido |
| Hepatoxicidad | Dolor en los pezones |
| Pruebas de función hepática alteradas (LDH, ALP, AST, ALT) | Atrofia testicular |
| | Impotencia, priapismo |
| | Ginecomastia |
| | Erecciones espontáneas |
| **Enfermedad cardíaca y accidente cerebrovascular** | **Niños** |
| Presión sanguínea elevada | Cierre prematuro de epífisis en niños. |
| Dislipidemia (aumento de LDL, colesterol, triglicéridos; disminución de HDL, apo-A1) | Estatura baja |
| Coágulos de sangre | Pubertad precoz |
| Infarto de miocardio | Pubertad retrasada |
| Mayor riesgo de accidente cerebrovascular (coágulos de sangre y arteriosclerosis). | Masculinización |
| Glucosa en sangre elevada | Cambios de voz |
| Agrandamiento cardíaco | |
| Arritmias | |
| Miocardiopatía | |
| Agrandamiento del corazón izquierdo | |
| Muerte cardíaca súbita | |

Tabla 6-1b: Efecto secundario informado de los esteroides anabólicos

| Trastornos vasculares | Mujeres |
|---|---|
| Mayor riesgo de trombosis (coágulos de sangre): agregación plaquetaria, proteínas de coagulación<br>Hematocrito elevado<br>Hemoglobina elevada<br>Edema<br>Hemorragias nasales<br>Mareo | Amenorrea<br>Infertilidad reversible<br>Cambios irreversibles de voz<br>Agrandamiento del clítoris<br>Crecimiento anormal del cabello<br>Perdida de cabello<br>Impulso sexual alterado<br>Atrofia mamaria<br>Menstruación dolorosa<br>Atrofia uterina |
| Cáncer | Piel |
| Cancer testicular<br>Tumor de Wilms<br>Hipertrofia de próstata<br>Cancer de prostata | Acné común<br>Conglobate de acné<br>Seborrea<br>Estrías<br>Crecimiento anormal del cabello<br>Aumento de la actividad de las glándulas sudoríparas apocrinas.<br>Aumento de la secreción de glándulas sebáceas (piel grasa).<br>Pérdida de cabello y calvicie |

Tabla 6-1a: Efecto secundario informado de los esteroides anabólicos

| Hígado (principalmente con esteroides anabólicos 17-alquilados) | Urogenital y Sexual |
|---|---|
| Niveles elevados de enzimas hepáticas críticas | Fertilidad reducida |
| | Espermatogénesis deprimida |
| Mayor retención de bromsulfaleína (BSP) | Reducción de la producción de testosterona |
| Carcinoma hepatocelular | Reducción de la producción de hormonas |
| Peliosis hepática | gonadotropinas (LH, FSH) |
| Colestasis | Aumento del volumen de orina |
| Ictericia | Aumento o disminución de la libido |
| Hepatoxicidad | Dolor en los pezones |
| Pruebas de función hepática alteradas | Atrofia testicular |
| (LDH, ALP, AST, ALT) | Impotencia, priapismo |
| | Ginecomastia |
| | Erecciones espontáneas |
| **Enfermedad cardíaca y accidente cerebrovascular** | **Niños** |
| Presión sanguínea elevada | Cierre prematuro de epífisis en niños. |
| Dislipidemia (aumento de LDL, colesterol, | Estatura baja |
| triglicéridos; disminución de HDL, apo-A1) | Pubertad precoz |
| Coágulos de sangre | Pubertad retrasada |
| Infarto de miocardio | Masculinización |
| Mayor riesgo de accidente cerebrovascular | Cambios de voz |
| (coágulos de sangre y arteriosclerosis). | |
| Glucosa en sangre elevada | |
| Agrandamiento cardíaco | |
| Arritmias | |
| Miocardiopatía | |
| Agrandamiento del corazón izquierdo | |
| Muerte cardíaca súbita | |

Para confundir las cosas, los niveles bajos de testosterona pueden causar muerte prematura, enfermedad cardiovascular, sarcopenia (pérdida de masa muscular), osteoporosis (pérdida de masa ósea), disminución del rendimiento sexual y depresión psicológica en hombres de mediana edad y mayores (Bhasin, et al, 2018). Esto ha resultado en programas "anti-envejecimiento" que complementan la testosterona y la hormona del crecimiento. Los efectos secundarios son menores en estos grupos porque toman dosis más bajas que los atletas jóvenes y las personas recreativas.

## Interacción de Esteroides Anabólicos, Entrenamiento Intenso y Efectos Secundarios

Los atletas entrenan más intensamente que el deportista recreacional promedio. Los atletas de potencia que toman esteroides generalmente hacen pres de banca de más de 182 kg (400 lbs), hacen cuclillas de más de 273 kg (600 lbs) y levantan peso muerto de más de 273 kg (600 lbs). A menudo hacen esto durante muchos años. Los velocistas y saltadores se ejercitan a altas potencias durante muchos años. Estas cargas pesadas causan una sobrecarga tisular que eventualmente resulta en problemas de salud como falla del manguito rotador, reemplazos de cadera y rodilla y agrandamiento del corazón. Estos cambios fueron el resultado de un entrenamiento intenso durante muchos años que no habría sido posible sin el uso prolongado de esteroides.

En la década de 1970, realizamos ecocardiogramas en atletas de fuerza de élite, todos los cuales usaban esteroides anabólicos. El diámetro del tabique interventricular (pared que separa los ventrículos izquierdo y derecho) fue directamente proporcional al peso máximo en sentadilla. El atleta más fuerte se puso en cuclillas 409 kg (900 lbs). De una muestra de 15 atletas, dos murieron de paro cardíaco o infarto de miocardio a mediados de los 50 años.

Los programas de entrenamiento intenso se han relacionado con un aumento de las condiciones de sobreentrenamiento que provocan daños graves en los músculos y miositis (inflamación muscular, Figura 6-1).

La rabdomiólisis (rabdo) es la destrucción muscular provocada por un traumatismo o un entrenamiento excesivo que provoca que el contenido muscular se vacíe en el torrente sanguíneo, lo que puede causar dolor intenso, debilidad, vómitos, confusión, insuficiencia renal, arritmias cardíacas, orina de color oscuro y muerte. La insuficiencia renal se debe a la liberación de productos de degradación muscular, como la mioglobina.

A menudo es el resultado de un trauma severo causado por accidentes automovilísticos o caídas, lesiones eléctricas, insolación, falta de flujo sanguíneo, mordedura de serpiente e inmovilización prolongada. Cada vez más, el rabdo es el resultado del sobreentrenamiento en programas de entrenamiento de "estilo boot camp" o de culturismo.

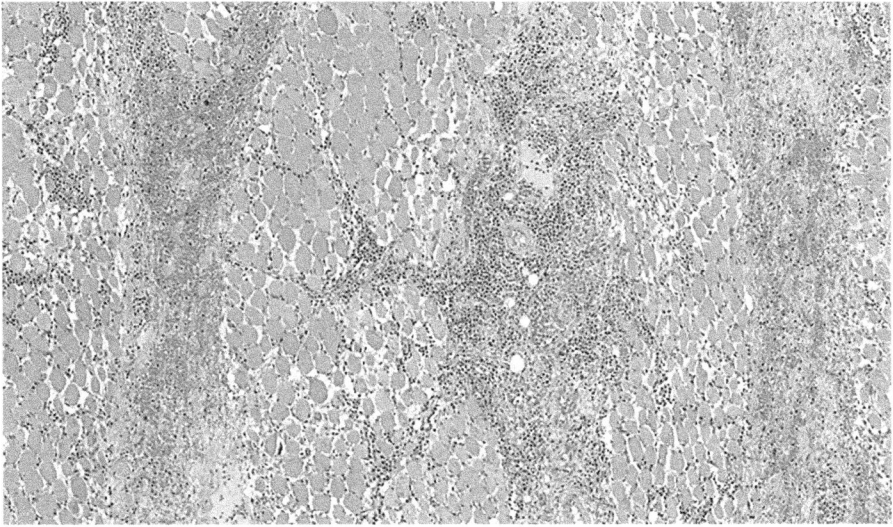

*Figura 6-1: Algunos atletas que consumen altas dosis de esteroides anabólicos desarrollan una fuerza y una potencia increíbles, lo que puede aumentar el riesgo de rabdomiólisis y otras lesiones de los tejidos blandos. Fuente: Shutterstock.*

Las personas presionan sus músculos con tanta fuerza que destruyen las células musculares. Los esteroides anabólicos podrían contribuir al rabdo inducido por el entrenamiento al permitir a los atletas entrenar más duro. Varias observaciones clínicas informaron rabdomiólisis en atletas que entrenan intensamente y toman esteroides anabólicos (Farkash, et al. 2009; Hageloch, et al. 1988; Braseth, et al., 2001; Pertusi, et al. 2001). Las observaciones podrían deberse a una mayor capacidad física, una mayor motivación y una propiedad del uso de esteroides anabólicos que permite a los atletas entrenar más duro.

## Esteroides Anabólicos y Tejidos Blandos: Músculos, Tendones, Ligamentos, Condrocitos

Los esteroides anabólicos pueden aumentar el riesgo de rotura del tendón. Los informes de efectos secundarios de los esteroides anabólicos citan habitualmente un mayor riesgo de rotura musculoesquelética. Si bien esta información existe desde hace más de 40 años, hay poca evidencia que la respalde. Las ratas sedentarias desarrollaron tendones más rígidos después del tratamiento con esteroides anabólicos (decanoato de nandrolona; Marqueti, et al, 2012). Los animales entrenados con saltos mostraron una mayor capacidad para almacenar energía elástica (Marqueti, et al, 2014). Si estos resultados se aplican a los humanos, respaldan la afirmación de que el uso de esteroides anabólicos aumenta el riesgo de rotura de tendones. Sin embargo, las ratas no son humanos; particularmente las ratas sedentarias.

Los esteroides anabólicos y el entrenamiento con pesas aceleran la síntesis de proteínas musculares más que el entrenamiento con pesas solo. La combinación no afecta el tamaño del tendón de la misma manera. En atletas involucrados en el entrenamiento con pesas pesadas a largo plazo, los tendones eran un 15 por ciento más grandes en los usuarios sin esteroides que en los usuarios de esteroides. Los esteroides aumentaron los ángulos de las fibras musculares, lo que hizo que los músculos fueran más densos. Músculos más densos y tendones pequeños podrían aumentar el riesgo de lesión del tendón en usuarios de esteroides. La observación de que los esteroides aumentan las lesiones de los tendones podría ser un argumento del huevo o la gallina. Los esteroides aumentan la fuerza, particularmente en atletas de fuerza que entrenan durante muchos años. ¿Son los esteroides o el aumento de fuerza los que causan lesiones en los tejidos blandos? Las personas que hacen pres de banca con 91 kg (200 lbs) son menos susceptibles a lesiones en los tendones que aquellas que pueden levantar 182 kg (400 lbs) porque no entrenan tan duro.

## Efectos Secundarios y la Importancia de la Dosificación

Los esteroides anabólicos son más efectivos en dosis más altas. Sin embargo, los efectos secundarios también aumentan con la dosis. No fue hasta principios de la década de 1970 que los científicos estudiaron los efectos de los esteroides anabólicos en la masa muscular, la fuerza y el rendimiento deportivo. Muchos de estos estudios mostraron que los medicamentos no mejoraron el rendimiento ni cambiaron la composición corporal. Los científicos creían que el efecto placebo causaba la mayor cantidad de ganancias. Los placebos funcionan por el poder de la sugestión.

Los científicos convencionales y las organizaciones profesionales, como el Colegio Americano de Medicina Deportiva, condenaron enérgicamente los esteroides anabólicos (ACSM, 1977). Dijeron que cualquier ganancia en masa muscular, fuerza o resistencia es pequeña y no vale la pena los riesgos para la salud potencialmente mortales. En el gimnasio, muchos hombres lograron ganancias sustanciales con efectos secundarios mínimos. Los atletas de fuerza serios sabían que la mayoría de los científicos y médicos deportivos estaban mal informados sobre los esteroides anabólicos.

¿Cómo es posible que los esteroides anabólicos parezcan funcionar tan bien en culturistas y atletas de potencia en el mundo real, pero no logran alcanzar importancia en estudios científicos bien controlados? Los estudios dirigidos por Shalender Bhasin de la Universidad de Harvard y Tom Storer del Brigham and Women's Hospital, Boston, ayudaron a responder la pregunta (2001). Descubrieron que la dosis de esteroides era la clave para la eficacia del fármaco. Le dieron 600 mg de enantato de testosterona o placebo a sujetos que levantaban pesas o eran sedentarios durante diez semanas. A diferencia de la mayoría de los estudios anteriores, demostraron que los esteroides tenían efectos marcados sobre la masa muscular y la fuerza. Las personas que toman grandes dosis de testosterona obtienen tejido magro, fuerza y tamaño muscular, incluso si no levantaron pesas. Los sujetos que recibieron testosterona aumentaron 9 kg (20 lbs) en el banco, 14 kg (30 lbs) en la sentadilla,

Los sujetos que levantaron pesas y tomaron esteroides obtuvieron mejores resultados. Ganaron casi 23kg (50 lbs) en el banco y 36 kg (80 lbs) en la sentadilla y acumularon más de 5 kg (12 lbs) de tejido magro. Los logros que obtuvieron las personas en este estudio rivalizaron con los de las leyendas del gimnasio. Los estudios científicos que mostraban que los esteroides no funcionaban eran incorrectos porque usaban dosis bajas de los medicamentos.

El grupo de Bhasin realizó varios otros estudios que muestran que las ganancias de fuerza varían directamente con los niveles de testosterona en sangre: cuanto mayor es la testosterona en sangre, mayor es la ganancia de fuerza y tamaño muscular del programa de entrenamiento con pesas. Igual de importante, tomar dosis bajas de testosterona o esteroides anabólicos disminuyó la producción de testosterona en los testículos y redujo la capacidad de hipertrofia muscular.

## Por qué las Dosis Bajas de Esteroides Anabólicos son Ineficaces

Los esteroides anabólicos inhiben la liberación normal de testosterona. Tomar dosis bajas reemplaza la testosterona natural con la hormona exógena. El cuerpo controla los niveles de testosterona de la misma forma que el termostato de una casa controla la temperatura ambiente. Los testículos producen la mayor parte de la testosterona. Cuando los niveles de testosterona en sangre son bajos, el cerebro (hipotálamo e hipófisis) libera sustancias químicas que estimulan a los testículos para producir nueva testosterona. Del mismo modo, cuando la testosterona en sangre es alta, el cerebro apaga estos químicos de control, lo que ralentiza la producción normal de testosterona en los testículos.

Las dosis bajas de testosterona o esteroides anabólicos tienen poco efecto sobre el rendimiento o la composición corporal. Inicialmente, la suplementación aumenta los niveles de testosterona en sangre, lo que le da al programa de entrenamiento un impulso temporal. Sin embargo, el sistema de control hormonal del cuerpo se activa rápidamente, lo que disminuye los niveles de sustancias químicas de control de testosterona (GRH, LH, FSH) y reduce la testosterona en sangre a valores normales o inferiores. Las dificultades surgen cuando los atletas dejan de tomar suplementos de testosterona. Tienen niveles de testosterona en sangre más bajos de lo normal y se necesita tiempo para restaurar el control normal de los andrógenos.

La testosterona está unida o no unida. Algunos están ligados a la globulina transportadora de hormonas sexuales, lo que disminuye considerablemente su disponibilidad biológica. Bhasin y colaboradores (2017) demostraron que la testosterona unida aumenta durante la suplementación con dosis bajas de testosterona. Los suplementos de testosterona en dosis bajas detienen la producción normal de testosterona y la testosterona restante no funciona. Los atletas que toman dosis bajas de testosterona o esteroides anabólicos disminuyen su capacidad para mejorar el entrenamiento. Rápidamente pierden cualquier progreso que hayan logrado y agotan los niveles naturales de testosterona.

### Riesgos Para la Salud de Dosis Más Altas

La testosterona sanguínea normal en hombres jóvenes (18-40 años) varía entre 350-1200 nanogramos por 100 mililitros de sangre. Incluso sin suplementos, la capacidad de ganar fuerza depende de la cantidad de testosterona en la sangre. Para aumentar las ganancias de fuerza o masa muscular, los atletas deben aumentar la testosterona en sangre por encima de los niveles normales. Bhasin y colaboradores (1999) demostraron que se necesitaban 300 mg o más de testosterona por semana para aumentar la testosterona en sangre por encima de los niveles normales. Tomar 600 mg por semana aumentó la testosterona en sangre a 2500 ng / 100 ml de sangre, que es más del doble del nivel más alto del rango normal.

Tomar 150 mg de testosterona por semana nunca aumentó la testosterona en sangre por encima de 500 ng / 100 ml. Tomar incluso dosis estándar (2 cc de la mayoría de los tipos de testosterona) no aumenta la testosterona en sangre a los niveles necesarios para desarrollar músculo y fuerza más rápido de lo normal. Los atletas necesitan al menos 300 mg por semana para exceder la testosterona en sangre normal incluso un poco. Las dosis bajas detienen la producción normal de testosterona, por lo que pierden rápidamente los beneficios que obtuvieron cuando abandonan los medicamentos.

Los culturistas serios y los atletas de fuerza que usan esteroides generalmente usan una "acumulación" de al menos 600-2000 mg por semana de varias formas de testosterona y esteroides anabólicos. Combinan esteroides con otros suplementos anabólicos, como la hormona del crecimiento, IGF-1, clenbuterol y creatina monohidrato. También usan medicamentos, como Nolvadex, para prevenir la ginecomastia (crecimiento del tejido mamario) y gonadotropina coriónica humana (HCG) para estimular la producción normal de testosterona. Estos programas de suplementos anabólicos explican el increíble aumento de tamaño y fuerza en los culturistas y otros atletas entrenados con pesas.

Los efectos secundarios aumentan con la dosis. Las dosis grandes reducen el colesterol HDL y el APO-A1, que pueden proteger contra las enfermedades cardíacas. Solo el tiempo dirá si los atletas que toman dosis altas de suplementos de testosterona sufrirán más ataques cardíacos. Hay poca evidencia que muestre que los suplementos de testosterona en dosis altas causan agrandamiento de la próstata. Los problemas de la próstata son un gran temor en la comunidad médica. Sin embargo, los valores del antígeno prostático específico (PSA; una prueba utilizada para predecir el agrandamiento de la próstata y el cáncer) permanecen normales durante la administración de dosis altas de testosterona.

Otro riesgo es la rabia esteroidal. La mayoría de los estudios objetivos muestran que la "rabia esteroidal" es principalmente un mito. Sin embargo, ocurre en personas susceptibles, particularmente en dosis altas. Aproximadamente el 10% o más de los culturistas que toman más de 600 mg por semana de testosterona pueden esperar efectos secundarios psicológicos graves y posiblemente peligrosos.

### Lo que Nos Dicen los Estudios Sobre la Dosis y la Eficacia de los Esteroides Anabólicos

Las dosis por debajo de 300 mg por semana no elevarán los niveles de testosterona por encima de lo normal, excepto por un breve tiempo después de la inyección (Bhasin, et al. 1996). Después de inyectarse la hormona, el cuerpo disminuye su producción natural de testosterona, lo que reduce los niveles de testosterona en sangre a niveles normales o incluso por debajo de los normales.

El riesgo de efectos secundarios aumenta con dosis más altas. El esteroide (oral o inyectable, a base de aceite o agua, gel o crema) también influye en la naturaleza y gravedad de estos efectos secundarios. Los culturistas serios y los atletas entrenados en fuerza que usan esteroides también suelen usar medicamentos para prevenir la ginecomastia y la atrofia testicular. Las dosis altas de esteroides anabólicos orales pueden ser tóxicas para el hígado. Los medicamentos orales permanecen más tiempo en el sistema, lo que puede dañar la función hepática cuando se toman en dosis altas.

Las dosis altas de testosterona aumentan las posibilidades de dar positivo en una prueba de drogas. La prueba mide la proporción de testosterona a epitestosterona, un producto de degradación natural de la testosterona. Las dosis altas elevarán la proporción por encima de los niveles permitidos. Los atletas que toman dosis altas tienen más probabilidades de dar positivo durante el control de dopaje. Tomar dosis bajas para escapar de la detección proporciona pocos beneficios porque los niveles de testosterona bajarán a lo normal o por debajo.

Los esteroides tientan a casi todos los culturistas o atletas de fuerza. Los estudios de investigación nos dicen que la efectividad a largo plazo requiere dosis altas de testosterona, pero las dosis altas causan más efectos secundarios. Los suplementos legales efectivos y económicos, como el monohidrato de creatina, la cafeína y la leucina, pueden funcionar casi tan bien o mejor que tomar dosis bajas de testosterona o esteroides anabólicos similares a la testosterona. Cantidades excesivas de testosterona (300 mg / semana o más) aumentarán la masa muscular y la fuerza, incluso sin entrenamiento con pesas, pero invariablemente causarán efectos secundarios en la mayoría de los atletas.

## ¿SON los Atletas Conejillos de Indias para la Investigación de Esteroides en Dosis Grandes?

No conocemos los efectos a largo plazo del uso de esteroides anabólicos en los atletas. En la década de 1970, una dosis típica de esteroides para los culturistas serios en los EUA era de 200 mg de Deca Durabolin por semana, junto con 25 a 50 mg de Dianabol por día y quizás 20 miligramos de Anavar por día. Hoy en día, muchos deportistas superan con creces estos niveles. Algunos atletas toman más de 3000 mg de testosterona por semana junto con hormona del crecimiento, insulina, clenbuterol y una gran cantidad de suplementos nutricionales. Cualquier sustancia, incluso agua, que se use en exceso causará efectos secundarios. Los atletas modernos entrenados en fuerza que toman grandes dosis de estos medicamentos indudablemente tendrán efectos secundarios potencialmente letales. ¿Las dosis altas de esteroides causarán muerte prematura, ataque cardíaco y cáncer? No lo sabremos hasta que los científicos realicen estudios epidemiológicos a gran escala.

## LOS ESTEROIDES Anabólicos y la Longevidad

Los atletas, particularmente los culturistas, lanzadores, levantadores de pesas y fútbolistas, han estado tomando esteroides desde la década de 1950. Los médicos predijeron un aumento de la mortalidad y la morbilidad de estos atletas, pero nadie ha presentado pruebas epidemiológicas a gran escala para respaldar esas afirmaciones. El uso generalizado de esteroides en el atletismo comenzó en la década de 1960. Muchos atletas que compitieron en las décadas de 1960 y 1970 y usaron esteroides anabólicos pasaron a la mediana y la vejez hace años. Sin embargo, hay poca evidencia de que tengan una mayor incidencia de muerte prematura o morbilidad cardiovascular.

La mayoría de los atletas no se preocupan por los testículos atrofiados, el acné o el bajo recuento de espermatozoides, pero les preocupa morir de 10 a 20 años antes de tiempo. Los atletas han estado usando esteroides durante más de sesenta años, pero no ha habido una epidemia aparente de muertes prematuras en culturistas, lanzadores, jugadores de fútbol americano, levantadores de pesas o miembros de gimnasios que envejecen.

Varios estudios pequeños investigaron las consecuencias para la salud a largo plazo del uso de esteroides por parte de estos atletas. Parssinen y sus colegas (2002) examinaron las tasas de mortalidad de 62 levantadores de pesas masculinos que compitieron entre 1977 y 1982 en comparación con una población de control de la misma edad de más de 1000 hombres. Asumieron una alta tasa de uso de esteroides anabólicos en los levantadores de pesas. Encontraron que el 12,9% de los levantadores de pesas murieron, en comparación con solo el 3,1% de la población de control. Los levantadores de pesas murieron por suicidio (3 atletas), infarto de miocardio (3 atletas), insuficiencia hepática (1 atleta) y linfoma no Hodgkin (1 atleta). Los autores afirmaron que estos hallazgos se suman a la creciente evidencia de una asociación entre el abuso de esteroides anabólicos y la muerte prematura y apoyan la opinión de que las medidas para disminuir el uso indebido de esteroides en atletas competitivos y aficionados están justificadas.

Si bien los investigadores pueden tener razón (los usuarios de esteroides pueden no vivir tanto como los no usuarios), basaron sus conclusiones en pruebas selectivas. Primero, basaron sus conclusiones en la muerte de 8 atletas, tres de los cuales murieron por suicidio. Los investigadores deberían examinar la longevidad en muchos más atletas antes de hacer generalizaciones excesivas. Además, el estilo de vida de los pasados levantadores de pesas estilo de potencia puede tener mucho que ver con su longevidad. Muchos estudios de deportistas experimentados muestran que los hábitos de ejercicio, la dieta y los hábitos de salud de por vida son fundamentales para una vida larga (Lee, et al., 1995). Los levantadores de pesas pueden morir jóvenes porque son físicamente inactivos más adelante en la vida y evitan el ejercicio aeróbico. Pueden tener otros hábitos que contribuyen a la muerte prematura, como el consumo excesivo de alcohol o una mala alimentación. Finalmente, los hombres más bajos y livianos pueden vivir más que aquellos que son más altos y pesados.

Horowitz et al., (2019) examinaron la longevidad de 644 hombres sancionados por no someterse a una prueba de dopaje en comparación con 5450 controles de la misma edad. Estos hombres fueron presuntos usuarios de esteroides anabólicos. Las tasas de mortalidad fueron tres veces más altas en estos hombres. Además, las visitas al hospital y los efectos secundarios menores como la disfunción eréctil y la ginecomastia fueron mayores en los usuarios de esteroides anabólicos.

En 2016, los médicos escribieron más de 4 millones de recetas de testosterona para hombres de mediana edad y mayores. Si bien la mayoría de estos hombres no son atletas, proporciona una gran cantidad de sujetos para evaluar los efectos de los esteroides anabólicos en la longevidad. Un gran estudio de población realizado por Comhaire (2016) mostró que la terapia de reemplazo de testosterona aumentó la tasa de supervivencia en un 10 por ciento en cinco años en hombres que padecían niveles bajos de testosterona. Estos hombres tomaron dosis más bajas de testosterona que los atletas jóvenes que toman esteroides anabólicos, pero la información es útil para mantener el problema en perspectiva.

Los estudios dirigidos por Bhasin et al. (1999, 2018) mostró que estos medicamentos pueden desempeñar un papel en la mejora de la calidad de vida de los adultos mayores. Los hombres de mediana edad que recibieron altas dosis de testosterona (600 mg por semana) mostraron aumentos en la masa y fuerza muscular y disminuciones en la grasa abdominal. No mostraron signos de enfermedad cardíaca, presión arterial elevada, agrandamiento de la próstata o cambios severos en las grasas en sangre. No está claro si estos beneficios superan los posibles riesgos.

Los estudios en animales mostraron resultados mixtos sobre los esteroides y la longevidad. Bronson y col. (1997) administraron esteroides anabólicos a ratones durante seis meses en dosis cinco o 20 veces superiores a sus niveles normales de testosterona circulante. El cincuenta y dos por ciento de los ratones que recibieron la dosis alta de esteroides murieron prematuramente en comparación con el 35% de los ratones que recibieron la dosis baja, y solo el 12% de los ratones de control no recibieron esteroides. Los ratones que utilizaron esteroides y murieron mostraron graves daños al corazón y al hígado. Por otro lado, los hámsteres que recibieron decanoato de nandrolona vivieron más tiempo que los animales de control (Davis et al., 1997). Otros estudios ponen en duda los riesgos para la salud a largo plazo de los esteroides (Dickerman et al, 1997; Fineschi, et al., 2001). Los científicos no saben si el uso prolongado de esteroides anabólicos conduce a una muerte prematura.

Los niveles bajos de testosterona en hombres de mediana edad y mayores aumentan el riesgo de enfermedad cardíaca, pérdida de masa muscular, depresión, rendimiento sexual deficiente y longevidad (Bhasin, et al., 2018). Varios estudios demostraron que la terapia con testosterona promueve la buena salud y posiblemente la esperanza de vida. Sin embargo, es posible que estos resultados no se apliquen extrapolados a atletas jóvenes que toman altas dosis de los medicamentos. Los atletas de edad avanzada son reacios a hablar sobre el uso de esteroides durante sus carreras deportivas, por lo que será difícil evaluar definitivamente el riesgo del uso de esteroides a largo plazo para la salud y la longevidad.

¿Pueden los esteroides aumentar la vida útil? Los datos limitados muestran que los esteroides anabólicos afectan favorablemente las estructuras celulares que prolongan la vida útil. Las estructuras genéticas llamadas telómeros forman los extremos de las cadenas de ADN y las mantienen unidas. Con el tiempo, los telómeros se acortan, reduciendo su eficacia, lo que aumenta el riesgo de insuficiencia de la médula ósea, cirrosis hepática, fibrosis pulmonar, cáncer y muerte. Los esteroides anabólicos (danazol) previenen el acortamiento de los telómeros en personas con enfermedades de los telómeros, según un estudio dirigido por Danielle Townsley del Instituto Nacional del Corazón, los Pulmones y la Sangre (2016). No se sabe si estos resultados se aplican a personas con telómeros normales. Si lo hacen, los esteroides anabólicos podrían ayudarlo a vivir más tiempo.

## RESUMEN

Los esteroides anabólicos tienen muchos efectos secundarios bien documentados, pero la investigación está tan politizada que a veces es difícil sacar conclusiones precisas. Los efectos secundarios son generalizados e incluyen trastornos del hígado, los riñones, el sistema urogenital, la piel, la funcion sensitiva afectiva y mental (psique), el metabolismo y los tejidos blandos. Algunos de los efectos secundarios de los esteroides se deben a sus efectos sobre la fuerza. Los usuarios de esteroides a veces desarrollaron niveles de fuerza que serían imposibles sin los medicamentos. La capacidad de alta intensidad aumenta el riesgo de hipertrofia cardíaca e insuficiencia cardíaca, rabdomiólisis y daño articular severo en las rodillas, caderas y columna vertebral y muerte prematura. Las dosis altas están relacionadas con problemas psicológicos graves. Paradójicamente, los niveles bajos de testosterona en la mediana edad y la vejez están relacionados con infarto de miocardio, accidente cerebrovascular, depresión, sarcopenia y osteoporosis.

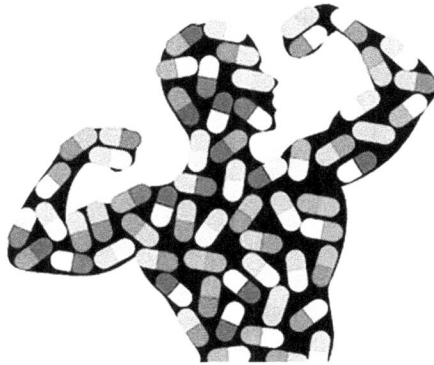

# 7

## ESTEROIDES ANABÓLICOS Y ENFERMEDADES SISTÉMICAS:

CORAZÓN, CIRCULACIÓN, CÁNCER, HÍGADO, RIÑÓN

Los expertos en salud citan la muerte prematura y el ataque cardíaco como las principales razones para evitar los esteroides anabólicos. La mayoría de estas opiniones se explican más por pruebas circunstanciales que por investigaciones experimentales. Los estudios de casos de usuarios de esteroides han documentado accidentes cerebrovasculares, ataques cardíacos, muerte súbita, cáncer de próstata y testículo, agrandamiento del corazón, química sanguínea anormal y aumento de la presión arterial. Los efectos secundarios cardiovasculares a menudo ocurren en atletas que usan varios medicamentos simultáneamente. Los atletas usan dosis de esteroides mucho más altas que hace 20 años, lo que aumenta el riesgo de efectos secundarios. Los riesgos cardiovasculares son raros en los atletas que toman dosis promedio, pero aumentan drásticamente a niveles más altos.

. . .

## Arteriopatía Coronaria

Los niveles bajos de testosterona aumentan el riesgo de enfermedad coronaria. Se desconocen los efectos del uso recreativo de esteroides anabólicos sobre la salud cardiovascular. Vaya a casi cualquier vestuario del mundo y verá señales de advertencia contra el uso de esteroides anabólicos y testosterona. Los letreros advierten, en negrita, que los esteroides promueven la aterosclerosis y el ataque cardíaco. La figura 7-1 muestra el mecanismo de infarto del miocardio (ataque cardíaco) y el accidente cerebrovascular por enfermedad arterial. Ambas afecciones causan un flujo sanguíneo deficiente al corazón o al cerebro, lo que resulta en la muerte celular. La figura muestra la progresión fisiológica que conduce a un ataque cardíaco o accidente cerebrovascular: 1) disfunción endotelial, alteración en las células que recubren las arterias, 2) formación de estrías grasas, la deposición de material graso en las células endoteliales, 3) formación de placa, que estrecha la arteria, y 4) rotura de placa y coágulo de sangre, que bloquea el flujo sanguíneo a parte del corazón o el cerebro. El uso de esteroides anabólicos en dosis altas puede promover cada etapa de la enfermedad de los vasos sanguíneos (D'Ascenzo, et al., 2007). Por el contrario, el reemplazo hormonal en dosis bajas mejora la función endotelial.

Una mirada a la literatura médica muestra rápidamente que la testosterona no está relacionada con la aterosclerosis, sino que también puede promover la salud de las células que recubren los vasos sanguíneos (el endotelio) y prevenir enfermedades. Los hombres con niveles más altos de testosterona tienen menos grasa abdominal, mejor funcionamiento de las células endoteliales y mejor control del azúcar en la sangre, lo que demuestra que tener al menos niveles promedio de testosterona es saludable para el corazón. Los niveles bajos de testosterona libre pueden ser un factor de riesgo de aterosclerosis. En los adultos de mediana edad y mayores con niveles bajos de testosterona, los suplementos hormonales podrían proteger contra la enfermedad (Bhasin, et al., 2018).

¿Qué pasa con las altas dosis de testosterona y esteroides anabólicos que usan algunos culturistas? Esa puede ser otra historia. Algunos estudios sugieren que los niveles anormalmente elevados de testosterona (o medicamentos similares a la testosterona) pueden promover cambios en la estructura cardíaca y resistencia a la insulina. Estos problemas pueden provocar presión arterial alta, alteración del endotelio, lípidos sanguíneos anormales y problemas de coagulación de la sangre (Barbosa, et al., 2018; Rasmussen, et al., 2018). No conocemos los efectos a largo plazo de las dosis altas de testosterona en el corazón y los vasos sanguíneos.

Grandes dosis de esteroides fortalecen los músculos, incluso sin ejercicio. El corazón es un músculo y crecerá en respuesta al levantamiento de pesas pesado y las hormonas anabólicas. El daño cardíaco es el riesgo a largo plazo más significativo del uso intensivo de esteroides. La evidencia de daño cardíaco no es tan clara. Los culturistas y los atletas de potencia a menudo tienen el corazón agrandado, incluso cuando no toman esteroides (Santos, et al., 2014). Si bien las dosis altas de esteroides disminuyen el HDL, los medicamentos no tienen efectos o reducen el LDL y los triglicéridos, lípidos en sangre que promueven las enfermedades cardíacas. Además, los esteroides aumentan un antioxidante que protege contra las enfermedades cardíacas.

Las altas dosis de esteroides anabólicos interrumpen el metabolismo de las células endoteliales (revestimiento interno de las arterias) (D'Ascenzo, et al. 2007). Los niveles elevados de testosterona y esteroides anabólicos pueden aumentar los marcadores sanguíneos de inflamación. La inflamación puede causar una variedad de enfermedades degenerativas, desencadenar daños en el ADN y suprimir el sistema inmunológico. La inflamación de los vasos sanguíneos desencadena el movimiento anormal de fluidos, interfiere con la reparación celular, promueve la fibrosis de los vasos sanguíneos y promueve la formación de coágulos sanguíneos.

La figura 7-1 muestra la progresión de la enfermedad de los vasos sanguíneos que conduce al bloqueo del flujo sanguíneo al cerebro o al corazón.

La disminución de los niveles sanguíneos del colesterol "bueno" (*lipoproteínas de alta densidad* (LDA), en inglés HDL, podría no promover enfermedades cardíacas. Podría reflejar una tasa acelerada de transporte de colesterol. Los niveles de HDL disminuyen drásticamente cuando los atletas usan esteroides y vuelven a la normalidad cuando dejan de tomar el fármaco (Figura 7-3). Un valor normal para un hombre joven es de 45 mg por 100 ml de sangre. Los usuarios de esteroides a menudo tienen niveles inferiores a 20 mg / 100 ml; cualquier valor inferior a 35 mg por 100 ml de sangre sugiere un mayor riesgo de enfermedad de las arterias coronarias. A pesar de años de uso de esteroides, ningún estudio ha observado un aumento en la tasa de muerte por enfermedades cardíacas en culturistas de edad avanzada y otros atletas entrenados con pesas.

# Enfermedad Arterial
## ATEROSCLEROSIS
### COÁGULO DE SANGRE

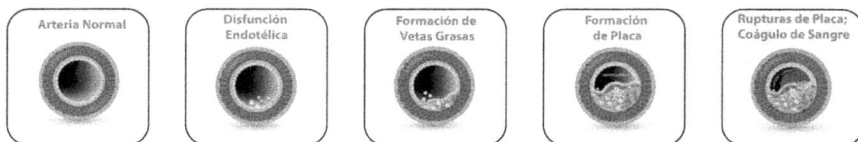

| Arteria Normal | Disfunción Endotélica | Formación de Vetas Grasas | Formación de Placa | Rupturas de Placa; Coágulo de Sangre |

## GOLPE

## ATAQUE AL CORAZÓN

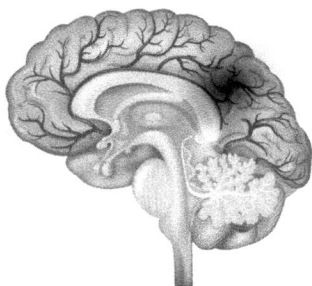

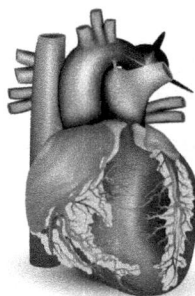

El coágulo de sangre bloquea el flujo de sangre al cerebro

El coágulo de sangre bloquea el flujo de sangre al cerebro

*Figura 7-1: la progresión de la enfermedad de los vasos sanguíneos.*
*Fuente: Modificado de Shutterstock.*

La FIGURA 7-2 muestra los efectos de los ciclos de esteroides anabólicos sobre el HDL en atletas de fuerza de élite. Durante un ciclo de esteroides, un atleta tuvo un nivel de colesterol total de 300 mg / 100 ml y un nivel de HDL de 12 mg / 100 ml. Los niveles de colesterol y HDL más normales serían 175 mg / 100 ml y 50 mg / 100 ml. El atleta tomó grandes dosis de esteroides anabólicos y consumió 30 huevos crudos al día (los huevos tienen un alto contenido de colesterol).

## Los Esteroides Anabólicos Reducen el HDL

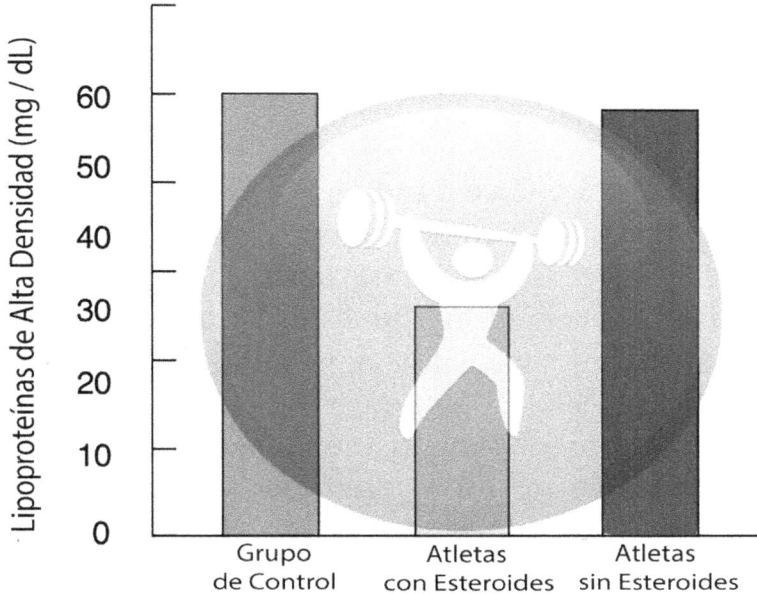

*Figura 7-2: El colesterol HDL disminuyó cuando los atletas tomaron esteroides anabólicos y se acercaron a los valores normales cuando salieron. Fuente: de los datos de Peterson y Fahey, 1985.*

Los esteroides anabólicos alteran el metabolismo del colesterol. El mecanismo de esto no está claro. Investigadores suecos encontraron que una sola inyección de 500 mg de enantato de testosterona aumentaba los niveles de una enzima llamada HMG-CoA reductasa, que aumentaba el colesterol en un 15%. La testosterona también reduce el colesterol HDL (colesterol bueno), probablemente al acelerar su degradación. El estudio mostró que incluso una sola dosis de esteroides anabólicos podría interferir con el metabolismo del colesterol. Se desconocen los efectos a largo plazo sobre el metabolismo del colesterol.

Los atletas de potencia de élite que usan esteroides también usan otros medicamentos y, a menudo, siguen dietas relacionadas con el desarrollo de enfermedades de las arterias coronarias. Cada deportista es único, lo que dificulta el estudio de los procesos patológicos.

### Insuficiencia Cardiaca

Los atletas que toman altas dosis de esteroides anabólicos a veces muestran aumentos en el tamaño del corazón, particularmente del tabique interventricular, la pared que separa los ventrículos izquierdo y derecho (Figura 7-3). El aumento del tamaño de la pared del corazón probablemente se deba más al levantamiento de pesos pesados que a los propios esteroides. Sin embargo, los aumentos extremos en la fuerza podrían no haber sido posibles sin los medicamentos, por lo que los esteroides jugaron un papel en el agrandamiento cardíaco, al menos indirectamente. Varios estudios cardíacos en usuarios de esteroides anabólicos mostraron aumentos en la masa cardíaca, hipertrofia ventricular izquierda, anomalías en las células cardíacas e interrupciones en la conducción de impulsos en el corazón (es decir, electrocardiograma anormal) (Sullivan y col. 1998; Welder y col. 1993; Far, et al., 2012; Polito, et al., 2017, White, et al., 2018). Los esteroides anabólicos permiten a los atletas entrenar más duro, lo que aumenta la carga en el corazón y los vasos sanguíneos.

La hipertrofia ventricular izquierda que ocurre en los atletas de fuerza de élite aumenta el tamaño de la pared cardíaca del ventrículo izquierdo (figura 7-3). Esta poderosa cámara cardíaca bombea sangre a la circulación general del cuerpo. Los factores que cargan el corazón incluyen la frecuencia cardíaca, la precarga, la poscarga y la contractilidad del músculo cardíaco. La frecuencia cardíaca aumenta durante el ejercicio y aumenta la demanda de energía del corazón. La precarga es el estrés que viene con la sangre que regresa al corazón y "estira" la pared del corazón. Este estrés es significativo durante la eventos deportivos de larga duración (carreras pedestre, ciclismo de ruta). La poscarga es la resistencia que obtiene el corazón al intentar impulsar la sangre hacia la circulación. Durante el entrenamiento con pesas intenso, los músculos de las piernas y los brazos se contraen a niveles máximos y restringen el flujo sanguíneo al corazón. Este proceso causa agrandamiento del corazón. Los corazones más grandes requieren más energía para contraerse.

El levantamiento de pesos pesados carga el corazón, lo que aumenta el tamaño de la pared del corazón y reduce el tamaño de la cámara del ventrículo izquierdo (Figura 7-3). El ventrículo izquierdo se deteriora a medida que el atleta pierde su condición física y envejece, lo que aumenta el riesgo de insuficiencia cardíaca.

Existen pocos datos que demuestren los efectos crónicos del entrenamiento de fuerza intenso sobre la función cardíaca fallecida en usuarios de esteroides anabólicos. El agrandamiento del corazón es un efecto secundario común del uso de esteroides anabólicos. Investigadores de la Universidad de Uppsala en Suecia (Far, et al., 2012) realizaron autopsias en 87 hombres fallecidos que dieron positivo a los esteroides anabólicos y 173 hombres fallecidos de la misma edad que no habían tomado las drogas. Los usuarios de esteroides fallecidos tenían los corazones más grandes. El aumento del tamaño del corazón también se relacionó con el peso corporal, la altura, la edad y la muerte por trauma.

# Hipertrofia del Ventrículo Izquierdo

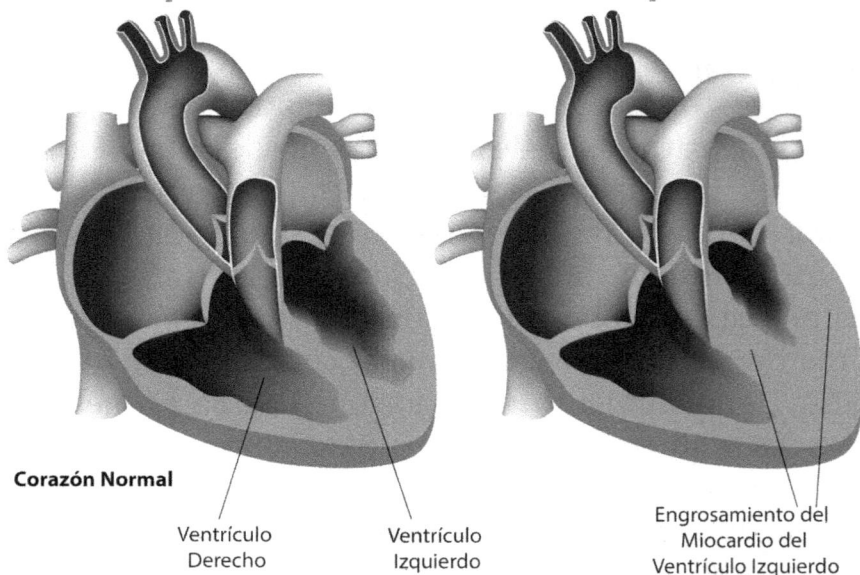

**Corazón Normal**

Ventrículo Derecho

Ventrículo Izquierdo

Engrosamiento del Miocardio del Ventrículo Izquierdo

*Figura 7-3: Los atletas entrenados con pesas extremadamente fuertes que toman esteroides anabólicos a menudo experimentan agrandamiento cardíaco debido a cargas elevadas de presión ventricular izquierda. Fuente: Modificado de Shutterstock.*

¿Qué significan estos resultados? Los esteroides anabólicos permiten que las personas levanten pesos más pesados, lo que aumenta la carga sobre el corazón y desencadena el agrandamiento cardíaco. ¿Los esteroides o el levantamiento de objetos pesados agrandaron sus corazones? Quizás las personas serían menos capaces de levantar pesos pesados si no hubieran tomado esteroides.

El entrenamiento con pesas provoca una carga de presión en el corazón. Las contracciones musculares intensas durante las cuclillas o el pres de banca provocan resistencia en los vasos sanguíneos, por lo que el corazón debe trabajar más para impulsar la sangre a la circulación. Los usuarios de esteroides suelen ser más fuertes que los no usuarios, por lo que experimentan una mayor carga de presión cardíaca durante el ejercicio. Un estudio del Hospital General de Massachusetts mostró que los usuarios de esteroides durante mucho tiempo tenían corazones más débiles (Baggish, et al., 2010). El corazón normal puede bombear entre el 55 y el 70 por ciento de la sangre que recibe durante cada latido, una medida llamada fracción de eyección. Ochenta y tres por ciento de los usuarios de esteroides durante mucho tiempo tenían fracciones de eyección anormalmente bajas que eran menos del 55 por ciento. Los usuarios de esteroides se habían inyectado más de 600 miligramos de testosterona a la semana durante al menos nueve años.

Algunos atletas que murieron de ataques e insuficiencia cardíaca consumían esteroides. Algunos estudios en animales muestran que altas dosis de esteroides pueden dañar el músculo cardíaco (Hassan, et al. 2009; Karhunen, et al. 1988; Melchert et al., 1992; Seara, et al. 2019). No tenemos grandes estudios de población que muestren un aumento en la tasa de mortalidad entre los usuarios anteriores o actuales de esteroides anabólicos, por lo que es prematuro decir que los esteroides causan problemas cardíacos. Los atletas entrenados en fuerza que usaron esteroides deben conocer las señales de advertencia de problemas cardíacos. Estos problemas incluyen hipertensión, lípidos sanguíneos anormales (colesterol alto, LDL y triglicéridos y HDL bajo), dificultad para respirar, dolor de pecho, química sanguínea anormal (por ejemplo, creatina quinasa elevada, lactato deshidrogenasa, proteína C reactiva).

Las muertes repentinas relacionadas con problemas cardíacos son raras en los hombres jóvenes, pero son comunes en los hombres de mediana edad y mayores. La muerte súbita es el primer síntoma de enfermedad cardiovascular en el 33 por ciento de las personas. Científicos de la Universidad de Padua en Italia (Montisci, et al. 2011) informaron cuatro casos de muerte súbita relacionada con el corazón en ex usuarios de esteroides anabólicos. Todos los hombres mostraron evidencia de agrandamiento del ventrículo izquierdo y algunos mostraron anomalías en las células cardíacas. Ningún estudio mostró una relación de causa y efecto entre el uso de esteroides y la muerte súbita. Los esteroides permiten a los hombres levantar pesos mucho más pesados de lo habitual, lo que ejerce una presión excesiva sobre el corazón.

## Arritmias

Alguna evidencia muestra que altas dosis de esteroides anabólicos desencadenan inestabilidad eléctrica en el corazón, lo que podría aumentar el riesgo de muerte súbita relacionada con el corazón. Si bien varios estudios de casos han informado incidentes aislados de muerte súbita en atletas que usan esteroides, esto no se ha demostrado en ningún estudio a gran escala. Científicos de la Universidad de Bedfordshire en Gran Bretaña informaron una mayor incidencia de inestabilidad en el electrocardiograma después del ejercicio en atletas que usaban esteroides anabólicos en comparación con los no usuarios (Sculthorpe, et al., 2016). Concluyeron que la inestabilidad eléctrica del corazón después del ejercicio podría aumentar el riesgo de muerte súbita relacionada con el corazón en estos atletas. Necesitamos más investigación antes de poder concluir que los esteroides anabólicos aumentan el riesgo de muerte súbita.

La figura 7-4 muestra un electrocardiograma normal. Cada elemento (P, QRS, T) precede a las contracciones de las aurículas y los ventrículos del corazón. La figura 7-5 muestra taquicardia ventricular (frecuencia cardíaca rápida) y fibrilación ventricular, que a menudo conducen a paro cardíaco y muerte súbita.

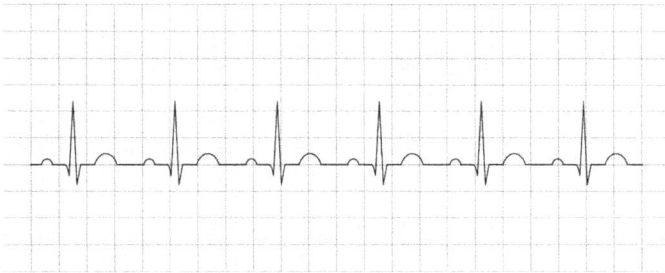

Figura 7-4: El electrocardiograma con ritmo sinusal normal. Fuente: Modificado de Shutterstock.

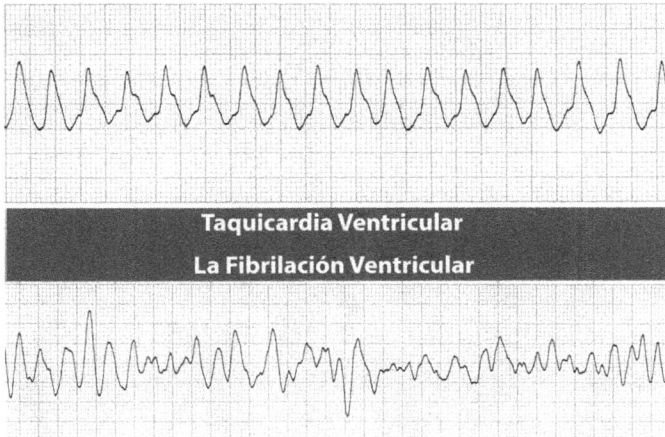

Figura 7-5: El electrocardiograma que muestra taquicardia ventricular y fibrilación. Fuente: Modificado de Shutterstock.

Varios investigadores han encontrado un mayor riesgo de taquicardia y fibrilación auricular y ventricular en usuarios de esteroides durante mucho tiempo (Carbone, et al. 2017; D'Andrea, et al. 2018; Schollert, et al. 1993; Sullivan, et al. 1999). Las arritmias auriculares aumentan el riesgo de accidente cerebrovascular (las aurículas son las cámaras superiores del corazón). Estos estudios fueron observaciones clínicas que involucraron solo a unos pocos atletas. Demostraron que el uso prolongado de esteroides anabólicos está relacionado con anomalías cardíacas. Estas anomalías incluyen agrandamiento del ventrículo izquierdo, aumento de la presión arterial diastólica (número de presión arterial más bajo), rigidez arterial y alteraciones entre las funciones eléctricas y contráctiles del corazón. Informaron aumentos en la fibrilación auricular (relacionada con desmayos y accidentes cerebrovasculares), dolor de pecho, insuficiencia cardíaca congestiva, coagulación de la sangre y palpitaciones. Informaron una mayor incidencia de arritmias cardíacas en las aurículas de culturisas entrenados.. Señalaron que los culturistas no parecían ser más susceptibles a otras anomalías del ritmo cardíaco.

## CARDIOMIOPATÍA

La miocardiopatía es una enfermedad del músculo cardíaco que compromete la capacidad del corazón para contraerse y bombear sangre. Los tipos principales incluyen hipertróficos, dilatados y restrictivos. La miocardiopatía hipertrófica se hereda y es la principal causa de muerte súbita relacionada con el corazón en personas menores de 35 años. Los esteroides anabólicos pueden causar miocardiopatía dilatada e insuficiencia cardíaca en consumidores de esteroides durante mucho tiempo (Garner, et al., 2018; Han, et al., 2015; Sullivan, et al., 1998). Los esteroides más el entrenamiento con pesas inicialmente aumentan el tamaño de la pared del corazón debido a la carga de presión. Los corazones más grandes requieren más energía para contraerse. Gradualmente, el músculo cardíaco se debilita y las paredes se adelgazan, lo que resulta en un corazón grande y débil. El corazón dilatado puede provocar hipertensión crónica (presión arterial alta) y el uso de esteroides anabólicos.

## Sangre

La testosterona y los esteroides anabólicos estimulan la producción de glóbulos rojos. El aumento del hematocrito (porcentaje de células en la sangre) y la hemoglobina son efectos secundarios importantes de la terapia de reemplazo de testosterona en hombres que envejecen y de los esteroides anabólicos en atletas. Estos cambios aumentan el riesgo de coágulos sanguíneos peligrosos y accidentes cerebrovasculares. Además, los niveles elevados de hemoglobina vienen acompañados de niveles más altos de hierro en sangre, lo que aumenta el riesgo de enfermedad de las arterias coronarias y muerte cardíaca súbita. Luke Beggs de la Universidad de Florida y sus colegas (2014) encontraron que la testosterona alteraba el metabolismo del hierro y estimulaba la producción de glóbulos rojos independientemente de la dihidrotestosterona. Midieron los cambios sanguíneos durante la suplementación con testosterona con y sin la administración concurrente de finasterida, un fármaco que bloquea la formación de dihidrotestosterona y se usa para tratar la calvicie de patrón masculino. Los hombres que experimenten aumentos en el hematocrito y la hemoglobina durante la terapia con testosterona deben donar sangre con regularidad o dejar de tomar los suplementos.

## Los Esteroides Anabólicos y el Cáncer

El cáncer es una enfermedad relacionada con errores de codificación genética en el ADN que desencadena un rápido crecimiento celular que puede viajar a una variedad de células y tejidos. Los cánceres más comunes afectan los pulmones, la próstata, el colon y el recto, la piel y las mamas. Los esteroides anabólicos aumentan la tasa de crecimiento de las células, pero tenemos poca evidencia de que provoquen o promuevan el cáncer.

Cuando el famoso jugador de fútbol profesional Lyle Alzedo murió de cáncer cerebral a los 38 años (1949-1992); jugador profesional activo (1971-1985), muchas personas culparon a los esteroides anabólicos, incluso sin evidencia. Desafortunadamente, los jóvenes a veces mueren de cáncer. El hecho de que un paciente también haya tomado esteroides anabólicos en el pasado no significa que los esteroides hayan causado el problema. Alzedo murió de un linfoma cerebral, que no está asociado con niveles elevados de testosterona.

Las dosis altas de esteroides anabólicos aumentan los factores de crecimiento, como el IGF-1, que podría promover el cáncer de colon, páncreas y próstata. Los esteroides anabólicos orales pueden ser tóxicos para el hígado y pueden desencadenar tumores hepáticos. Al igual que con las enfermedades cardíacas, podemos concluir a partir de evidencia indirecta que tomar altas dosis de esteroides puede aumentar el riesgo de cáncer.

Cualquier cosa que desencadene altas tasas de crecimiento de tejido también podría aumentar el crecimiento de células cancerosas. Sin embargo, no hay grandes estudios de población que relacionen el uso de esteroides anabólicos con el cáncer.

## CÁNCER DE PRÓSTATA

El cáncer de próstata es la principal causa de muerte por cáncer en los hombres (Figura 7-6).

La testosterona promueve el crecimiento normal y la reparación de la próstata. Un tratamiento común en el cáncer de próstata es suprimir el metabolismo de la testosterona al reducir la producción en los testículos, bloquear la unión de testosterona en todo el cuerpo y bloquear la producción de testosterona de los andrógenos suprarrenales (DHEA y androstenediona). Sin embargo, varios investigadores encontraron que los suplementos de testosterona no aumentan el riesgo de cáncer de próstata.

Los suplementos de testosterona para hombres mayores son muy controvertidos porque podrían aumentar el riesgo de cáncer de próstata. Un estudio británico de 1365 hombres, dirigido por Michael Eisenberg (2015), que recibieron terapia de reemplazo de testosterona durante hasta 20 años, no mostró un aumento en la incidencia de cáncer de próstata. La tasa de cáncer de próstata fue de un caso por cada 212 años de tratamiento, comparable a la población normal. El tratamiento con testosterona no se relacionó con cambios en el antígeno prostático específico (PSA). Llegaron a la conclusión de que los hombres que tomaban suplementos de testosterona y se sometían a controles de próstata periódicos tenían un riesgo menor de cáncer de próstata que los hombres que no recibían suplementos.

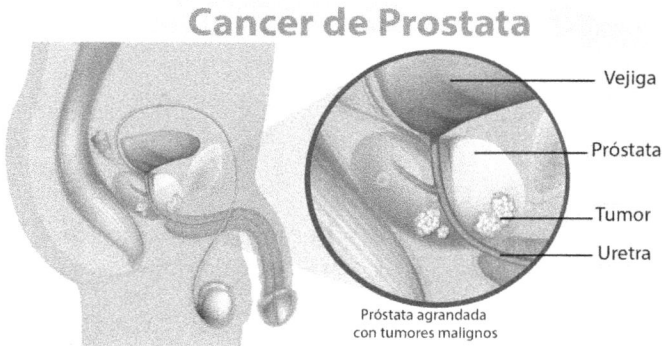

**Cancer de Prostata**

Vejiga
Próstata
Tumor
Uretra

Próstata agrandada
con tumores malignos

*Figura 7-6: El vínculo entre los esteroides anabólicos (y la testosterona), el cáncer de próstata y el agrandamiento de la próstata es controvertido. Fuente: Modificado de Shutterstock.*

Los atletas toman esteroides anabólicos para promover el crecimiento del tejido muscular. Las células de todo el cuerpo contienen receptores de andrógenos, por lo que estos medicamentos pueden tener efectos anabólicos generalizados. Con pocos datos, muchos científicos han advertido sobre la posibilidad de que los esteroides anabólicos puedan promover el cáncer. Varios estudios encontraron evidencia de daño en el ADN y muerte celular en usuarios de esteroides anabólicos. El daño al ADN es una causa importante de cáncer, por lo que esta información podría proporcionar un posible vínculo entre el uso de esteroides anabólicos y un mayor riesgo de cáncer. Sin embargo, los atletas han estado usando estos medicamentos durante más de 50 años y ningún estudio ha demostrado un aumento del riesgo de cáncer en ex usuarios de esteroides.

El uso de esteroides anabólicos en dosis altas podría aumentar el riesgo de cáncer testicular. El cáncer implica el crecimiento descontrolado de células en tejidos específicos que pueden migrar a otras áreas del cuerpo. Por lo general, los genes limitan las tasas de crecimiento de los tejidos. Estos mecanismos de control no funcionan en las células cancerosas. Investigadores españoles presentaron evidencia de que los esteroides anabólicos y el IGF-1 (factor de crecimiento tisular) desencadenaron el crecimiento del cáncer testicular en ratas con una susceptibilidad genética a la enfermedad. Si estos resultados se aplican a los humanos, los medicamentos anabólicos pueden promover el crecimiento del cáncer en personas que ya tienen cáncer de testículo.

La hormona del crecimiento, la EPO y los esteroides anabólicos promueven el crecimiento de los tejidos. Muchos científicos han especulado que los atletas que toman estos medicamentos, particularmente en dosis altas, podrían ser más susceptibles al cáncer o al crecimiento de células cancerosas. Científicos italianos, en la revisión de la literatura, concluyeron que no tenemos pruebas suficientes para vincular estos medicamentos con el cáncer. Los atletas suelen tomar una combinación de medicamentos potentes, lo que dificulta la evaluación de los riesgos para la salud de agentes específicos. La mayoría de los estudios que muestran un vínculo entre estos medicamentos y el cáncer son estudios de casos anecdóticos que no muestran que hayan desencadenado la enfermedad. Sin embargo, los medicamentos anabólicos pueden promover el crecimiento de células cancerosas, por lo que necesitamos más investigación para determinar sus riesgos.

La testosterona y los esteroides anabólicos desencadenan tasas de crecimiento rápidas que podrían promover el crecimiento de células cancerosas. El crecimiento celular está cuidadosamente regulado por los genes, que tienen mecanismos para hacer frente a los errores de codificación de genes. Sin embargo, la luz ultravioleta, la obesidad, las toxinas ambientales y la inactividad física influyen en la codificación genética, por lo que es concebible que los esteroides anabólicos puedan afectar este complicado proceso.

## ESTEROIDES ANABÓLICOS, Hígado y Riñones

El hígado es un órgano metabólico vital que implica el procesamiento de grasas, carbohidratos y proteínas; secreción de hormonas, desintoxicación, producción de bilis, síntesis de colesterol, procesamiento de vitaminas y síntesis de enzimas. La figura 7-7 resume estos efectos.

Los esteroides anabólicos orales químicamente alterados permanecen en el sistema por más tiempo. Estos esteroides androgénicos alquilados en C-17 pueden causar daño hepático, incluyendo colestasis (conductos biliares bloqueados), peliosis hepática (quistes llenos de sangre), hiperplasia nodular regenerativa (presión arterial alta en el hígado), adenomas hepáticos (tumores hepáticos inducidos por hormonas) y carcinoma hepatocelular (cáncer de hígado).

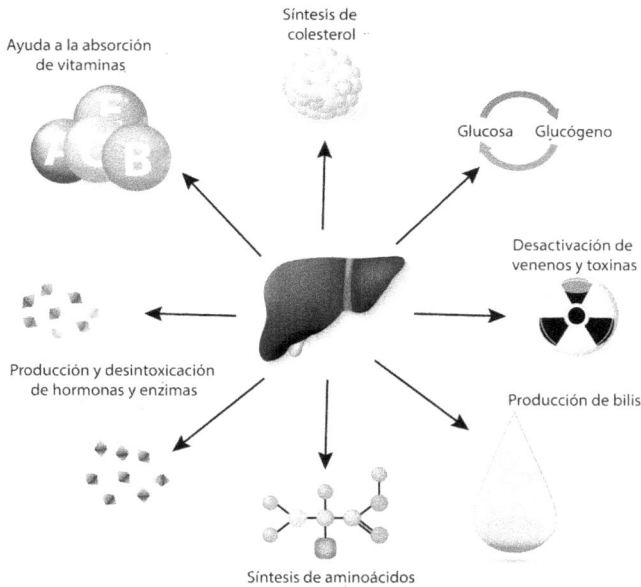

*Figura 7-7: Las funciones principales del hígado. Fuente: Modificado de Shutterstock.*

Varios estudios clínicos observaron casos de daño hepático en culturistas y otros atletas de fuerza, usuarios de esteroides, que requirieron hospitalización. Muchos casos también experimentaron daño renal, aunque no hubo muertes. Los atletas que usan esteroides deben evitar los anabólicos orales. Estos medicamentos están ampliamente disponibles en América Latina y Asia, lo que aumenta el riesgo de toxicidad hepática en usuarios con poco conocimiento de estos fármacos.

El entrenamiento intenso puede alterar la química sanguínea en usuarios y no usuarios de esteroides anabólicos. Los usuarios de esteroides podrían haber entrenado más duro que los no usuarios, lo que explica las pequeñas diferencias en la química sanguínea entre los dos grupos. Muchos atletas "limpios" que entrenan duro tendrán valores elevados de pruebas de función hepática comunes como aspartato transaminasa (AST), fosfatasa alcalina (ALP), gamma-glutamiltransferasa (GGT), albúmina y proteína total y L-lactato deshidrogenasa. El uso de esteroides anabólicos también puede elevar estas enzimas. Los atletas que toman esteroides anabólicos sin supervisión médica deben intentar controlar estas enzimas.

Los usuarios de esteroides anabólicos tienen un riesgo ligeramente menor de contraer hepatitis B y C. En un estudio de 63 hombres, investigadores australianos encontraron que el 9,5 por ciento de los usuarios de esteroides tenían anticuerpos contra la hepatitis C y el 12 por ciento tenían anticuerpos contra la hepatitis B (Aitken et al., 2002). Esto fue más bajo que la población general. Los factores de riesgo de la hepatitis C incluyeron el uso anterior de heroína, el encarcelamiento, la cantidad de tatuajes y la exposición al virus de la hepatitis B. Si bien los usuarios de esteroides tenían un riesgo menor de hepatitis que otros hombres en el estudio, un número considerable mostró anticuerpos contra la enfermedad.

Enfermedad del hígado graso (FLD): La FLD implica la acumulación de grasa en el hígado. Los factores causales incluyen obesidad, diabetes tipo 2, hepatitis C y consumo de alcohol (figura 7-8). Es un factor de riesgo de fibrosis hepática, cáncer de hígado, cirrosis y patologías esofágicas. FLD afecta al 90% de los alcohólicos, al 30% de las personas en los países occidentales, al 10% de los niños y al 10% de los asiáticos. Es común en hombres no aptos y adultos mayores. Los venenos ambientales y las drogas pueden causar daño hepático. Los científicos brasileños compararon los marcadores del metabolismo hepático en 95 culturistas que usaron esteroides con 85 no usuarios (Nogueira, et al. 2014). Observaron anomalías en la química sanguínea en el 12,6% de los usuarios de esteroides y solo en el 2,4% de los no usuarios. Ninguno de los atletas del estudio mostró síntomas adversos. Sugirieron que el uso de esteroides podría ser un factor de riesgo para la enfermedad del hígado graso.

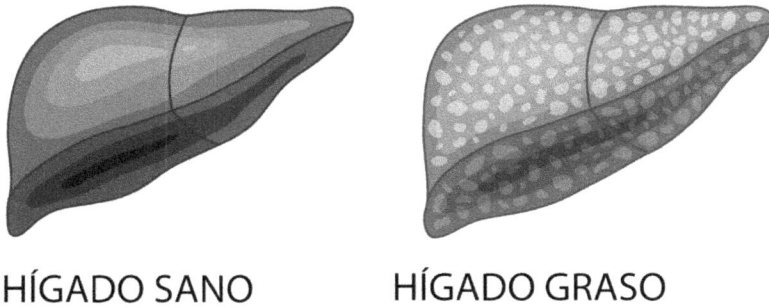

HÍGADO SANO          HÍGADO GRASO

*Figura 7-8: El hígado sano y graso. Fuente: Modificado de Shutterstock.*

## Esteroides Anabólicos y Enfermedad Renal

Los riñones son órganos en forma de frijol de aproximadamente 4,3 pulgadas de largo, ubicados en la parte superior de la espalda del abdomen (Figura 7-9). Estos órganos vitales controlan los fluidos corporales, la presión arterial, la eliminación de productos de desecho, el equilibrio ácido-base, el metabolismo y la excreción de los fármacos (figura 7-10).

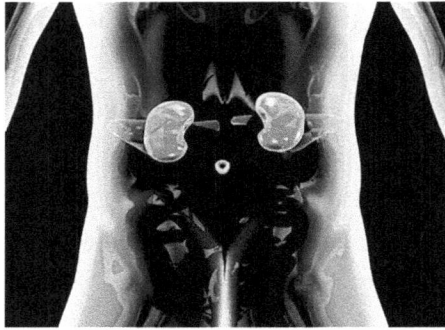

*Figura 7-9: La ubicación de los riñones en el abdomen.*
*Fuente: Shutterstock.*

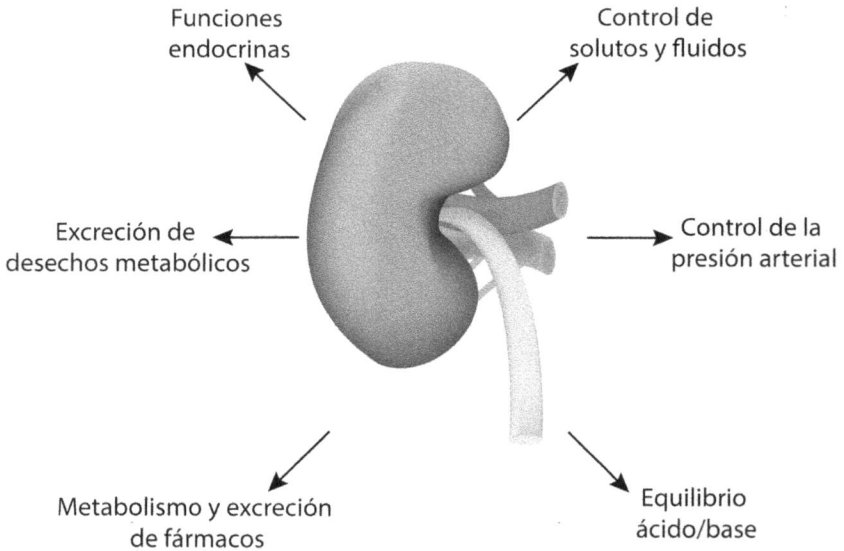

Funciones
endocrinas

Control de
solutos y fluidos

Excreción de
desechos metabólicos

Control de la
presión arterial

Metabolismo y excreción
de fármacos

Equilibrio
ácido/base

*Figura 7-10: Las principales funciones del riñón. Fuente: Modificado de*
*Shutterstock.*

La enfermedad renal implica daño a los riñones; los tipos incluyen inflamatorios (nefríticos) y no inflamatorios (nefróticos). La enfermedad renal crónica da como resultado un deterioro gradual de la función renal, lo que lleva a una insuficiencia renal que requiere diálisis o un trasplante de riñón. Aproximadamente, el 13 por ciento de los estadounidenses tienen enfermedad renal crónica. Las toxinas ambientales como el plomo pueden causar enfermedades renales.

En la mayoría de las personas, la enfermedad renal se desarrolla como respuesta a la hipertensión (presión arterial alta), la diabetes tipo 2 y los medicamentos antiinflamatorios no esteroides (AINE) como la aspirina y el ibuprofeno. Los atletas que entrenan intensamente a menudo abusan de los AINE, lo que puede provocar enfermedades renales y úlceras de estómago. Los esteroides permiten a las personas entrenar más duro, lo que aumenta el riesgo de sobreentrenamiento, lesiones y dolor en los tejidos blandos.

El entrenamiento con pesas intenso provoca aumentos agudos de la presión arterial. La presión arterial, medida directamente dentro de las arterias, ha llegado a 480/350 mm Hg durante las cuclillas fuertes (la presión arterial en reposo es de 120/80 mm Hg). La presión arterial generalmente vuelve a la normalidad después de una sesión intensa de entrenamiento con pesas, pero este entrenamiento de resistencia progresiva repetido provoca un aumento de la rigidez arterial, lo que puede causar hipertensión crónica. Los cambios en la rigidez arterial son mínimos en las personas de mediana edad que levantan pesas o en los jóvenes que levantan pesas ligeras.

La presión arterial alta (hipertensión) a veces se denomina el asesino silencioso debido a la falta de síntomas obvios. Puede provocar enfermedad de las arterias coronarias, insuficiencia cardíaca, accidente cerebrovascular, disfunción eréctil y enfermedad renal. El uso crónico de esteroides anabólicos promueve problemas de presión arterial. Los usuarios de esteroides a menudo desarrollan niveles increíbles de fuerza que pueden suponer una carga significativa para el corazón. Científicos brasileños de la Universidad Federal del Espirito Santo, en un estudio en ratas, encontraron que el tratamiento a largo plazo con decanoato de nandrolona provocó una mayor resistencia en los vasos sanguíneos que irrigan el intestino, que son importantes para la regulación de la presión arterial (Caliman, et al. 2017). La rigidez de los vasos sanguíneos es un mecanismo importante para desarrollar la presión arterial alta y cargar los riñones. No sabemos si estos resultados se aplican a los humanos.

Los esteroides anabólicos permiten levantar pesos pesados, particularmente en cuclillas, peso muerto y pres de banca. Estudiamos los tamaños de las paredes del corazón en atletas de élite de lanzamientos, algunos de ellos son los hombres más fuertes del mundo. Por ejemplo, un hombre tenía una cuclilla máxima de 409 kg (900 lb) y varios hombres podían hacer pres de banca de más de 273 kg (600 lb). Los cambios en la pared del corazón, un marcador de sobrecarga de presión durante el entrenamiento, fueron mayores en los atletas con la cuclilla más alta. Estos atletas tomaron esteroides anabólicos. El levantamiento de cargas pesadas desencadena aumentos explosivos de la presión arterial. Los atletas entrenados que levantan pesos pesados porque toman esteroides pueden esperar un aumento de la presión arterial y un mayor riesgo de enfermedad renal. Las observaciones clínicas sugieren que los problemas renales se revierten cuando los atletas dejan de tomar los medicamentos.

El vínculo entre los esteroides anabólicos, la hipertensión y el daño renal es menos evidente en los atletas de fuerza de nivel medio. La testosterona y los esteroides anabólicos causaron daño renal en algunos estudios, pero estos hallazgos fueron inconsistentes y controvertidos. La sal dietética puede influir en los efectos de la testosterona sobre la presión arterial. En un estudio sobre ratas sobre-cargadas de sal, los investigadores chinos encontraron que 8 semanas de suplementación con testosterona aumentaron la presión arterial más que en ratas que no estaban sobre-cargadas de sal. La mayoría de los estadounidenses consumen dietas relativamente altas en sal. Si estos resultados se aplican a los humanos, los atletas que toman testosterona y esteroides anabólicos deberían reducir el consumo de sal en sus dietas. El entrenamiento con pesas intenso provoca rigidez arterial. La combinación de los efectos de la testosterona, las dietas altas en sal y el entrenamiento con pesas podría causar problemas cardiovasculares a largo plazo.

Determinar los efectos de los medicamentos individuales en los atletas puede ser difícil porque la mayoría toma más de un medicamento y se suplementa simultáneamente. Algunos de estos medicamentos pueden interactuar y causar efectos secundarios impredecibles. Schafer y col. (2011) reportaron el caso de un culturista que uso inyecciones de testosterona en base de aceite y eritropoyetina (EPO, fármaco estimulante de la sangre) simultáneamente. El atleta desarrolló niveles anormalmente altos de calcio, lo que desencadenó una falla orgánica múltiple, incluida una lesión renal y hepática grave. El atleta también estaba entrenando intensamente, por lo que su condición podría haber estado relacionada con la rabdomiólisis, que implica la destrucción de células musculares y el vaciado del contenido muscular al torrente sanguíneo. Es difícil determinar si el uso de múltiples drogas o el entrenamiento intenso causaron la condición del atleta.

El decanoato de nandrolona puede ser perjudicial para los riñones. El decanoato de nandrolona, una droga popular entre algunos culturistas puede causar problemas renales, según un estudio en conejos dirigido por Christina Tsitsimpikou del Laboratorio Estatal de Química General de Grecia, Atenas, Grecia. El uso prolongado del fármaco provocó cambios estructurales y funcionales en los riñones, incluidos aumentos en la urea, creatinina, SGOT (AST) y SGPT (ALT) en sangre. Los tejidos se inflamaron y tornaron fibróticos. Aumento de la actividad de la telomerasa de las células renales. Los telómeros son el final de los cromosomas (puntas distales). La muerte celular ocurre cuando se deshacen. Las células renales también mostraron evidencia de daño oxidativo severo. Si estos resultados se aplican a los seres humanos, el uso prolongado de nandrolona podría alterar la función renal.

## RESUMEN

Los estudios de casos de usuarios de esteroides han documentado accidentes cerebrovasculares, ataques cardíacos, muerte súbita, cáncer de próstata y testículo, agrandamiento del corazón, química sanguínea anormal y aumento de la presión arterial. Los efectos secundarios cardiovasculares a menudo ocurren en atletas que usan varios medicamentos simultáneamente. Los atletas toman dosis de esteroides mucho más altas que hace 20 años, lo que aumenta el riesgo de efectos secundarios. Los riesgos cardiovasculares son raros en los atletas que toman dosis regulares, pero aumentan dramáticamente a niveles más altos. Los esteroides estimulan niveles extremos de fuerza que generan altas presiones en la circulación. Las cargas de entrenamiento intensas aumentan la pos-carga ventricular, la rigidez arterial y la hipertensión. Hay pocas investigaciones que relacionen los esteroides anabólicos con el cáncer, pero las observaciones clínicas relacionan los esteroides con el cáncer de próstata y testículo.

Los esteroides anabólicos orales aumentan el riesgo de daño hepático y quizás cáncer de hígado, pero los esteroides inyectables rara vez están implicados. Las dosis altas también están relacionadas con el daño renal. El entrenamiento intenso puede alterar la química sanguínea, lo que podría confundirse con los efectos patológicos de los esteroides.

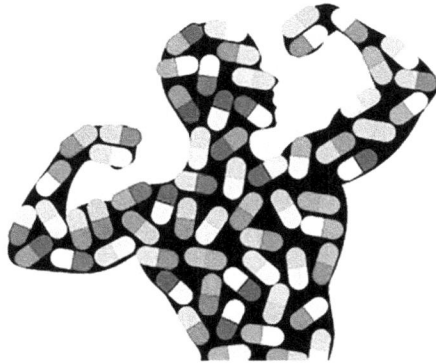

# 8

## EFECTOS SEXUALES Y PSICOLÓGICOS

L a testosterona y la testosterona sintética (esteroides anabólicos) aumentan la masa muscular, pero también afectan las células de todo el cuerpo. La testosterona, como todas las hormonas, está estrictamente regulada por circuitos de retroalimentación negativa que involucran a otras hormonas: un aumento en una hormona apaga otra hormona, lo que reduce la producción de la primera hormona (figura 8). La inyección de grandes dosis de esteroides anabólicos elimina el sistema regulador y, en última instancia, disminuye la producción natural de la testosterona.

Los efectos secundarios más comunes de los esteroides anabólicos son efectos secundarios sexuales. Estos incluyen supresión testicular, atrofia testicular, disminución del recuento de espermatozoides, deterioro de la calidad del semen, muerte prematura de los espermatozoides, cambios celulares anormales en los testículos y cambios genéticos anormales en los espermatozoides. El uso prolongado de esteroides anabólicos deprime la función testicular y la fertilidad. Estos problemas pueden ser intratables en usuarios de esteroides anabólicos durante mucho tiempo. La infertilidad es común en adultos jóvenes que usan esteroides anabólicos. La terapia con hCG generalmente restaura la función testicular normal.

Con la testosterona y los esteroides anabólicos, no es fácil separar la política de los datos legítimos. Una revisión de la literatura realizada por Eberhardt Nieschlag y Eva Lena Vorona (2015) de la Universidad de Münster en Alemania es un excelente ejemplo. Estimaron que el 6,4 por ciento de los hombres y el 1,6 por ciento de las mujeres en todo el mundo han usado esteroides anabólicos. Citaron una letanía de efectos secundarios sexuales relacionados con el uso de esteroides que incluyen tumores testiculares, agrandamiento y cáncer de próstata, infertilidad, crecimiento del cabello, pérdida de cabello, crecimiento del clítoris, voz de las mujeres más profunda y mayor riesgo de cáncer de mama en ambos sexos. Los investigadores obtuvieron la mayoría de los efectos de las observaciones clínicas de un solo sujeto, lo cual pudo haberse debido a otros factores. Si bien estos riesgos son reales, se desconocen la incidencia y el riesgo reales.

Como dijo un experto Europeo en dopaje: "Esperamos que la evidencia más estricta respalde los efectos positivos de estos medicamentos, pero aceptamos las anécdotas más triviales para probar los efectos secundarios". (Brooks, et al., 2020) El uso de testosterona y esteroides anabólicos es común entre los atletas que intentan mejorar el rendimiento, las personas activas que intentan mejorar la apariencia y las personas mayores que intentan retrasar el proceso de envejecimiento. Necesitamos datos precisos de científicos en lugar de posturas y corrección políticas de expertos médicos.

El uso de esteroides anabólicos tiene efectos adversos a largo plazo sobre la función gonadal. Los esteroides anabólicos como la testosterona suprimen la producción natural de testosterona. Las hormonas funcionan en un sistema de retroalimentación que regula la producción en función de los niveles circulantes. Cuando se usa la testosterona u otros esteroides anabólicos, los reguladores hormonales reducen la producción natural de testosterona. Cuando se deja de usar los medicamentos, el sistema de retroalimentación tarda un tiempo en ajustarse y restaurar el equilibrio hormonal a la normalidad. Investigadores de Harvard encontraron que los ex usuarios de esteroides tenían un volumen testicular más pequeño y niveles más bajos de testosterona en sangre circulante, a pesar de que no habían tomado el medicamento en 3 a 26 meses (Kanayama, et al., 2015). Los ex usuarios también mostraron un deseo sexual reducido, una mayor incidencia de depresión, y disfunción eréctil en comparación con un grupo de control de atletas que nunca tomaron esteroides. Dos de los hombres del estudio no lograron restaurar el deseo sexual regular o la función eréctil incluso cuando recibieron terapia con testosterona.

Los esteroides anabólicos promueven la infertilidad. Más de tres millones de hombres en los EUA usan la-testosterona u otros esteroides anabólicos. Aproximadamente el cincuenta por ciento ha usado los medicamentos durante tres o más años, y la mayoría usa dosis supra fisiológicas que aumentan la testosterona en sangre más de lo habitual. La mayoría de los estudios sobre la función sexual en hombres muestran que el uso de esteroides anabólicos perjudica la fertilidad (ver referencias). Los suplementos de la testosterona provocan una disminución de las hormonas LH y FSH que controlan la testosterona y una disminución del rebote de la testosterona. Estos cambios también reducen la producción de esperma en los testículos. Gradualmente, los esteroides causan atrofia de los testículos, que es difícil de revertir. El mejor tratamiento para la infertilidad inducida por la testosterona es dejar de tomar los medicamentos.

## MUJER

Durante la Guerra Fría (1947-1991), los atletas de la Unión Soviética y la RDA usaron esteroides sistemáticamente, a veces sin su conocimiento o consentimiento. La evaluación clínica de estos atletas mostró que las mujeres desarrollaron cambios fisiológicos consistentes con los efectos de la testosterona en los hombres. Estos incluyeron crecimiento anormal de vello (facial y en la espalda), voz más grave, calvicie de patrón masculino, hipertrofia del clítoris y atrofia mamaria. El uso de los esteroides anabólicos se relacionó con menstruación irregular y dolorosa (es decir, oligomenorrea, amenorrea y dismenorrea) e infertilidad. Los fármacos también provocaron hipertrofia muscular acelerada, depresión e inestabilidad del estado de ánimo, todos efectos conocidos de la testosterona.

## NIÑOS

Los niños que toman esteroides anabólicos primero experimentan una maduración acelerada, seguida de un cierre prematuro de los centros de crecimiento epifisario en los huesos largos. Si el uso de esteroides anabólicos comienza temprano en la adolescencia, la altura máxima de los atletas puede ser menor de lo que sería de otra manera. Varney (1999) sospecha que algunas gimnastas jóvenes han tomado esteroides anabólicos específicamente para detener el crecimiento (la baja estatura es una ventaja en la gimnasia femenina).

El uso de esteroides anabólicos por parte de atletas adolescentes puede predisponerlos a un mayor riesgo de lesión musculoesquelética. Los estudios en ratas encontraron que la resistencia a la tracción de los tejidos blandos disminuye en los animales que reciben esteroides anabólicos, tal vez debido al aumento de rebote en las hormonas corticosteroides que ocurre después de un período de uso de drogas. El efecto catabólico de los corticosteroides da como resultado la degradación de los tejidos. Este efecto de rebote catabólico puede hacer que los tendones y ligamentos de los atletas jóvenes sean más propensos a lesionarse. Los esteroides anabólicos también pueden tener este efecto en adultos.

## Ginecomastia

El desarrollo de tejido mamario similar al femenino en los hombres, ocurre en muchas personas que usan esteroides anabólicos. Es un efecto secundario sexual porque ocurre debido a la interacción de la testosterona y el estrógeno. Una porción de testosterona se convierte en estrógeno mediante un proceso llamado aromatización, que promueve el crecimiento del tejido mamario. La incidencia

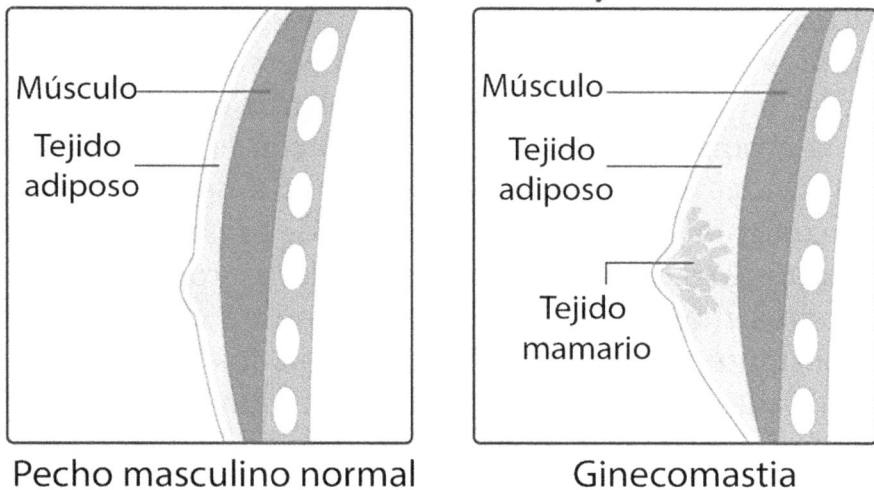

| Pecho masculino normal | Ginecomastia |

Músculo

Tejido adiposo

Músculo

Tejido adiposo

Tejido mamario

*Figura 8-1: La ginecomastia es común en hombres que usan esteroides anabólicos. Estos medicamentos tienen efectos variables en los senos femeninos. Fuente: Modificado de Shutterstock.*

de ginecomastia a menudo aumenta con la edad debido a cambios en los niveles relativos de testosterona y estrógeno. La ginecomastia generalmente mejora con el tiempo. Algunos atletas toman medicamentos como el tamoxifeno o el raloxifeno para prevenir los aumentos de estrógeno y reducir el riesgo de ginecomastia. Algunos casos de ginecomastia requieren cirugía. Las observaciones clínicas de ginecomastia en usuarios de esteroides anabólicos incluyen a De Luis, et al. 2001; Friedl y col., 1989; Orlandi, et al, 2010; y Babigian, et al., 2001.

Muchos culturistas toman inhibidores de la aromatasa como Arimidex para prevenir la conversión de testosterona en estrógeno. El exceso de estrógeno desencadena la ginecomastia. Sin embargo, estudios recientes muestran que la supresión de estrógenos promueve la deposición de grasa corporal. Gibb y col.

(2016, 2019) del British Heart Foundation Center for Cardiovascular Science de la Universidad de Edimburgo en Escocia, encontró que el uso de inhibidores de la aromatasa estaba relacionado con la resistencia a la insulina humana. Midieron las tasas de eliminación de azúcar en sangre y la formación de grasa después de la administración de un inhibidor de la aromatasa. Los estudios mostraron que el estrógeno es un regulador importante del azúcar en sangre en los hombres, al igual que otros estudios muestran que el estrógeno ayuda a controlar la masa grasa.

## Efectos Psicológicos de los Esteroides Anabólicos

A muchos culturistas y atletas de potencia les encanta usar esteroides anabólicos porque activan los centros de recompensa del cerebro. El placer es mucho más de lo que obtienen al levantar 23 kg (50 lb) más en el pres de banca o correr 100 metros más rápido. Los atletas informan de una sensación general de bienestar al tomar los medicamentos además del placer que obtienen al mejorar su rendimiento. Un estudio en ratas, en el laboratorio por Dicky Struik del Centro Médico Universitario en Groningen, Países Bajos, y sus colegas (2016) dio libre acceso a cannabinoides y encontró que la administración de decanoato de nandrolona (Deca) durante dos semanas aumentó el comportamiento de búsqueda de medicamentos de los animales. La nandrolona desencadena un comportamiento de búsqueda de placer en el cerebro.

Los medios retratan a los usuarios de esteroides como locos que a menudo se salen del control. Según ellos, los usuarios de esteroides son violentos, irracionales e inestables. Por el contrario, los estudios psiquiátricos de Harvard demostraron que, si bien la "rabia del esteroide" es real, solo afecta a una minoría de usuarios (Pope, et al., 1988, 1996; Choi, et al. 1994). Investigadores suecos de la Clínica Psiquiátrica Forense en Goteburgo, dirigida por Ann-Sophia Lindqvist Bagg (2019), administraron un cuestionario de salud mental a 683 atletas que compitieron en eventos de lucha libre, levantamiento de pesas, levantamiento de pesas modalidad de potencia y lanzamientos entre 1960 y 1979. Veinte por ciento de estos los atletas admitieron usar esteroides anabólicos. Los usuarios de esteroides tenían más probabilidades de buscar ayuda por problemas psicológicos y consumían drogas ilícitas. Estos resultados podrían reflejar las personas que usan esteroides en lugar de los efectos de los medicamentos en sí.

## Hombres

Los efectos secundarios psicológicos de los esteroides anabólicos, el llamado "rabia del esteroide", se han convertido en una leyenda urbana. La literatura psiquiátrica muestra que los casos clínicos de psicosis inducida por esteroides son raros, pero ocurren. Los medios vincularon inmediatamente el asesinato-suicidio del luchador profesional Chris Benoit con el uso de esteroides. Es imposible decir con certeza qué papel tuvieron los esteroides en la tragedia. Los jóvenes, incluso los deportistas, a veces desarrollan enfermedades mentales. Eso no significa que los esteroides lo hayan causado. Por ejemplo, los hombres con esquizofrenia suelen desarrollar la enfermedad desde finales de la adolescencia hasta principios de los 20. Estos son los años pico para la participación deportiva dedicada. Los síntomas de la esquizofrenia podrían confundirse fácilmente con los efectos secundarios de los esteroides anabólicos. No hay estudios definitivos que relacionen el uso de esteroides con las enfermedades mentales. Los esteroides aumentan la agresividad y el riesgo de episodios psicóticos en algunas personas.

El uso de esteroides anabólicos es un síntoma de una mala imagen corporal en muchos hombres. Antes de 1980, los atletas en entrenamiento usaban esteroides anabólicos para mejorar el rendimiento y la composición corporal. La popularidad de los deportes intensos como Cross-Fit y musculatura bien definida en los actores de películas han provocado expectativas poco realistas en los hombres no atléticos con dificultades para cumplir. Los primros usaron esteroides anabólicos para mantenerse al día. La obsesión del hombre moderno con la imagen corporal ha llevado a problemas psicológicos previamente raros, como depresión y dimorfismo muscular (obsesión con la masa muscular). Si bien los trastornos alimentarios son poco frecuentes en los hombres, la generación milénica (millenials) recurren a los esteroides anabólicos, la cirugía plástica y el maquillaje para sentirse mejor consigo mismos. El énfasis moderno en la equidad de género ha hecho que muchos jóvenes modernos cuestionen su masculinidad. La mayoría de las mujeres no tienen problemas para hablar de sus inseguridades, pero los hombres las esconden.

Varios estudios europeos han relacionado el uso de esteroides anabólicos con los delitos violentos. Una percepción popular de los usuarios de esteroides es que están sujetos a rabietas violentas e irracionales. La mayoría de los estudios psiquiátricos muestran que, si bien la "rabia del estroide" es principalmente una leyenda urbana, alrededor del 10% de los usuarios de esteroides tienen efectos secundarios psicológicos graves. Un estudio sueco de la Universidad de Uppsala encontró que los usuarios de esteroides anabólicos tenían un 65% más de probabilidades de cometer delitos violentos (Klotz, et al., 2010). Los datos dicen más sobre los usuarios de esteroides que sobre los esteroides porque las tasas de delitos violentos eran iguales entre los usuarios actuales y anteriores. Estudios correlacionales como este no prueban que los esteroides desencadenan un crimen violento, solo que los esteroides y el crimen están relacionados.

## Mujer

La actriz y gurú del fitness Jane Fonda causó revuelo cuando reveló que tomaba testosterona para mantener la masa muscular y el deseo sexual. Las mujeres tienen testosterona al igual que los hombres, pero no tienen tanta.

Investigadores de la India encontraron que las mujeres con niveles más altos de testosterona eran más obstinadas (Tajima-Pozo, et al, 2015). Midieron el desempeño de un grupo de mujeres antes y después de la terapia con testosterona. La capacidad de decisión del grupo disminuyó después de que las mujeres recibieron la hormona. En las mujeres, los niveles más altos de testosterona se relacionaron con un comportamiento antisocial, agresividad y disminución de la capacidad de confianza. Otros estudios han encontrado resultados opuestos: estudios de la Universidad de Zúrich en Suiza demostraron que la testosterona promueve el comportamiento cooperativo (Eisenegger, et al. 2010, 2011). Les dieron a las mujeres testosterona o un placebo que las mujeres pensaban que era testosterona y midieron un comportamiento justo de negociación. Una sola dosis de testosterona en las mujeres aumentó el comportamiento de negociación justa, redujo los conflictos de negociación y suavizó las interacciones sociales. Las mujeres que tomaron el placebo, pero pensaron que estaban recibiendo testosterona se comportaron de manera más injusta y obstinada. La testosterona promovió la socialización. Los suplementos de testosterona aumentaron el deseo sexual en las mujeres, pero llevaron a un comportamiento más agresivo.

Los esteroides anabólicos promueven el deseo sexual y la sexualidad en las mujeres, pero las mujeres varían en su comportamiento de respuesta a los medicamentos. Algunos efectos pueden deberse al aumento de los estrógenos biodisponibles. Pueden ser secundarios a sus efectos directos sobre el estado de ánimo. La relación entre los esteroides anabólicos y la sexualidad puede confundirse con otros mecanismos psicológicos relacionados con el crecimiento y la estimulación del sistema nervioso simpático. Las mujeres responden a niveles más bajos de esteroides anabólicos que los hombres. Las dosis que no afectan a los hombres pueden provocar cambios sustanciales en las respuestas psicológicas y sexuales de las mujeres.

## ADICCIÓN A LOS ESTEROIDES Anabólicos

La adicción a los esteroides anabólicos podría estar generalizada y es una razón menor por la que algunas personas buscan tratamiento por abuso de sustancias. El uso general de esteroides anabólicos no se volvió común hasta la década de 1980. Estos usuarios de esteroides ahora son de mediana edad y podrían estar experimentando efectos secundarios cardiovasculares y reproductivos. Muchas de estas personas sufren de imágenes corporales distorsionadas y podrían responder al asesoramiento psicológico. Otros sufren de supresión testicular y podrían beneficiarse de medicamentos como la gonadotropina coriónica humana (hCG) o el clomífeno para restaurar la función gonadal normal. Otros obtienen placer de los efectos de los esteroides anabólicos y pueden necesitar ayuda durante la abstinencia. Podrían beneficiarse de un tratamiento como los que sufren de dependencia de las drogas callejeras sin un problema de adicción a los esteroides anabólicos generalizado documentado.

Un debate en curso es si los esteroides son adictivos o simplemente divertidos de tomar. Los esteroides facilitan el entrenamiento y mejoran el rendimiento en eventos de potencia. Promueven aumentos en la fuerza, la potencia y la masa muscular, por lo que resultan atractivos para los atletas y los adultos físicamente activos, independientemente de las consecuencias.

Los esteroides anabólicos afectan el sistema nervioso central al estimular el sistema de recompensa mesolímbico en el cerebro. La mayoría de los profesionales de la salud mental han observado una tasa de dependencia del 30 por ciento en sus clínicas entre los usuarios de esteroides. La mayoría de los usuarios de esteroides anabólicos también toman varios medicamentos anabólicos (hormona del crecimiento, insulina, clenbuterol, e IGF-1), estimulantes y opiáceos, por lo que es difícil separar los verdaderos efectos adictivos de los esteroides anabólicos. Los esteroides también estimulan a los oligodendrocitos en el cerebro para producir mielina, la cubierta de las células nerviosas que acelera la velocidad de los impulsos nerviosos en los sistemas nerviosos central y periférico. El aumento de la mielinización de las células nerviosas puede ser una razón esencial por la que los esteroides anabólicos mejoran el rendimiento en deportes de alta potencia. Estos cambios cerebrales facilitan ver por qué los atletas toman esteroides anabólicos.

Los esteroides anabólicos no causan dependencia física como la heroína o las metanfetaminas, pero pueden causar dependencia psicológica en algunas personas. Una encuesta en Internet realizada por científicos de la Facultad de Farmacia de la Universidad de Touro (Ip, et al., 2016) mostró que más del 23 por ciento cumplía con los criterios de dependencia psicológica. Los criterios incluyeron antecedentes de abuso de alcohol y drogas ilícitas, antecedentes de abuso sexual o físico y diversas afecciones psiquiátricas. Las personas dependientes de esteroides utilizaron dosis más altas durante más tiempo. También eran más propensos a sufrir depresión. Es posible que los resultados no se apliquen a todos los usuarios de esteroides anabólicos.


## Dejar el Hábito de los Esteroides

Muchos atletas y entusiastas del fitness usan esteroides anabólicos durante más de 10 o 20 años. Algunos expertos piensan que los esteroides son adictivos y que los atletas pueden necesitar ayuda para "dejar el hábito". Un estudio clínico de la Universidad de Harvard realizado por Kanayama y sus colegas (2009) concluyó que el tratamiento depende de la adicción. Algunos atletas que usan esteroides sufren de dismorfia muscular y se vuelven adictos a los esteroides debido a sus efectos sobre la apariencia. Estos atletas podrían beneficiarse del asesoramiento psicológico y los medicamentos para tratar la depresión. Otros sufren de supresión gonadal por el uso prolongado de esteroides. Pueden beneficiarse de medicamentos, como la gonadotropina coriónica humana o el clomifeno, que restablecen la función normal de la hormona reproductiva.

Los esteroides tienen un efecto hedónico, por lo que los atletas disfrutan de los efectos de las drogas (es decir, la satisfacción de levantar grandes pesos frente a sus amigos). Pueden beneficiarse de medicamentos como la naltrexona que se usa para tratar la dependencia de las drogas ilegales. Hay tratamientos disponibles para personas que sufren adicción a los esteroides anabólicos o dependencia psicológica.

## Los Esteroides Anabólicos como Fármacos de Entrada

Los esteroides anabólicos son sustancias prohibidas (legalmente y en los deportes) porque los expertos atléticos y policiales los consideran drogas de entrada para sustancias más peligrosas. El uso de esteroides anabólicos está relacionado con el uso de alcohol, drogas ilícitas y sustancias legales que mejoran el rendimiento, como la creatina monohidrato (Kanayama, et al., 2018). Los vínculos entre los esteroides, el tabaquismo y la marihuana son menos claros. A menudo, los usuarios de esteroides quieren maximizar el rendimiento y la salud, por lo que pueden evitar fumar cigarrillos con sus obvios efectos destructivos en el cuerpo.

Hay poca evidencia de que los esteroides actúen como un fármaco de entrada a sustancias más peligrosas.

## LOS ESTEROIDES Anabólicos y el Cerebro

El uso prolongado de esteroides anabólicos reduce el volumen cerebral y el grosor cortical (el grosor combinado de las capas de la corteza cerebral), según Astrid Bjornebekk del Laboratorio Noruego de Control de Dopaje y sus colegas (2017). Realizaron exploraciones de imágenes de resonancia magnética estructural en 82 usuarios de esteroides actuales o anteriores y 68 levantadores de pesas que no los usaban. Los usuarios de esteroides exhibieron una masa cerebral más pequeña, particularmente en la materia gris, la corteza cerebral y el putamen. A pesar de los cambios estructurales, no hubo diferencias en el cociente de inteligencia (CI), ansiedad o depresión, capacidad de atención o problemas de conducta (es decir, conducta delictiva). El uso de esteroides anabólicos a menudo se asocia con trastornos psicológicos, que podrían estar relacionados con cambios estructurales en el cerebro.

Los esteroides anabólicos pueden influir en comportamientos humanos complejos, como las negociaciones y la motivación. Investigadores alemanes encontraron que la testosterona alteraba el rendimiento en un juego de comportamiento llamado "The Ultimate Game", en el que los jugadores responden a propuestas razonables, irrazonables y neutrales que involucran dinero. Los jugadores racionales responderán a ofertas válidas que traen recompensas. Los jugadores masculinos y femeninos aceptaron ofertas poco razonables con más frecuencia después de aplicar gel de testosterona en la piel. Los escáneres cerebrales mostraron que la testosterona activaba la amígdala en el cerebro, que está involucrada en reacciones emocionales. Los resultados sugieren que la testosterona está involucrada en las respuestas emocionales durante las interacciones humanas.

El ejercicio de alta intensidad modera los efectos de los esteroides en el cerebro. Los esteroides anabólicos provocan un aumento del estrés oxidativo en el cerebro. Los radicales libres que se producen naturalmente durante el metabolismo son sustancias químicas altamente reactivas que pueden dañar las membranas celulares y el ADN y suprimir el sistema inmunológico. El daño oxidativo en el cerebro puede promover la enfermedad de Parkinson, la enfermedad de Alzheimer, la esclerosis múltiple y la enfermedad de Lou Gehrig. El ejercicio intenso juega un papel importante en la reducción de los efectos de los radicales libres en el cerebro. El ejercicio intenso reduce los efectos negativos de los esteroides anabólicos sobre los radicales libres del cerebro.

## Apnea del Sueño

El sueño es una parte fundamental de la salud mental y psicológica. Los esteroides anabólicos perturban el sueño y pueden inducir la apnea del sueño. La apnea del sueño es una enfermedad peligrosa que involucra un colapso de las vías respiratorias durante el sueño, lo que causa ronquidos, jadeos y sueño interrumpido (Figura 8-2).

La apnea del sueño promueve arritmias cardíacas, ataques cardíacos, diabetes, accidentes automovilísticos y obesidad. El tamaño grande del cuello y el cuerpo, común en los usuarios de esteroides anabólicos, está relacionado con la apnea del sueño. La afección es común en hombres de mediana edad con sobrepeso. Estos hombres también son más propensos a tomar suplementos de testosterona. Las dosis altas de testosterona (1000 mg) empeoraron los síntomas de la apnea del sueño (Killick, et al., 2013). La testosterona redujo la saturación de oxígeno durante el sueño y aumentó la cantidad de obstrucciones nocturnas de las vías respiratorias. La gravedad de los síntomas de la apnea del sueño no está relacionada con los niveles iniciales de testosterona en sangre. La apnea del sueño es un riesgo potencial en personas que toman esteroides anabólicos y suplementos de testosterona.

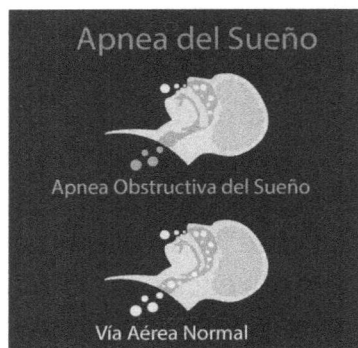

*Figura 8-2: La apnea obstructiva del sueño es un trastorno potencialmente mortal común en los usuarios de esteroides anabólicos. Fuente: Modificado de Shutterstock*

## RESUMEN

LOS ESTEROIDES anabólicos tienen efectos sexuales y de desarrollo muscular, razón por la cual muchos expertos los llaman esteroides anabólico-androgénicos. Influyen en el desarrollo de características sexuales primarias y secundarias. Tienen efectos masculinizantes en las mujeres, incluido el crecimiento anormal del cabello, cambios en la voz, musculatura extrema, aumento del deseo sexual, alteración de la menstruación y la fertilidad y cierre prematuro de las epífisis (centros de crecimiento óseo). También causan fertilidad alterada en los hombres y cambios en el deseo sexual, ginecomastia, calvicie de patrón masculino, agresividad, maduración prematura y disminución del volumen testicular.

Los esteroides anabólicos pueden tener efectos secundarios psicológicos graves. Algunos usuarios experimentan "rabia del esteroide", comportamiento psicótico y dependencia, pero la mayoría de las personas exageran los efectos psicológicos de los esteroides. Causan cambios de humor en muchos usuarios. Algunos estudios han relacionado los esteroides con el comportamiento criminal y violento. Los efectos psicológicos son muy variables. El uso de esteroides es la causa de la apnea del sueño, probablemente debido al aumento del tamaño corporal provocado por los medicamentos, más que a cualquier propiedad de estos.

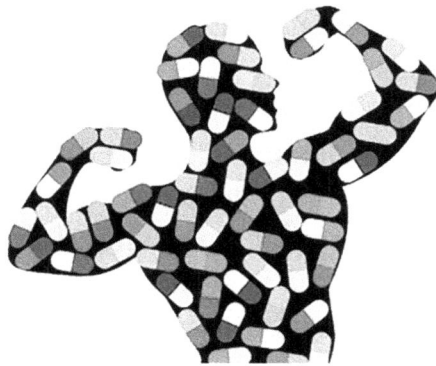

# 9

## USOS MÉDICOS DE LA TESTOSTERONA Y LOS ESTEROIDES ANABÓLICOS

Los médicos utilizan ampliamente los esteroides anabólicos para tratar la pérdida de tejido muscular (caquexia) y enfermedades como el SIDA, el cáncer y la enfermedad renal crónica (Laurent et al., 2019). Los medicamentos anabólicos disminuyeron las tasas de mortalidad y discapacidades en pacientes que padecían enfermedades de desgaste tisular. Estos medicamentos aumentan el peso corporal, la masa corporal magra, la fuerza muscular y la calidad de vida. Los medicamentos son seguros si se usan en dosis moderadas. Los medicamentos anabólicos son valiosos para prevenir el desgaste muscular en personas mayores. La mala publicidad relacionada con el uso de esteroides anabólicos y la hormona del crecimiento en los atletas y la presión política relacionada con las Leyes de Control de Esteroides Anabólicos de 1990 y 2004 hicieron que los médicos se mostraran reacios a recetar estos medicamentos a sus pacientes (Morgentaler, 2015).

Entre el 20 y el 50 por ciento de los hombres de mediana edad y mayores tienen deficiencia de testosterona. Muchos de estos hombres reciben terapia de reemplazo de testosterona, pero ¿es segura? Investigadores de la Clínica Mayo liderados por Mercè Fernández-Balsells (2010), en un meta-análisis de 51 estudios, concluyeron que los suplementos de testosterona aumentan el hematocrito y la hemoglobina, que espesa la sangre. También disminuyó el colesterol HDL (colesterol bueno). La terapia con testosterona no resultó en muerte prematura, enfermedad de la próstata, problemas urológicos, ataque cardíaco, accidente cerebrovascular o aumento en los factores de riesgo de enfermedad cardiovascular. Los hombres pueden reducir el riesgo de sangre espesa al usar cremas o geles de testosterona. Las inyecciones provocan picos de testosterona que pueden estimular la producción de glóbulos rojos. La terapia con testosterona puede beneficiar a muchos hombres mayores.

## ¿Deberían los Suplementos Hormonales ser una Parte Normal de la Terapia Antienvejecimiento?

La esperanza de vida de los EUA ha aumentado de unos 47 años en 1900 a casi 80 años en la actualidad. Es natural que la gente quiera disfrutar de estos años extra y prevenir la discapacidad. Las disminuciones de hormonas como la testosterona y la DHEA están relacionadas con la disminución de la masa ósea y muscular, la disminución de la vitalidad, el rendimiento sexual deficiente y la depresión psicológica (Linderman et al., 2020). En una revisión de la literatura, científicos suizos dirigidos por Nikolaos Samaras (2014) concluyeron que la terapia de reemplazo hormonal es una técnica médica infrautilizada para prevenir los efectos del envejecimiento. Reconocieron los posibles efectos secundarios de la terapia hormonal y afirmaron que no era apropiado utilizar suplementos hormonales como estrategia general contra el envejecimiento. Sin embargo, no todos los estudios fueron positivos. Rebecca Vigen y colaboradores (2013) estudiaron a 1223 pacientes en terapia con testosterona y en recuperación de angiografía coronaria y 7486 pacientes similares que no tomaban testosterona. Después de cinco años, el riesgo de muerte, ataque cardíaco y accidente cerebrovascular aumentó en los pacientes que tomaban testosterona. Este estudio tuvo un efecto escalofriante sobre las prescripciones de testosterona en hombres mayores. Los críticos del estudio observaron que Vigen, et al. malinterpretó sus datos. El número de eventos adversos dividido por el número de pacientes fue menor a la mitad en el grupo tratado con testosterona que en el grupo no tratado: 10.1 por ciento frente a 21.2 por ciento (Morgentaler, 2015).

La mayoría de los estudios muestran que la terapia con testosterona es segura y eficaz. Un gran estudio internacional que involucró a centros médicos en 23 países encontró que la terapia de reemplazo de testosterona mejoró el deseo sexual, redujo la incidencia de disfunción eréctil y mejoró la calidad de vida de los hombres de mediana edad (Zitzmann, et al., 2012). Más del 89 por ciento de los pacientes quedaron satisfechos con el tratamiento. Los efectos secundarios fueron de leves a moderados e incluyeron aumento del hematocrito (porcentaje de células en la sangre), aumento del PSA (un marcador del agrandamiento de la próstata) y dolor en el lugar de la inyección. El estudio no encontró casos de cáncer de próstata. La terapia de reemplazo de testosterona es un tratamiento seguro y eficaz para hombres mayores con niveles bajos de testosterona.

La testosterona tiene mala fama debido a los escándalos de esteroides en el béisbol, el ciclismo, el atletismo y el fútbol. Los cuentos de miedo promovidos por los medios de comunicación y algunos segmentos de la comunidad médica relacionan la testosterona con ataques cardíacos mortales, cáncer, enfermedades hepáticas y comportamiento psicótico. Muchos médicos se muestran reacios a recetar testosterona a sus pacientes.

Antes de los 60 años, los hombres sufren más ataques cardíacos que las mujeres. Muchos científicos razonaron que, dado que los hombres tienen niveles de testosterona mucho más altos que las mujeres, la hormona debe causar ataques cardíacos. Una nueva investigación muestra todo lo contrario. Los niveles bajos de la testosterona aumentan el riesgo de enfermedad cardíaca y diabetes tipo 2, disminuyen el riesgo de masa muscular y ósea, cáncer de próstata y depresión (Linderman et al., 2020). Un nivel bajo de la testosterona afecta la salud metabólica, promueve la obesidad y disminuye el rendimiento sexual. Es un problema grave de salud pública que priva a los hombres de sus niveles de energía y calidad de vida. Boden y col. (2020), en un estudio de 2118 hombres, encontró que los hombres mayores con niveles bajos de testosterona aumentaron su riesgo de ataque cardíaco, accidente cerebrovascular, síndrome metabólico y muerte súbita en comparación con los hombres con niveles normales.

El urólogo de la Universidad de Harvard, Abraham Morgentaler, es un defensor vocal de la terapia con testosterona en los hombres que envejecen. Espera cambiar la percepción pública sobre los peligros de la testosterona baja y los efectos beneficiosos de la terapia con testosterona para los hombres que envejecen (Morgentaler, 2015). Morgentaler utilizó sus 30 años de investigación y experiencia clínica para presentar un argumento convincente para tratar activamente a los hombres con niveles bajos de testosterona. Comentó sobre su experiencia clínica con la terapia de reemplazo de testosterona en una comunicación personal: "Sigo asombrado de cómo la terapia con testosterona puede cambiar la vida de un hombre. La mayoría de los hombres que veo vienen por un problema específico, como problemas de disfunción eréctil o reducción del deseo sexual. Si bien la terapia con testosterona puede ser útil para estos síntomas."

## TESTOSTERONA, Desempeño Sexual y Estilo de Vida

Los niveles de testosterona disminuyen en los hombres después de los 35 años aproximadamente. La disminución de testosterona relacionada con la edad a veces se denomina andropausia (menopausia masculina), relacionada con atrofia muscular, depresión psicológica, disminución del rendimiento sexual y menor interés en el sexo. El aumento de los niveles de testosterona aumenta la destreza sexual, la masa muscular y la autoimagen.

La testosterona tiene efectos importantes sobre el deseo y el desempeño sexual. La hormona contribuye a la producción de espermatozoides y el volumen de semen, el deseo sexual y la capacidad de erección. Un nivel bajo de testosterona disminuye el deseo sexual y hace que sea más difícil conseguir y mantener erecciones. Los problemas sexuales relacionados con niveles bajos de testosterona pueden comenzar a mediados de los 20 años.

Muchos expertos dicen que no hay "menopausia masculina" porque los niveles de testosterona permanecen dentro de los valores típicos en la mayoría de los hombres, incluso en la vejez. Sin embargo, los niveles de testosterona biológicamente disponibles disminuyen claramente durante la mediana y la vejez. En los adolescentes, los cambios menores en la testosterona resultan en cambios sustanciales en el rendimiento físico y el deseo sexual. Los hombres de mediana edad a menudo experimentan una disminución del 50 por ciento en la testosterona libre biológicamente activa entre las edades de 30 a 60 años. Pueden esperar reducciones en las capacidades sexuales y físicas, aunque la testosterona total permanece dentro de los límites normales.

Adecuado difiere de óptimo. Los hombres de mediana edad y mayores ya no se contentan con sentarse en sus mecedoras y ver la puesta de sol. Quieren caminar, esquiar, levantar pesas, jugar tenis y tener sexo vigoroso. ¡Las personas activas quieren rendir al máximo en el dormitorio o en el gimnasio y sentirse bien hasta el final! El Dr. Morgentaler cree que tratar a hombres con niveles bajos de testosterona mejora la calidad de vida, estimula el desempeño sexual, previene enfermedades degenerativas y devuelve la chispa a sus vidas.

Solo alrededor del 8 por ciento de los hombres con niveles bajos de testosterona total (menor de 400 ng / dL; testosterona libre menor de 15 pg / ml) son diagnosticados alguna vez, y aún menos reciben tratamiento. Sus médicos a menudo les dicen que acepten la disminución del deseo sexual y los niveles de energía, la pérdida de fuerza, la depresión y la fatiga como partes naturales del envejecimiento. Un nivel bajo de

testosterona es una condición médica altamente trata-
ble. La terapia de testosterona puede volver a encender
las luces y hacer que los hombres se sientan mejor, mejorar las relaciones, mejorar la salud física y mental e
incluso prolongar la vida. La vision disminuye con la
edad, pero los médicos no les dicen a sus pacientes que
la acepten y no usen anteojos. Deben lidiar con las deficiencias de testosterona como lo harían con la diabetes
o la enfermedad de la tiroides.

Muchos médicos no recetan testosterona a los hombres mayores porque temen que pueda promover el
cáncer de próstata, la segunda causa principal de
muerte en los hombres relacionada con el cáncer. Los
estudios de la Universidad de Harvard, dirigidos por
Abraham Morgentaler, mostraron que los niveles bajos
de testosterona aumentan el riesgo de cáncer de próstata. La terapia T solo promovió la enfermedad en
hombres castrados. El Dr. Morgentaler señaló: "No hay
un solo estudio que haya encontrado ninguna diferencia en los resultados del cáncer para los hombres
con concentraciones de T de 200, 500 u 800 ng / dL".

Los médicos deben sospechar niveles bajos de testosterona si sus pacientes varones tienen disminución
del deseo sexual, problemas de erección, fatiga crónica,
depresión, aumento de la grasa abdominal y pérdida de
masa muscular y fuerza. El consejo de Morgentaler
para los hombres con estos síntomas incluyó:

- **Hágase un examen físico completo que**
  incluya mediciones de testosterona total y
  libre. Como se discutió, los hombres con
  testosterona total menor de 400 ng /dL o
  testosterona libre menor de 15 pg /mL
  podrían beneficiarse de la terapia con

testosterona. Otras pruebas de referenca 
necesarias incluyen hormona luteinizante 
(LH), prolactina, hematocrito, hemoglobina, 
antígeno prostático específico (PSA) y 
densidad ósea.

- **La terapia con testosterona es para 
hombres con niveles bajos de 
testosterona y no debe usarse en dosis 
altas para aumentar el rendimiento 
deportivo.** Morgentaler comentó: "Los 
medios de comunicación a menudo 
confunden el uso de testosterona en atletas 
con el uso médico legítimo en hombres con 
baja testosterona. A veces ocurren efectos 
secundarios sensacionales, como 'rabia del 
esteroide', en atletas que toman dosis 
sustanciales de la droga. Los hombres que 
toman dosis clínicas de testosterona no 
tienen estos problemas y rara vez tienen 
efectos secundarios.

- **Tome el suplemento de testosterona que 
mejor funcione para usted.** Las opciones 
para la terapia con testosterona incluyen 
inyecciones, parches, geles, cremas 
compuestas de testosterona, tabletas 
sublinguales (debajo de la lengua), píldoras y 
medicamentos estimulantes de la 
testosterona. Cada uno tiene beneficios y 
limitaciones. Las inyecciones quincenales 
(200 mg de enantato de testosterona o 
cipionato) son más fáciles, pero provocan 
grandes "picos y valles" en los niveles de 
testosterona (niveles altos de testosterona 
después de la inyección y niveles bajos antes

de la siguiente inyección). Los parches son convenientes, pero pueden causar irritación de la piel en aproximadamente el 40 por ciento de los hombres y avergonzarlos en el vestuario o con un nuevo compañero de cama. Los geles producen niveles de testosterona más consistentes, pero deben aplicarse varias veces al día y, a menudo, no producen niveles sanguíneos de la hormona lo suficientemente altos. La testosterona en cremas compuestas suelen estar más concentradas, pero la Administración de Drogas y Alimentos no las ha evaluado. Las dosis altas de esteroides anabólicos orales son tóxicas para el hígado y no se recomiendan. Los medicamentos como el clomifeno y el anastrozol estimulan al cuerpo a producir testosterona y son una buena opción para los hombres que desean tener hijos. Sin embargo, estos fármacos rara vez producen niveles sanguíneos óptimos de testosterona.

- **Perder peso.** El exceso de grasa corporal reduce la testosterona al aumentar la globulina fijadora de hormonas esteroides (que reduce la testosterona libre biológicamente activa) y al aumentar la conversión de testosterona en estrógeno mediante un proceso llamado aromatización. Los niveles elevados de estrógeno en hombres con sobrepeso provocan el desarrollo de los senos (ginecomastia).
- **Monitorear los efectos secundarios:** Cualquier fármaco puede causar efectos

secundarios y la dosis ideal del fármaco varía según el individuo. Como parte del tratamiento, el médico controlará la testosterona total y libre, el hematocrito (porcentaje de sangre compuesto por células), la hemoglobina (transportador de oxígeno), el PSA (prueba de próstata), el HDL (colesterol bueno) y la presión arterial. Controle las medidas de fertilidad (es decir, el recuento de espermatozoides) para concebir.

## EJERCICIO, Dieta y Testosterona

La inactividad física y la ingesta excesiva de calorías promueven la obesidad y crean una mala salud metabólica que altera los sistemas hormonales sensibles que procesan los carbohidratos, las grasas y las proteínas; y regular las sustancias químicas de señalización que forman la masa ósea y muscular. El ejercicio aeróbico de intensidad moderada, el entrenamiento con pesas, el control del peso y la reducción del estrés contribuyen a una regulación saludable de las hormonas anabólicas (es decir, testosterona, hormona del crecimiento, IGF-1). Los niveles hormonales equilibrados te dan energía, te ayudan a convertirte en una persona muy dinamica en el dormitorio y contribuyen a una alegría de vivir general.

Una buena dieta y ejercicio promueven la producción de testosterona, mejoran la actividad del receptor de andrógenos y mejoran la salud metabólica. Si bien un estilo de vida mejorado no puede compensar los niveles bajos de testosterona, lo ayudará a aprovechar al máximo lo que tiene y a hacer que el metabolismo de su cuerpo funcione mejor. Morgentaler comentó: "Si bien el ejercicio y la dieta pueden influir en los niveles de testosterona, es dudoso que los cambios en el estilo de vida por sí solos compensen los niveles deficientes. Insto a mis pacientes a hacer ejercicio y comer dietas saludables porque les hace sentir mejor y mejora la salud en general ".

El ejercicio y la dieta deben formar parte del programa general de control de la testosterona, particularmente en los atletas competitivos de mayor edad que no pueden tomar suplementos de testosterona, incluso cuando son recetados por un médico. Hace varios años, atleta master de Inglaterra lanzador de la bala presentó una exención médica para usar testosterona ante la Asociación Internacional de Federación de Atletismo (IAAF, el organismo rector internacional de pista y campo). El atleta tenía un nivel bajo de testosterona que contribuía a su diabetes. La IAAF ignoró su solicitud, lo examinó en el Campeonato Mundial de Maestros en España y lo suspendió por dos años por usar testosterona, a pesar de que estaba siguiendo el consejo de su médico.

Los principios básicos para maximizar los niveles de testosterona naturalmente incluyen:

- **Haga al menos 30 minutos de ejercicio de intensidad moderada todos los días.** El ejercicio regular contribuye a la salud metabólica, optimiza el control del flujo sanguíneo en los genitales, aumenta la testosterona, brinda a los pacientes la energía y la libido para un buen sexo. El tiempo de ejercicio depende de sus necesidades y objetivos: haga más ejercicio si necesita perder grasa corporal o mejorar su condición aeróbica y menos para enfatizar el entrenamiento con pesas o si tiene un tiempo limitado.

- **Levantar pesas:** El entrenamiento con pesas aumenta la testosterona, aumenta la densidad de los receptores de testosterona (para que la hormona funcione mejor), ayuda a controlar la grasa abdominal, aumenta la masa muscular y mejora la confianza en uno mismo, todo lo cual es fundamental para maximizar los niveles de testosterona y su efectividad. Además, los niveles más altos de testosterona aumentan la capacidad de ganar masa muscular y fuerza. Los entrenamientos de múltiples series que utilizan períodos cortos de descanso aumentan mejor la testosterona. Sin embargo, el sobreentrenamiento suprime la actividad del receptor de andrógenos, lo que hace que el entrenamiento sea menos efectivo. Entrena duro, pero no demasiado.
- **Consuma una dieta saludable:** Una buena dieta promueve la salud metabólica, previene el daño de los radicales libres (una oxidación biológica) que afecta la función sexual y le brinda la energía que necesita para ser un dinamo en el dormitorio.
- **Perder peso:** El aumento de la grasa corporal, especialmente si se lleva en el abdomen, disminuye los niveles de testosterona, hace que los hombres sean menos deseables para las mujeres y

promueve problemas de erección. Quemar más calorías de las que consume, a través de un programa de dieta y ejercicio sensato, reduce la grasa abdominal y refuerza los niveles de testosterona en sangre. Los niveles más altos de testosterona ayudan a controlar la grasa corporal y mejoran el rendimiento y el disfrute sexual.

• **No entrene demasiado:** Equilibre el entrenamiento y la recuperación porque el ejercicio excesivo deprime la testosterona y perjudica el desempeño sexual y físico. El sobreentrenamiento es un factor decisivo para el programa. Suprime las hormonas anabólicas, daña tejidos críticos y dificulta el desarrollo de habilidades.

• **Duerma lo suficiente y minimice el estrés dañino:** El estrés excesivo y la falta de sueño deprime la testosterona, aumenta el cortisol (una hormona del estrés catabólico) y reduce la libido. Aprenda a distinguir el estrés bueno del malo. El buen estrés te hace crecer emocional y físicamente y te hace rendir al máximo. El mal estrés lo agobia y daña el sistema inmunológico. ¡No te preocupes por las cosas pequeñas! Parafraseando al filósofo alemán Friedrich Nietzsche: Todo lo que no te mata te hace más fuerte.

• **Piense como un ganador:** El estado mental afecta profundamente los niveles de testosterona y el desempeño sexual. En hombres y mujeres, los niveles de testosterona aumentan después de ganar una competencia atlética, pero bajan después de una derrota (Oliveira, et al., 2009). El comportamiento asertivo seguido de un aumento de estado conduce a un aumento de los niveles de testosterona. Desarrollar una actitud ganadora lo prepara para el éxito en la vida y aumenta la testosterona.

• **Manténgase sexualmente activo:** La practica frecuente de buen sexo aumenta la testosterona y mejora la salud metabólica, lo que conduce a más y mejor sexo. ¡El mejor consejo para mantener la salud sexual es practicar, practicar, practicar!

• **Consulte a su médico:** Los problemas médicos, como la diabetes y el envejecimiento, pueden reducir los niveles de testosterona. Es posible que el entrenamiento y la dieta no sean suficientes, así que hágase un chequeo para descartar problemas de salud. Muchos hombres de edad avanzada, incluso los de 30 años, pueden beneficiarse de los suplementos hormonales. Los suplementos de testosterona pueden ser justo lo que recetó el médico para rejuvenecer y energizar su vida.

## La Testosterona y el Síndrome Metabólico

La testosterona baja aumenta el riesgo de síndrome metabólico, un grupo de síntomas que incluyen presión arterial alta, aumento de grasa abdominal, regulación deficiente del azúcar en sangre y grasas en sangre anormales (Figura 9-1). La testosterona combinada con ejercicio, pérdida de peso y dieta mejorada es una terapia poderosa para personas con diabetes tipo 2, insuficiencia cardíaca congestiva y síndrome metabólico. Este tratamiento mejoró la resistencia a la insulina, el control del azúcar en sangre y previno la muerte prematura.

# Síndrome Metabólico

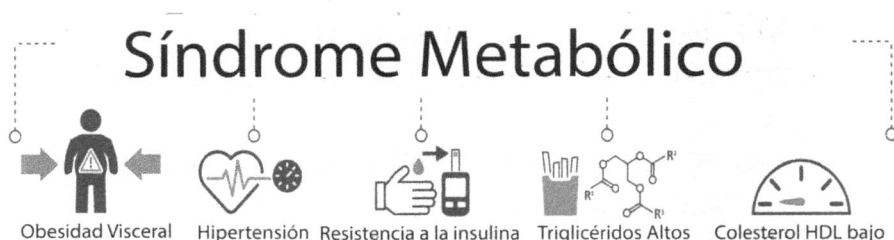

| Obesidad Visceral | Hipertensión | Resistencia a la insulina | Triglicéridos Altos | Colesterol HDL bajo |

*Figura 9-1 Los síntomas del síndrome metabólico incluyen obesidad abdominal, hipertensión, resistencia a la insulina y lípidos sanguíneos anormales. Fuente: Modificado de Shutterstock.*

Aunque controvertido, muchos médicos usan suplementos de testosterona como tratamiento de rutina para los hombres mayores con mala salud metabólica y niveles bajos de testosterona. Los datos del registro TRiUS, un gran grupo de hombres que recibieron terapia con testosterona, mostraron que la suplementación con testosterona mejoró los síntomas del síndrome metabólico, incluida la disminución de la circunferencia de la cintura, la reducción del azúcar en la sangre y la disminución de la presión arterial (Bhattacharya, et al., 2011). El tratamiento no afectó estos síntomas en hombres sin síndrome metabólico. El estudio mostró que los suplementos de testosterona mejoraron la salud metabólica en hombres mayores con niveles bajos de testosterona.

La testosterona y otros esteroides anabólicos tienen efectos poderosos sobre el metabolismo de las proteínas y las grasas. Desarrollan músculo, reducen la grasa y aceleran la conducción neural. También tienen efectos a corto y largo plazo sobre el metabolismo de la glucosa (azúcar en sangre) (Linderman, et al., 2020). Los usuarios tienen menos grasa corporal que los no usuarios de la misma edad. Los exusuarios tenían mayor grasa total y abdominal.

Los esteroides anabólicos reducen la sensibilidad a la insulina, lo que promueve la deposición de grasa abdominal (Rasmussen, et al., 2016: resumen de la reunión). Estos efectos parecen ser duraderos, pero no inevitables. Los estudios a largo plazo sobre ex atletas universitarios muestran que la salud y la longevidad después de la universidad dependen de los niveles actuales de ejercicio. Practicar deportes universitarios no protege a los adultos mayores sedentarios a menos que permanezcan físicamente activos (Lee, et al., 1995). Los usuarios de esteroides anabólicos suelen ser atletas anaeróbicos. A menudo se volverán resistentes a la insulina si no hacen ejercicio aeróbico cuando dejan de tomar esteroides y se vuelven más sedentarios.

Los suplementos de testosterona aumentan la masa muscular, la fuerza y la vitalidad física en los hombres mayores frágiles. La testosterona funciona mejor cuando se combina con un programa de ejercicios. Los beneficios de la terapia con testosterona aumentan con la dosis, pero también lo hacen los efectos secundarios. Los médicos deben equilibrar los beneficios de los medicamentos con sus efectos secundarios para mejorar la calidad de vida y minimizar los riesgos.


## Terapia de Testosterona a Largo Plazo y Composición Corporal

La terapia de reemplazo de testosterona para combatir el envejecimiento y la obesidad ha sido popular en los EUA y Europa durante más de 25 años. Finalmente vemos evaluaciones clínicas a largo plazo de los riesgos y beneficios del tratamiento. Los hombres tratados durante al menos ocho años con un decanoato de testosterona mostraron disminuciones en la circunferencia de la cintura, la grasa corporal, la hemoglobina glucosilada (una medida del control del azúcar en sangre), el colesterol, las lipoproteínas de baja densidad (colesterol malo) y síntomas de agrandamiento de la próstata (Zitzmann, et al. al., 2013). Mostraron mejoras en la función sexual y la densidad ósea, pero no un mayor riesgo de enfermedad cardíaca o cáncer de próstata. El tratamiento a largo plazo con testosterona en hombres de mediana edad es seguro y eficaz.

## ESTEROIDES Anabólicos y Recuperación de la Cirugía Ortopédica

La cirugía de reemplazo total de rodilla finalmente mejora la movilidad y la calidad de vida, pero requiere muchos meses de rehabilitación. El proceso es complicado porque la atrofia muscular severa retrasa la recuperación y afecta el resultado de la cirugía. Investigadores australianos (Hohmann, et al., 2010) encontraron que la administración de pequeñas dosis de esteroides anabólicos (50 mg de decanoato de nandrolona, 2 veces por semana) promovió la recuperación y aumentó la fuerza. Este estudio utilizó dosis bajas de esteroides anabólicos. Probablemente podrían haber observado beneficios aún mayores si hubieran usado dosis más altas (200-300 mg por semana). Otros estudios en adultos de mediana edad mostraron que estas dosis causaron incrementos impresionantes en la masa muscular y la fuerza y podrían administrarse con efectos secundarios mínimos.

## Resumen

La terapia con testosterona es una herramienta valiosa para mejorar la calidad de vida y la longevidad de los hombres que envejecen. En los hombres con niveles reducidos de testosterona, se observa aumento del peso corporal, reducción de la masa corporal magra, la fuerza muscular, los niveles de energía, la actitud mental y la calidad de vida. La técnica tiene críticas, por lo que los pacientes deben ser monitoreados cuidadosamente para prevenir efectos secundarios y malos resultados. Las terapias con testosterona permiten a los hombres mayores participar en programas de ejercicio vigorosos con efectos que salvan vidas. Estos programas serían imposibles si los pacientes no tuvieran la capacidad física que hace posible la terapia con testosterona.

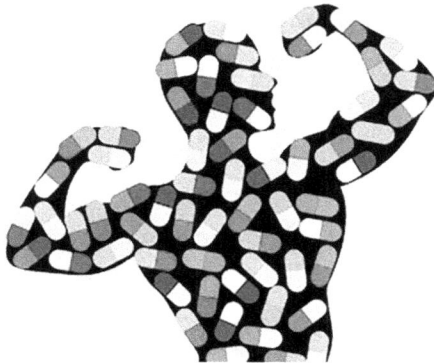

# 10

# LOS ESTEROIDES ANABÓLICOS, LA ÉTICA Y LA LEY

L as leyes contra el uso de esteroides anabólicos en muchos países han puesto a los atletas que usan esteroides en peligro legal. En 1990, el Congreso de los Estados Unidos aprobó la Ley de Control de Esteroides Anabólicos, que entró en vigor el 21 de febrero de 1991. La Ley de Esteroides clasificó 27 esteroides anabólicos como sustancias de la Lista III. La ley otorgó a la Agencia Antidrogas de EUA poder para restringir la importación, exportación, distribución y dispensación de esteroides anabólicos. El 11 de marzo de 2004, el Congreso lo enmendó (S.2195) para incluir "prohormonas", como la androstenediona. El cuerpo convierte las prohormonas en testosterona, lo que hace que estos medicamentos sean esteroides anabólicos "indirectos". La ley prohibía a los médicos recetar esteroides anabólicos a los atletas para mejorar el rendimiento atlético.

El presidente de los Estados Unidos, George Bush, mencionó el uso de esteroides anabólicos en su discurso sobre el estado de la Unión en 2004:

"Para ayudar a los niños a tomar decisiones correctas, necesitan buenos ejemplos. El atletismo juega un papel tan importante en nuestra sociedad, pero, desafortunadamente, algunos de los deportes profesionales no están dando mucho ejemplo. El uso de drogas que mejoran el rendimiento como los esteroides en el béisbol, el fútbol y otros deportes es peligroso y envía un mensaje equivocado: hay atajos para el logro y el rendimiento es más importante que el carácter. Entonces, esta noche pido a los propietarios de equipos, representantes sindicales, entrenadores y jugadores que tomen la iniciativa, envíen la señal correcta, se pongan duros y eliminen los esteroides ahora ".

Los escándalos de drogas plagan el deporte en casi todos los niveles. Las acusaciones de uso de drogas por parte de atletas profesionales y olímpicos en el asunto BALCO, atletas rusos en los Juegos Olímpicos de Sochi y atletas que compiten en el Tour de Francia son solo los últimos incidentes en la larga historia del uso de drogas en el deporte. Una lista de incidentes notorios de dopaje deportivo incluye:

• Los programas institucionalizados de drogas deportivas en Rusia, URSS, RDA, y China (Figura 10-1; Ilona Slupianek GDR dio positivo por esteroides en 1977),

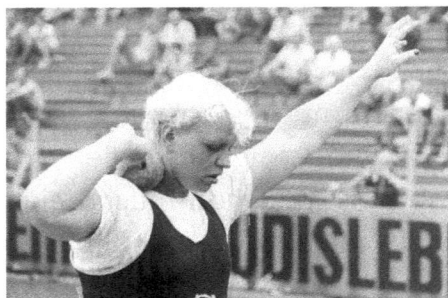

*Figura 10-1: Ilona Slupianek GDR. Fuente: Wiki Commons.*

- El éxodo masivo de atletas de los Juegos Panamericanos en 1983 para evitar las pruebas de drogas,
- Descalificación de esteroides de Ben Johnson de los Juegos Olímpicos de 1998 (Figura 10-2; Ben Johnson dio positivo por esteroides, Juegos Olímpicos de 1988)

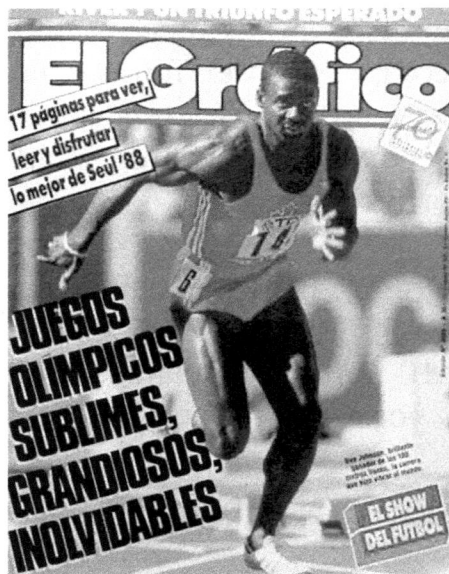

*Figura 10-2: Ben Johnson. Fuente: Wiki Commons.*

- El encubrimiento institucionalizado por el Comité Olímpico de los Estados Unidos,

de los atletas estadounidenses que dieron positivo por sustancias prohibidas,

- Uso generalizado de eritropoyetina (EPO) y dopaje sanguíneo por atletas del Tour de Francia y de las carreras de esquí nórdico. Lance Armstrong fue prohibido de por vida en 2005 después de admitir que usaba EPO y testosterona (Figura 10-3)

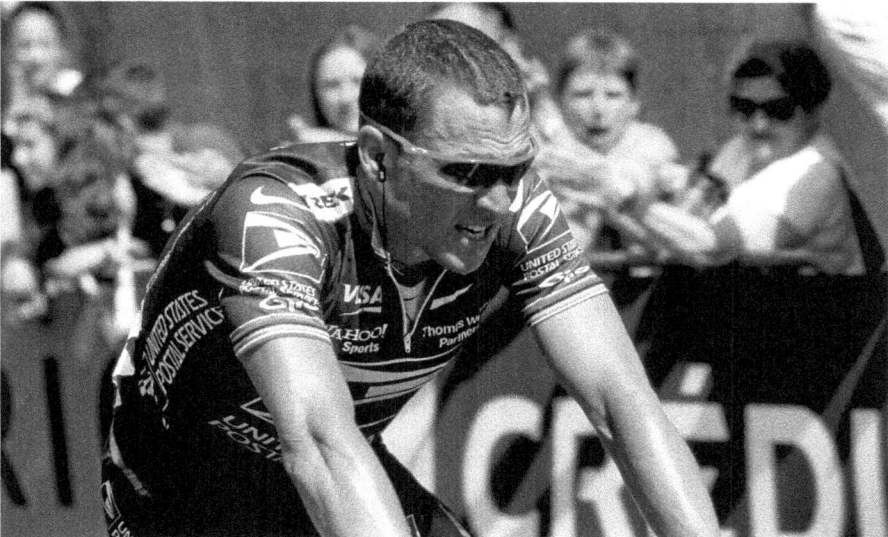

*Figura 10-3: Lance Armstrong. Fuente: Wiki Commons.*

- El escándalo Balco en los Estados Unidos de America involucró a destacados atletas olímpicos y profesionales. La superestrella de pista y campo Marion Jones, Figura 10-4, implicada en el escándalo Balco, fue descalificada de los Juegos Olímpicos de

2000 y Campeonatos Mundiales de 2001 cuando admitió haber usado esteroides anabólicos.

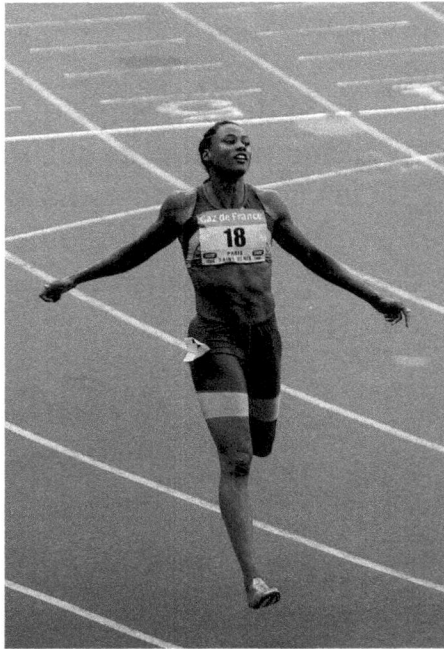

*Figura 10-4: Marion Jones. Fuente: Wiki Commons.*

- Uso de esteroides anabólicos en béisbol y fútbol americano.
- Contaminación de complementos alimenticios de venta libre con esteroides anabólicos,
- El uso sistemático de sustancias prohibidas por los atletas rusos resultó en suspensiones de todo el equipo en 31 deportes en 2016 y 2020. La figura 10-5 resume los informes de dopaje falsos presentados por el Laboratorio de Control de Dopaje de Rusia, descubiertos por el informe de McLaren (2016).

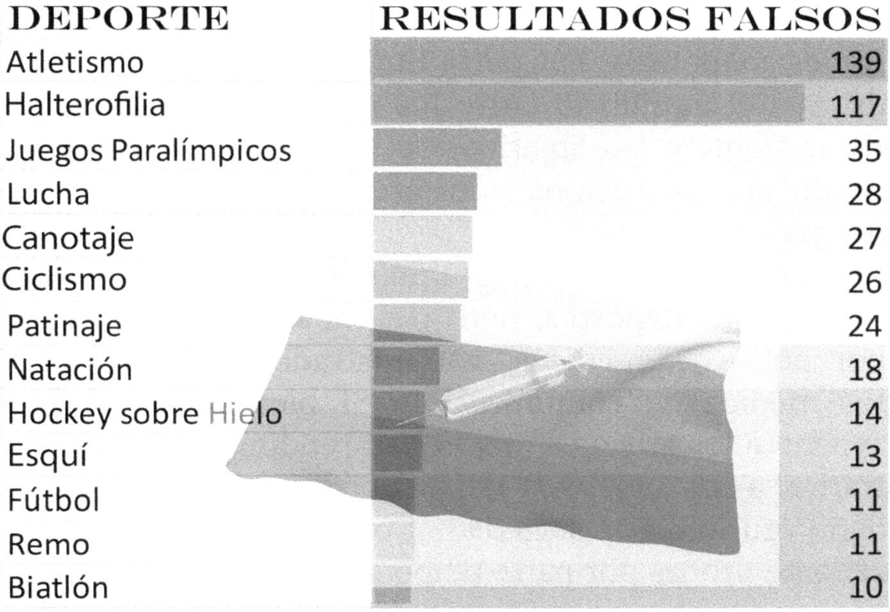

| DEPORTE | RESULTADOS FALSOS |
|---|---|
| Atletismo | 139 |
| Halterofilia | 117 |
| Juegos Paralímpicos | 35 |
| Lucha | 28 |
| Canotaje | 27 |
| Ciclismo | 26 |
| Patinaje | 24 |
| Natación | 18 |
| Hockey sobre Hielo | 14 |
| Esquí | 13 |
| Fútbol | 11 |
| Remo | 11 |
| Biatlón | 10 |

*Figura 10-5: Pruebas de dopaje rusas falsificadas citadas en el informe de McLaren.*

Estas controversias sobre drogas involucraron a atletas que tomaron sustancias prohibidas para maximizar el rendimiento y los intentos de la jerarquía deportiva para detenerlas.

El uso de drogas está muy extendido en los deportes, pero los políticos, las organizaciones profesionales de la salud y los administradores deportivos quieren evitar que los atletas las consuman. Otros científicos y especialistas en ética argumentan que estamos perdiendo la guerra contra las drogas y el deporte y malgastando innecesariamente recursos que podrían dedicarse a los deportes en sí. Los problemas que rodean la prohibición del uso de esteroides en los deportes de aficionados, olímpicos y profesionales son complejos e incluyen los esteroides y el "campo de juego nivelado", los riesgos para la salud de los esteroides anabólicos, la falta de naturalidad de los esteroides anabólicos, la Cuarta Enmienda y las pruebas de drogas, el equilibrio entre los objetivos de los deportistas frente a los objetivos de la sociedad y la responsabilidad institucional de prevenir el consumo de drogas en el deporte.

Las reglas deberían prohibir los esteroides anabólicos en los deportes, pero no por las razones citadas por políticos, médicos, administradores deportivos y los medios de comunicación. Si bien los esteroides ayudan a los atletas a mejorar su rendimiento, son contrarios a los objetivos del deporte en la sociedad. El daño causado a la sociedad al permitir el uso generalizado de drogas por parte de personas que no tienen posibilidades de sobresalir en los deportes eclipsa los beneficios de permitir que unos pocos atletas de élite usen drogas para prepararlos para la competencia.

El historiador de la Universidad de Texas, Austin, John Hoberman, discutió la ambivalencia y la inconsistencia en EUA con respecto al uso generalizado de drogas para mejorar el rendimiento y a los atletas que realizan pruebas de drogas en su libro Testosterone Dreams: Rejuvenation, Aphrodisia, Doping (2004). Los vendedores ambulantes promovieron los extractos testiculares para aumentar la vitalidad y la potencia sexual desde la década de 1880. La testosterona se sintetizó y usó clínicamente a partir de 1934 para tratar problemas sexuales en hombres y mujeres y, más tarde, para promover el crecimiento y la fuerza muscular. Hoberman dijo que, si bien el uso de drogas estaba mal visto en los deportes de aficionados, los deportes de élite lo aceptaban (o miraban para otro lado). Los incidentes que cambiaron el rumbo de la opinión pública incluyeron la descalificación de esteroides de Ben Johnson en los Juegos Olímpicos de 1988, el presunto uso de androstenediona por Mark McGuire (un suplemento legal en ese momento), y el escándalo de las drogas BALCO. Estos incidentes entraron en conflicto con las tradiciones sagradas y el folclore estadounidense, como el récord de jonrones de temporada de Babe Ruth y el mito de la pureza amateur de los atletas olímpicos.

## El Escándalo BALCO

El escándalo BALCO (siglas en ingles - Bay Area Laboratory in Burlingame, California) involucró el dopaje sistemático de atletas olímpicos y profesionales a través del Laboratorio del Área de la Bahía en Burlingame, California. La compañía vendió suplementos y proporcionó análisis de sangre y orina para ayudar a los atletas a mantener el "equilibrio metabólico". El área sur de la bahía de San Francisco fue un semillero de atletas olímpicos de clase mundial, particularmente en atletismo. Algunos de los mejores atletas de fuerza del mundo vivían a menos de 20 millas entre sí. El área también fue el hogar de los San Francisco Giants y 49ers y los Oakland As y Raiders.

El laboratorio comercializaba "esteroides de diseño" indetectables, eritropoyetina (refuerzo de la sangre), hormona del crecimiento humano, modafinilo (estimulante que aumenta la concentración mental) y crema de testosterona. Los niveles de testosterona se controlaron de cerca para evitar la detección. Emplearon a varios atletas notables que reclutaron una impresionante lista de clientes de atletas olímpicos y profesionales de élite.

Una muestra de "la crema", el esteroide de diseño de BALCO, se envió de forma anónima a el Laboratorio Analítico Olímpico de la Universidad de California en Los Ángeles (UCLA) e información que detalla el programa BALCO. El laboratorio desarrolló un método químico para analizar la sustancia: el esteroide de diseño tetrahidrogestrinona. La revelación se convirtió en un escándalo nacional investigado públicamente por el gobierno federal. Veinte de las 550 muestras de orina recolectadas dieron positivo para tetrahidrogestrinona.

El escándalo resultó en sanciones severas para muchos atletas notables de pista y campo. Antes del escándalo, las Grandes Ligas de Béisbol no prohibían específicamente los esteroides. El escándalo desencadenó estrictas reglas antidopaje en el béisbol profesional. Varios de los principales agentes del laboratorio recibieron sentencias de cárcel.

## Los Esteroides Anabólicos, las Expectativas del Público y el Atractivo del Éxito y el Dinero

El general George Patton dijo: "Los estadounidenses aman a un ganador y no tolerarán a un perdedor. Los estadounidenses juegan para ganar todo el tiempo. Es por lo que los estadounidenses nunca han perdido y nunca perderán una guerra ". Su cita refleja las opiniones de Estados Unidos America sobre los deportes y la guerra.

El público adopta sustancias que mejoran el rendimiento para ayudar a las personas a sobresalir en la escuela, el lugar de trabajo y el dormitorio. Millones toman estabilizadores del estado de ánimo, como Prozac, y "potenciadores de la mente", como modafinil (Provigil). Los directores de orquesta sinfónica y los oradores públicos a menudo toman betabloqueantes o tranquilizantes para reducir la ansiedad antes de las presentaciones o conferencias. Estas drogas aumentan la productividad, la concentración mental y quizás los ingresos, pero pocas personas culpan a quienes las consumen. Nadie culpa a los escaladores de montañas por usar oxígeno suplementario, sin embargo, los escaladores no podrían lograr escaladas récord sin él. Los medicamentos que tratan la disfunción eréctil, como Viagra, han mejorado el rendimiento sexual en toda una generación de hombres que envejecen. Sin embargo, sus parejas sexuales no los culpan por "hacer trampa en el dormitorio".

La geriatría y la mejora de la calidad de vida de los pacientes mayores son las áreas de más rápido crecimiento en la medicina. Muchos médicos recetan testosterona y hormona del crecimiento a pacientes de edad avanzada para mejorar la capacidad sexual, la vitalidad y la aptitud física. Pocos de estos pacientes necesitan terapia de reemplazo hormonal (TRH) para compensar las deficiencias hormonales. Más bien, toman hormonas para mejorar la calidad de vida. ¿Debería privarse a los atletas de los tratamientos médicos utilizados por la gente común que retardan los efectos del envejecimiento y mejoran el rendimiento físico? Un examen de las pruebas de drogas en los deportes muestra que las pruebas positivas ocurren con regularidad en los atletas de cetegorias máster que compiten en atletismo y Cross-Fit.

Las expectativas del público se suman a la inconsistencia. Los espectadores pagan para ver a los atletas de élite en la cima de su juego. Los linieros profesionales de fútbol americano de la década de 1950 a menudo pesaban menos de 100 kg (220 lb), mientras que el liniero promedio en 2021 pesaba más de 145 kg (320 lb). Los linieros de fútbol americano de la División I aumentaron en tamaño y fuerza en más del 20 por ciento en los últimos 20 años. Si bien los jugadores de hace 25 años eran grandes atletas, no tenían el atractivo de público de los gigantes veloces de hoy. La gente quiere ver culturistas más grandes que la vida, bateadores golpeando la pelota sobre la pared exterior y velocistas corriendo más rápido que nunca. Los nuevos métodos de entrenamiento, la nutrición deportiva mejorada y los suplementos y medicamentos efectivos han llevado el rendimiento a niveles más altos.

El incentivo económico para usar esteroides es casi irresistible en algunos deportes. Los jugadores ganan mucho más dinero que la persona promedio, por lo que el público los mantiene en un estándar moral más alto que la gente común. Paul Weiler describió este fenómeno: "En 1947, el jugador de béisbol promedio ganaba $ 11,000 al año, un poco más de cuatro veces el salario del trabajador estadounidense promedio. En 1967, el jugador promedio ganaba $ 19,000, aproximadamente 3.5 veces el promedio de $ 5,500 para los trabajadores. En 1973, los salarios del béisbol subieron a $ 36,000, pero los trabajadores experimentaron una gran ganancia (a $ 9,500), dejando la relación jugador-trabajador todavía un poco por debajo del nivel de 1947. Sin embargo, en 1999, el jugador de béisbol promedio ganaba $ 1.57 millones, mientras que el trabajador promedio ganaba solo $ 28,000: una proporción de 56 a uno. En 2020, el jugador promedio de béisbol de las Grandes Ligas ganó $ 1. 4 millones por año, mientras que el trabajador estadounidense promedio a tiempo completo ganaba $ 48,672, una proporción de alrededor de 28 a uno. Se podría argumentar que los atletas profesionales están perdiendo terreno en comparación con los atletas en 1999, pero sus salarios son más de lo que la mayoría de la gente sueña. Los deportistas de élite son iconos culturales con una enorme influencia en el comportamiento de la gente corriente. La pureza de los atletas profesionales y olímpicos es parte de la tradición popular y el folclore.

Los ejecutivos de negocios pueden tomar Prozac o modafinil para aumentar la productividad y los estudiantes de posgrado toman esos medicamentos para mejorar su desempeño en el examen de registro de posgrado. Aún así, los atletas no pueden tomar esteroides para romper récords atléticos legendarios. Los esteroides violan nuestras percepciones e ilusiones sobre el deporte, que es la verdadera razón por la que las reglas los prohíben en las competencias atléticas.

## El Mito del Campo de Juego Nivelado

¿Los esteroides anabólicos crean una ventaja injusta? Per-Olaf Astrand, un famoso profesor de fisiología de Suecia, dijo una vez: "Elige con cuidado a tus padres para ser un campeón olímpico". Las competencias atléticas de élite en los deportes olímpicos, béisbol profesional, fútbol, baloncesto y hockey son competencias entre hombres y mujeres genéticamente dotados.

El proyecto del Genoma Humano, completado en 2002, identificó las secuencias de genes humanos. La mayoría de los genes tienen variantes llamadas polimorfismos que causan diferencias individuales en cada característica humana, incluida la inteligencia, la susceptibilidad a las enfermedades, la reacción a las drogas, la fuerza muscular y la apariencia.

Los investigadores descubrieron más sobre los

genes en los últimos 10 años que durante toda nuestra historia. El rendimiento deportivo tiene un fuerte componente genético. Los científicos han identificado más de 800 genes relacionados con la resistencia, la fuerza, la potencia, la deposición de grasas y el uso de grasas.

El estudio de familias HERITAGE (https://www.pbrc.edu/heritage/) es un proyecto de investigación masivo que explora el papel de la genética en la pérdida de peso, la dieta y el ejercicio. Los estudios mostraron la contribución vital a la genética en respuesta al ejercicio y la dieta. Las personas mostraron respuestas muy variables al seguir la misma dieta o programa de ejercicio. Algunas personas logran un 50 por ciento de mejoras en respuesta al entrenamiento, mientras que otras mejoran solo del 2 al 3 por ciento. Los cambios en la condición física y la grasa son más difíciles en los que no responden.

La igualdad de condiciones es un mito. Las personas sin variantes genéticas clave no pueden alcanzar niveles de rendimiento de élite. Los oficiales atléticos propagan el mito de que cualquiera puede ser campeón si trabaja lo suficiente. Típica es una declaración de Juan Antonio Samaranch, ex presidente del Comité Olímpico Internacional que dijo:

"El dopaje no solo es un peligro para la salud de los deportistas, sino que también constituye una forma de trampa que no podemos aceptar. Tal comportamiento se burla de la esencia misma del deporte y de nuestros ideales más sacrosantos: el deseo interior de superar los propios límites, la necesidad social de competir con los demás, de encontrar la propia identidad en la sociedad y de desarrollarse a todos los niveles ".

¿Es un campo de juego nivelado cuando los genes dan a algunas personas una capacidad atlética superior que a otras?

Las controversias con respecto a los atletas transgénero se han sumado a la confusión sobre la testosterona y el rendimiento deportivo. Una revisión de la literatura por Handelsman, et al. (2018) informaron que la testosterona les da a los hombres una ventaja competitiva del 8 al 12 por ciento debido a una mayor hemoglobina circulante, masa muscular y fuerza. En 2015, el Comité Olímpico Internacional dictaminó que los atletas transgénero pueden competir en estas condiciones:

"Aquellos que hacen la transición de mujer a hombre son elegibles para competir en la categoría masculina sin restricciones.

Aquellos que hagan la transición de hombre a mujer son elegibles para competir en la categoría femenina bajo estas condiciones:

1.  La deportista ha declarado que su identidad de género es femenina. La declaración no se puede modificar, con fines deportivos, durante al menos cuatro años.
2.  La atleta debe demostrar que su nivel total de testosterona en suero ha estado por debajo de 10 nmol / L durante al menos 12 meses antes de su primera competencia (con el requisito de que cualquier período más largo se base en una evaluación confidencial caso por caso, considerando si 12 meses es

suficiente tiempo para minimizar cualquier ventaja en la competencia femenina)".

El problema con esta regla es que la exposición a la testosterona causa cambios en la fisiología muscular a largo plazo y quizás permanentes. Los esteroides anabólicos combinados con el entrenamiento aumentan las células satélite de los músculos y la densidad de los receptores de andrógenos. Estos cambios persisten mucho después de niveles más altos y reducidos de testosterona. Un atleta que hace la transición de hombre a mujer tendrá más células satélite musculares y receptores de andrógenos, lo que proporcionará beneficios de por vida.

Dos bioeticistas notables: Norman Fost, Director del Programa de Ética Médica de la Facultad de Medicina de la Universidad de Wisconsin, y Julian Savulescu, Catedrático de Ética Práctica en la Universidad de Oxford, aludieron a la falacia e hipocresía inherentes al argumento del campo de juego nivelado (Fost, N, 2004; Savulescu, et al., 2004; Savulescu, et al., 2013). Fost rechazó que los atletas sean obligados a usar esteroides para tener éxito. Los esteroides, junto con el entrenamiento con pesas, confieren una ventaja, pero los atletas son libres de no participar. El fútbol americano también requiere un trabajo agotador, horas en la sala de pesas y dolor crónico por contacto que puede durar toda la vida. Los atletas que dicen ser obligados a usar esteroides no distinguen una oportunidad de una amenaza. También son libres de no usar máquinas de pesas de la era espacial, complementos alimenticios que funcionan como drogas,

Sam Shuster, de la Facultad de Medicina de la Universidad de Newcastle en el Reino Unido, se opone

(Shuster, 2012). Él cree que la preocupación excesiva por el melanoma ha mantenido a la gente fuera del sol innecesariamente. También cree que las reglas no deberían sancionar a los atletas por tomar drogas para mejorar el rendimiento. Shuster sostiene que los medicamentos como los esteroides anabólicos no difieren de otras técnicas para mejorar el rendimiento, como los trajes de velocidad en el esquí, el afeitado del vello corporal en la natación o la cirugía ocular Lasix para mejorar la precisión en arqueros y tiradores. No hay pruebas de que las drogas proporcionen una ventaja competitiva, por lo que es incorrecto e inmoral castigar a los atletas por consumirlas.

Fost estuvo de acuerdo en que los esteroides no son naturales, pero también lo son los zapatos para correr, las máquinas de pesas y las bebidas de reemplazo de fluidos deportivos. ¿Por qué no insistir en que los atletas levanten rocas en lugar de entrenar en máquinas de levantamiento de pesas de la era espacial? No hay distinción moral entre ayudas de rendimiento naturales y artificiales. En los Juegos Olímpicos de 1988 en Seúl, Ben Johnson perdió su medalla de oro por tomar esteroides. Fue llamado tramposo por aprovecharse de sus oponentes. La novia de los Juegos Olímpicos fue la estrella de natación Janet Evans, quien ganó porque vestía un "traje de velocidad" desarrollado por ingenieros estadounidenses que se mantuvo en secreto para los alemanes orientales. Evans usó una ayuda para el desempeño que nadie más tenía. Johnson usó esteroides disponibles para cualquier persona y probablemente usados por la mayoría de los atletas en el campo. El problema de Johnson fue que no pasó una prueba de drogas, no que hubiera creado una competencia desigual.

Fost argumentó que si bien los esteroides brindan una ventaja competitiva, también lo hacen el entrenamiento con pesas, la buena nutrición, el entrenamiento y el equipo. Países como EUA, Rusia, Gran Bretaña, y China gastan millones de dólares en desarrollar atletas de élite. Los países en desarrollo, como Sierra Leona, tienen dificultades para proporcionar zapatillas deportivas a sus atletas. En los países del tercer mundo, el estatus socioeconómico está muy relacionado con factores físicos como la altura, el peso, el índice de masa corporal, la masa grasa y la masa corporal magra, que son importantes para el éxito deportivo.

Los avances tecnológicos siempre han formado parte del deporte. Las personas usaban zapatos para ayudarlos a correr en superficies rocosas e irregulares, agregar picos para aumentar la tracción y usar componentes de alta tecnología para aligerar su peso. En la década de 1940, Cornelius Warmerdam rompió la barrera de 4,57 m (15 pies) en el salto con pértiga con una caña de bambú. El bambú fue una mejora de los postes rígidos hechos de pino. Hoy, 15 pies ni siquiera es una buena marca para la escuela secundaria. Los avances en la tecnología de pértigas han permitido a los saltadores con pértiga superar los 20 pies (6,10 m). Los mejores postes de salto son tan costosos que no están disponibles para la mayoría de los atletas. ¿Es este un campo de juego nivelado?

Los especialistas en carreras pedestres de distancia larga (fondo) de África Oriental dominan el deporte porque tienen una mayor economía de carrera y una mayor utilización fraccionada del consumo máximo de oxígeno, posiblemente debido a niveles más altos de hemoglobina y densidad mitocondrial que las personas en otras partes del mundo. La hemoglobina y las mitocondrias son factores esenciales en el metabolismo del oxígeno. Savulescu y Foddy (2004) citaron el caso del esquiador finlandés Eoro Maentyranta. "En 1964, ganó 2 medallas de oro. Luego se descubrió que su mutación genética significaba que "naturalmente" tenía entre un 40 y un 50 por ciento más de glóbulos rojos que el promedio. ¿Era justo que se le diera una ventaja significativa por casualidad? ¿Por qué no comparar las competiciones de carreras por hematocrito (porcentaje de células en la sangre) y contenido mitocondrial tal como lo hacen por género? Sin embargo, cuando los atletas toman el fármaco EPO (eritropoyetina) para aumentar su recuento sanguíneo, son llamados tramposos.

El trineo es otro buen ejemplo en el que la tecnología brinda a las personas ventajas sobre otras. Nadie se quejó cuando el famoso pero irregular equipo de trineo jamaicano, mostrado en la película *Cool Runnings*, compitió y perdió usando equipos de segunda categoría contra equipos, como Suiza y Austria, que usaban trineos tecnológicamente avanzados. Sin embargo, si los jamaiquinos hubieran dado positivo por esteroides, habría habido un alboroto internacional.

Existen desigualdades similares en deportes profesionales, como el béisbol y el fútbol americano. Según Forbes, "los grandes mercados como Nueva York, Boston y Chicago ofrecen más oportunidades de ingresos que Kansas City, Minneapolis o Tampa. En abril de 2020, los Yankees están valorados en $ 5 mil millones y produjeron más de $ 683 millones en ingresos en 2019. Los Miami Marlins, en el lugar 30, están valorados en $ 980 millones con ingresos en 2019 de $ 222 millones". El béisbol de las Grandes Ligas tiene un plan de reparto de ingresos. Aún así, no "nivela el campo de juego" en la capacidad de contratar a los mejores jugadores y crear el entorno de entrenamiento óptimo.

La gente inventó los deportes y las reglas deportivas cambian con frecuencia. Los bateadores de cuadrangulares (Home Runs), como Barry Bonds y Mark McGwire, quienes supuestamente usaron sustancias para mejorar el rendimiento, electrizaron un juego moribundo debido a sus hazañas estelares. Estos brillantes atletas usaron suplementos para ayudarlos a prepararse para jugar lo mejor posible, y lo lograron maravillosamente. Los cambios en las reglas se han adaptado al pase adelantado, los postes de fibra de vidrio, los tacos de salida y el salto de Fosbury. Los esteroides anabólicos están en esta tradición.

No hay igualdad de condiciones en los deportes, y nunca lo ha habido. Los esteroides representan una innovación de entrenamiento que no es más antinatural que las máquinas de pesas, las bebidas deportivas, los zapatos para correr o los bastones de fibra de vidrio. Savulescu y Foddy (2004) declararon: "La mejora del rendimiento no va en contra del espíritu del deporte; es el espíritu del deporte. Ser mejor es ser humano. Los atletas deben tener esta opción. Su bienestar debe ser primordial. Sin embargo, consumir drogas no es necesariamente una trampa. La legalización de las drogas en el deporte puede ser más justa y segura ".

# Los Esteroides Anabólicos no son Saludables

TOMAR esteroides anabólicos en dosis efectivas no es saludable, pero ¿los riesgos para la salud son mayores que practicar algunos deportes? El cuerpo medico del Comité Olímpico Internacional, los políticos, los medios de comunicación y los administradores deportivos citan los riesgos para la salud de los esteroides anabólicos como una de las principales razones para prohibir las drogas. Los medios de comunicación han desatado un frenesí por los esteroides que no se basan en hechos científicos. Los esteroides tienen efectos secundarios, pero la mayoría son reversibles y leves. Por alguna razón irracional, la prensa los distorsiona y exagera. Continúan insistiendo en los males de los esteroides cuando mucha de la información es evidentemente falsa.

Betterman resumió la dificultad de realizar una investigación objetiva sobre los esteroides (Reilly y Orme, 1997): "Varios atletas con los que he trabajado han acusado a los científicos deportivos de usar solo evidencia selectiva para demostrar que los esteroides son peligrosos. Citamos observaciones aleatorias como evidencia de efectos secundarios adversos. Pero necesitamos estudios estrictamente controlados para evidenciar que los medicamentos mejoran el rendimiento. Los científicos no pueden tener ambas cosas. Deben considerar los pros y los contras de estos medicamentos de manera objetiva ".

Los atletas a menudo tienen problemas para obtener información precisa de médicos y científicos sobre los efectos secundarios de los esteroides anabólicos. Los esteroides están tan politizados que es imposible obtener una evaluación honesta de sus riesgos por parte de expertos en salud. Su reacción típica es aconsejar a los atletas que se mantengan alejados de los esteroides porque son ilegales y peligrosos. Existe una lista extensa de efectos secundarios del uso de esteroides anabólicos, que incluyen acné, atrofia testicular, arteriosclerosis, cánceres de próstata e hígado y trastornos psiquiátricos.

Los esteroides no representan un riesgo mortal en la mayoría de las personas. Los atletas han usado esteroides desde la década de 1930, sin embargo, solo un estudio epidemiológico muestra un vínculo entre los esteroides y la muerte prematura, y este estudio utilizó solo nueve sujetos. Los esteroides tienen efectos secundarios, pero los riesgos son pequeños en comparación con los riesgos en muchos deportes. Legiones de exjugadores de fútbol americano están inhabilitados permanentemente para practicar este deporte. Mez, et al. (2007) encontraron que 110 de 111 jugadores de la NFL fallecidos mostraban daño cerebral permanente. Los gimnastas, esquiadores alpinos, buceadores, jugadores de lacrosse y rugby, ciclistas, boxeadores, luchadores, atletas ecuestres y kayakistas corren riesgos que superan con creces los que plantean los esteroides. ¿Deberíamos prohibir estos deportes porque son peligrosos y nocivos para la salud? Los riesgos que plantean estos deportes superan con creces los de tomar esteroides anabólicos.

## ¿DEBERÍAN PERMITIRSE los Esteroides Anabólicos en los Deportes?

Los atletas de élite son modelos para seguir para millones de atletas en todo el mundo que nunca alcanzarán niveles olímpicos o profesionales en el deporte. Las reglas que prohíben el uso de esteroides en los deportes están justificadas porque sirven al bien mayor de la sociedad.

Dos preguntas son críticas: 1) ¿Tienen las acciones de los atletas profesionales un efecto significativo en la población general, y 2) ¿Existe una necesidad especial demostrada de identificar a los atletas profesionales para registros sin orden judicial? La respuesta a ambas preguntas es sí.

Los deportistas juegan un papel fundamental en la sociedad. Los niños y los adultos los admiran y emulan su comportamiento, pero la mayoría de los atletas jóvenes nunca jugarán deportes profesionales u olímpicos (Tabla 10-1).

El año pasado, casi 3 millones de niños jugaron béisbol de las ligas menores en los EUA, pero solo 750 atletas jugaron en las ligas mayores el día inaugural. Las posibilidades de convertirse en un jugador de baloncesto profesional en la Asociación Nacional de Baloncesto son menores porque las plantillas de los equipos son más pequeñas. Solo tres atletas pueden competir en deportes olímpicos individuales, si cumplen con los estándares mínimos de calificación. En el levantamiento de pesas, solo tres hombres y mujeres estadounidenses en todas las categorías de peso compitieron en los Juegos Olímpicos de Londres porque el equipo estadounidense no tenía suficientes atletas que cumplieran con los estándares de rendimiento. La mayoría de los niños tienen más posibilidades de ganar la lotería que de practicar deportes de élite.

| Atletas estudiantes | Baloncesto masculino | Baloncesto femenino | Fútbol Americano | Béisbol | Hockey sobre hielo | Fútbol masculino |
|---|---|---|---|---|---|---|
| Atletas de secundaria | 538,676 | 433,120 | 1,086,627 | 474,791 | 35,198 | 410,982 |
| Atletas senior de secundaria | 153,907 | 123,749 | 310,465 | 135,655 | 10,057 | 117,423 |
| Atletas de la NCAA | 17,984 | 16,186 | 70,147 | 32,450 | 3,964 | 23,365 |
| NCAA Freshman Roster Positions | 5,138 | 4,625 | 20,042 | 9,271 | 1,133 | 6,676 |
| Atletas de primer año | 3,996 | 3,597 | 15,588 | 7,211 | 881 | 5,192 |
| Atletas reclutadas | 46 | 32 | 254 | 678 | 7 | 101 |
| Atletas de secundaria a la NCAA (%) | 3.3% | 3.7% | 6.5% | 6.8% | 11.3% | 5.7% |
| NCAA para profesionales (%) | 1.2% | 0.9% | 1.6% | 9.4% | 0.8% | 1.9% |
| Escuela secundaria a profesional (%) | 0.03% | 0.03% | 0.08% | 0.50% | 0.07% | 0.09% |

*Tabla 10-1: Solo un pequeño porcentaje de niños tiene la oportunidad de participar en deportes Olímpicos o profesionales.*

TABLA 10-1: Porcentaje de atletas de secundaria que practican deportes profesionales. La probabilidad de que un jugador de secundaria en los Estados Unidos practique un deporte profesional es de uno en 6.600 o 0.015 por ciento. Fuente: NCAA.com.

No hay un campo de juego nivelado con la excelencia atlética. Los atletas de élite tienen prerrequisitos genéticos. La persona promedio sin estos genes no tiene la oportunidad de jugar béisbol profesional o competir en los Juegos Olímpicos, sin importar lo duro que entrene. Sin embargo, la gente ve el dinero, la fama y la gloria acumulados en las estrellas atléticas y quiere ser uno de ellos.

Los atletas de la escuela secundaria y la universidad,

y los no atletas, usarán esteroides si creen que los medicamentos mejorarán el rendimiento. Se dicen a sí mismos: "Barry Bonds rompió el récord de jonrones y supuestamente tomó esteroides. Si tomo esteroides, puedo parecerme más a Bonds ". En lugar de desarrollar hábitos de por vida asociados con un estilo de vida saludable, toman medicamentos con peligrosos efectos secundarios.

Como entrenadores, hemos sido testigo de cómo los atletas se arruinaban por tomar esteroides en la escuela secundaria. A muchos les va bien en la escuela secundaria pero no logran la transición a la universidad. Por lo general, tuvieron éxito en la escuela secundaria porque eran más fuertes y poderosos que la competencia. Nunca desarrollaron la técnica para competir a un nivel superior y les resultó difícil volver a aprender las habilidades básicas en la universidad. Además, muchos fracasaron en pruebas de drogas al azar y perdieron la capacidad de competir una vez que llegaron a la universidad.

El deporte y el ejercicio juegan un papel importante en la sociedad. Mejora la salud metabólica, infunde un sentido de comunidad, fomenta una ética de trabajo competitiva y promueve la cooperación. Si bien estos beneficios son discutibles, representan los valores fundamentales de nuestra sociedad. A excepción de la mejora de la salud metabólica, los valores del deporte para la sociedad son difíciles de demostrar experimentalmente. Como la religión, son una cuestión de fe más que de ciencia.

Como sociedad, valoramos los 60 jonrones de Babe Ruth, las canastas aéreas de Willie Mays, los padres e hijos jugando a la pelota en el jardín delantero, las familias que ven a sus hijos jugar al fútbol o los amigos que ven los Juegos Olímpicos o los partidos de fútbol en la televisión. De alguna manera, tomar esteroides arruina estas imágenes y el deporte pierde algo de su salud. No importa que tomar esteroides no sea más antinatural que entrenar en máquinas de pesas, usar ropa de soporte en el levantamiento de pesas o usar zapatos para correr ultraligeros. Tampoco importa que la prohibición de los esteroides interfiera con los derechos de los atletas individuales de ser tan buenos como pueden ser. La sociedad no apoyará el uso de esteroides.

Todo deporte tiene reglas. Por ejemplo, el campo de fútbol americano mide 100 yardas, un disco pesa 2 kg (4.4 lb), la altura del aro de baloncesto es de 3,05 m (10 pies) y los jugadores tienen permitido dos servicios por cada punto en el tenis. ¿Por qué no aumentar la longitud del campo a 140 yardas o elevar la canasta a 4 metros? Las organizaciones deportivas establecen reglas y los jugadores las acatan, incluso si las reglas son arbitrarias y ambiguas.

La mayoría de los deportes tienen reglas que prohíben tomar esteroides, por lo que los atletas deben respetarlas. Si no lo hacen, deben ser sancionados del mismo modo que lo serían por infringir otras reglas. Por ejemplo, en el fútbol, un equipo es penalizado con 5 yardas cuando un jugador está fuera de juego. Si un jugador de béisbol abusa del árbitro, puede ser expulsado del juego, multado o suspendido. Bajo las regulaciones de dopaje, los atletas que infrinjan las reglas y consuman drogas ilegales reciben suspensiones.

El deporte tiene un estatus especial en nuestra sociedad. Los niños y los adultos admiran a los atletas de élite y emulan su comportamiento. A partir de 2020, solo 19,492 hombres han jugado alguna vez las Grandes Ligas (1875-2020;www.baseball-almanac.com

), y aproximadamente 25.000 hombres han jugado fútbol profesional desde 1920 (http://www. profootballresearchers.org). Los derechos de unos pocos miles de atletas de élite tienen poca importancia en comparación con el daño que su consumo de drogas causa en nuestras percepciones sobre el valor y la salubridad del deporte.

## Pruebas de Drogas y la Ley

Los atletas esperan privacidad mientras están bajo la protección, guía y supervisión del deporte organizado. La Cuarta Enmienda de la Constitución de los Estados Unidos establece: "El derecho del pueblo a estar seguro en sus personas, casas, papeles y efectos, contra registros e incautaciones irrazonables, no se violará y no se emitirán órdenes de arresto, sino por causa probable, respaldado por juramento o afirmación, y en particular describiendo el lugar a registrar y las personas o cosas que se incautarán ".

En el verano de 2005, el senador John McCain [fallecido; R-AZ] presentó la S.1114, la Ley de Deportes Limpios de 2005. Los componentes principales del proyecto de ley incluían:

- Ordenó que los equipos deportivos profesionales realicen pruebas de drogas a sus jugadores.
- Exigió la divulgación pública de los nombres de los atletas que dieron positivo en las pruebas de sustancias prohibidas.
- Los atletas que den positivo en la prueba serán suspendidos durante al menos dos años por la primera infracción y una

suspensión de por vida por la segunda infracción.

- Trató las violaciones de esta Ley como actos o prácticas injustas o engañosas en virtud de la Ley de la Comisión Federal de Comercio.
- El proyecto de ley no fue aprobado y eliminado de los libros.

Marvin Miller, ex director ejecutivo de la Asociación de Jugadores Profesionales de Béisbol, dijo que la ley es inconstitucional porque se evaluará a los jugadores si se sospecha que usan drogas para mejorar el rendimiento (https://www.mlbplayers.com/marvin-miller ):

"Un empleador puede hacer esto, y un sindicato puede aceptar hacerlo, como parte de la negociación colectiva, pero el Congreso no puede. Ninguna agencia gubernamental puede realizar una búsqueda sin antes ir a la corte y jurar ante un juez que existe una causa probable creer que el jugador 'X' es culpable. Hasta que el juez dé esa orden, la persona no puede ser registrada ".

Los trabajadores empleados en ocupaciones que afectan la seguridad pública, como los pilotos de líneas aéreas, ingenieros ferroviarios y conductores de camiones que transportan mercancías en carreteras interestatales, pueden ser sometidos a pruebas de detección de drogas y son excepciones a la Cuarta Enmienda con su trabajo. Los atletas no cumplen con ese criterio, por lo que las pruebas de detección de drogas son una cuestión de negociación colectiva. Los atletas universitarios y olímpicos son evaluados de forma rutinaria porque son miembros de organizaciones que lo requieren como requisito previo para ser miembro y participar en sus eventos.

La Asociacion Atletica Nacional de Colegiada (NCAA por sus siglas en ingles) y la Agencia Mundial Antidopage (AMA; WADA por sus siglas en ingles) examinan a los atletas universitarios y olímpicos sin una causa probable, que han acordado someterse a pruebas de detección de drogas durante todo el año a través de la membresía en los órganos rectores de sus diversos deportes. Los partidarios del proyecto de ley sostienen que el Congreso tiene el poder de exigir pruebas de detección de drogas porque mantener la pureza en el deporte es de interés nacional. Keith Ausbrook, abogado principal del Comité de Reforma del Gobierno de la Cámara de Representantes, al hablar a favor del proyecto de ley, dijo: "Creemos que el registro muestra que hay un gran interés en hacerlo para proteger la integridad del juego y proteger la salud de los jugadores y los niños que los admiran. . (https://www.nytimes.com/2005/06/02/sports/baseball/steroid-tests-ignore-the-4th-amendment.html )

Tres casos, Ferguson v Charleston (532 US 67), Chandler v. Miller (520 US 305) y Vernonia School Dist. 47J v. Acton (515 US 646), son pertinentes a las pruebas de drogas exigidas por el gobierno para atletas profesionales. En Ferguson, la Universidad Médica de Carolina del Sur instituyó un programa de pruebas en cooperación con la policía de Charleston para identificar y procesar a las mujeres embarazadas que dieron positivo en la prueba de cocaína. No obtuvieron el consentimiento informado de los pacientes. El tribunal dictaminó: "Si bien los empleados de los hospitales estatales, al igual que otros ciudadanos, deben proporcionar a la policía pruebas de la conducta delictiva que dichos empleados adquieren inadvertidamente en el tratamiento de rutina, dichos empleados tienen la obligación especial de asegurarse de que los pacientes estén informados sobre sus derechos según la Constitución Federal '

En Chandler, un estatuto de Georgia requería una prueba de drogas antes de que los candidatos pudieran postularse para cargos estatales. Los nominados del Partido Libertario demandaron en el Tribunal de Distrito. El Tribunal de Distrito y más tarde el Tribunal del Undécimo Circuito fallaron en contra de los peticionarios basándose en precedentes que involucran a estudiantes-atletas (Vernonia School Dist. 47J v. Acton 515 US 646), empleados del Servicio de Aduanas (Treasury Employees v. Von Raab, 489 US 656), y trabajadores ferroviarios (Skinner v. Railway Labor Executives 'Assn. 489 US 602). Si bien el Tribunal dictaminó en Chandler que las pruebas de orina eran registros, "el estatuto sirvió para 'necesidades especiales'," intereses distintos de las necesidades ordinarias de las fuerzas del orden ". Al equilibrar las expectativas de privacidad del individuo con el interés del Estado en el programa de pruebas de detección de drogas, el tribunal sostuvo que el estatuto, aplicado a los peticionarios, siguió las Enmiendas Cuarta y Decimocuarta. La Corte Suprema de los Estados Unidos anuló estas decisiones al dictaminar que "el requisito de Georgia de que los candidatos a cargos estatales pasen una prueba de drogas no encaja dentro de la categoría estrictamente vigilada de registros sin sospecha permitidos constitucionalmente".

El fallo de la Corte Suprema en Vernonia School Dist. 47J v. Acton tiene aplicabilidad a la cuestión de los derechos de la Cuarta Enmienda de los atletas profesionales. El Distrito Escolar de Vernonian es una pequeña colección de escuelas en Vernonian, Oregon. Debido a un creciente problema de drogas, el distrito escolar inició un programa de pruebas de drogas para atletas en 1989 con el consejo y consentimiento de los grupos de padres. El propósito del programa era "evitar que los estudiantes deportistas consuman drogas, proteger su salud y seguridad y proporcionar programas de asistencia a los consumidores de drogas".

En 1991, un estudiante de séptimo grado llamado James Acton, no pudo participar en el equipo de fútbol porque sus padres se negaron a firmar el formulario de consentimiento para la prueba de drogas. Los padres demandaron en nombre de su hijo, pero el Tribunal de Distrito dictaminó que el reclamo no tenía fundamento y desestimó la acción. La Corte de Apelaciones del Noveno Circuito de Estados Unidos revocó la decisión, sosteniendo que la política de pruebas de drogas violaba las Enmiendas Cuarta y Decimocuarta de la Constitución de Estados Unidos y el Artículo I de la Constitución de Oregon. La Corte Suprema de EE. UU. Dictaminó que la política de pruebas de detección de drogas en atletismo del distrito escolar era aceptable porque "la Política fomentaba las responsabilidades del gobierno, bajo un sistema escolar público, como tutor y tutor de los niños confiados a su cuidado. Por su propio bien y el de sus compañeros, Los niños de las escuelas públicas a menudo deben usar máscaras para protegerse contra la transmisión viral, someterse a varios exámenes físicos y recibir vacunas contra enfermedades. . . En el año escolar 1991-1992, todos los 50 estados vacunaron contra la difteria, el sarampión, la rubéola y la poliomielitis para todos los estudiantes de escuelas públicas. Los estudiantes dentro del entorno escolar esperan privacidad que los miembros de la población en general. . . Las expectativas legítimas de privacidad son aún menores con respecto a los estudiantes deportistas. Al elegir "salir para el equipo", voluntariamente se someten a una regulación incluso más alta que la impuesta a los estudiantes en general. . . . Al igual que los adultos que participan en una industria estrictamente regulada (p. Ej., Pilotos de aerolíneas), los estudiantes que participan voluntariamente en deportes escolares tienen motivos para esperar intrusiones en los derechos y privilegios normales. incluida la privacidad. "

¿Cómo se relacionan estas sentencias con los deportes profesionales? En Vernonia, el Tribunal permitió pruebas de drogas al azar después de demostrar un problema grave de drogas en el distrito escolar. Estamos de acuerdo con Glassman, quien escribió: "En ausencia de un hallazgo de una necesidad especial, ningún distrito escolar debería poder extender las pruebas de drogas sin sospecha para incluir a los participantes en actividades extracurriculares no deportivas". En Vernonia, "los estudiantes tienen una menor expectativa de privacidad mientras están bajo la protección, orientación y supervisión del sistema de escuelas públicas". ¿Es lo mismo cierto para los atletas profesionales?


## RESUMEN

Los esteroides anabólicos han capturado infamemente la imaginación de atletas, entrenadores, organizaciones deportivas, médicos, medios de comunicación y fanáticos del deporte. Mejoran el rendimiento, pero a veces tienen efectos secundarios catastróficos y deslegi-

timizan el deporte. El deporte juega un papel fundamental en la vida de las personas. El dinero y la gloria
disponibles en los grandes deportes hacen que los esteroides y otras ayudas ergogénicas sean difíciles de resistir. Sin embargo, las necesidades de la sociedad
deben tener prioridad sobre el impulso de unos pocos
atletas por el éxito. Deben continuar los esfuerzos para
eliminar o restringir el uso de esteroides en el deporte.

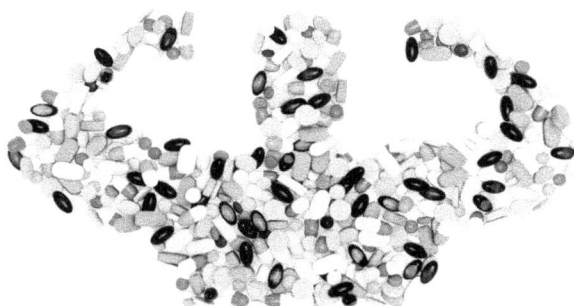

# 11

# CONTROL DE DOPAJE Y DOPAJE PATROCINADO POR EL ESTADO POR LA UNIÓN SOVIÉTICA Y RUSIA

El control de dopaje y el uso de drogas deportivas han sido un tema central de discusión durante los Juegos Olímpicos desde que el medallista de oro de los 100 metros Ben Johnson dio positivo por esteroides anabólicos durante los juegos en Seúl, Corea. Solo en pista y campo, superestrellas como el velocista olímpico de medallas de oro Linford Christy, el tres veces olímpico y campeón estadounidense de 100 metros Dennis Mitchell, el campeón europeo de 200 metros Doug Walker, El poseedor del récord mundial de salto de altura Javier Sotomayor, el lanzador de peso Randy Barnes y la corredora de fondo Mary Slaney dieron positivo por esteroides anabólicos.

El Comité Olímpico Internacional (COI) acusó a Rusia de dopaje sistemático patrocinado por el estado. Despojaron a los atletas rusos de 43 medallas olímpicas y prohibieron a los atletas rusos participar en los principales eventos deportivos, incluidos los Juegos Olímpicos de Tokio 2021, durante cuatro años. El programa de dopaje ruso fue una continuación del programa de dopaje patrocinado por el estado de la Unión Soviética (Kalinski, 2017). Una modificación de las sanciones permitió a los atletas Rusos competir bajo la bandera del Comité Olímpico Ruso.

Las pruebas de drogas positivas son rampantes en otros deportes. En los últimos años, los escándalos de drogas han plagado el Tour de Francia (ciclismo), las carreras de caballos británicas, el cricket, el fútbol, el baloncesto, la pista y el campo de maestros y el hockey sobre patines. Un beisbolista mexicano dio positivo en la prueba durante los Juegos Panamericanos. El golpe de dopaje más famoso involucró al bateador de jonrones Mark McGuire, quien admitió haber tomado androstenediona durante su búsqueda en 1998 para romper el récord de Roger Maris. Fue ampliamente criticado en la prensa a pesar de que la droga era legal en las Grandes Ligas.

Para la persona promedio, el uso atlético de drogas evoca imágenes de atletas puros dominados por el lado oscuro de la fuerza. Sin embargo, desde la perspectiva de muchos atletas, el consumo de drogas es comprensible: hacen lo que sea necesario para ganar y mantenerse competitivos. Antes de los Juegos Olímpicos de 1992, el periodista Robert Goldman encuestó a atletas de élite sobre sus sentimientos sobre las drogas, el deporte y la victoria. Preguntó a los atletas si tomarían una droga que les garantizara una medalla de oro pero que los mataría en dos años. El setenta y cinco por ciento de los atletas dijeron que tomarían la droga. La pregunta se conoce como el dilema de Goldman y se convirtió en una leyenda urbana en el deporte. En 2013 Connor, et al. planteó la misma pregunta a 212 atletas de élite de pista y campo. Solo 25 atletas dijeron que tomarían las drogas con resultado de muerte.

Mientras cambiaba de avión en Londres recientemente, me encontré con un velocista de clase mundial en su camino a una competencia en Alemania. Dijo: "Este negocio del dopaje no es más que un juego del gato y el ratón entre la AMA y los atletas. Los mejores atletas contratan médicos y bioquímicos para que los ayuden a sortear las regulaciones. Cuesta mucho dinero, pero debes hacerlo para permanecer en el juego. No se puede ser competitivo en un deporte de clase mundial sin consumir drogas ". Es comprensible que los oficiales olímpicos tengan una opinión diferente.

## Los Orígenes de las Pruebas de Drogas Deportivas

El uso de sustancias que mejoran el rendimiento es tan antiguo como el deporte mismo. Los atletas de la Antigua Grecia usaban una variedad de brebajes, como higos secos, hierbas, estricnina y alucinógenos, para mejorar el rendimiento. Los guerreros incas de América del Sur masticaban hojas de coca antes de luchar en el aire enrarecido de los Andes. A principios de siglo, los atletas solían respirar oxígeno suplementario para mejorar la resistencia. Los atletas, como boxeadores y jugadores de fútbol, recibieron un impulso al beber un cóctel compuesto de estricnina, brandy y cocaína. Durante la Segunda Guerra Mundial, algunos soldados usaron anfetaminas y esteroides anabólicos para mejorar el rendimiento.

Después de la Segunda Guerra Mundial, las competiciones atléticas internacionales se convirtieron en sustitutos de la guerra fría para el campo de batalla. El este y el oeste se enfrentaron en los campos de juego, las pistas de hielo, las canchas de baloncesto y las pistas de atletismo. Los países invirtieron dinero en el atletismo con la esperanza de ganar puntos de propaganda. La victoria fue el único resultado aceptable para ambas partes. En este clima, el uso generalizado de drogas para mejorar el rendimiento era inevitable.

Pronto, los excesos del consumo de drogas en el deporte alcanzaron a los deportistas. Entre 1960 y 1963, el público se disgustó con las muertes relacionadas con las drogas en el ciclismo, el boxeo y el atletismo. Mucha gente sintió que el consumo de drogas atléticas amenazaba todos los deportes, socavando los cimientos mismos del ideal olímpico.

El COI formuló sus políticas antidrogas. Su filosofía básica era 1) proteger la salud de los atletas, 2) defender la ética médica y deportiva y 3) brindar igualdad de oportunidades a todos los competidores. En 1968, el COI comenzó la primera prueba de drogas a gran escala en los Juegos Olímpicos de Invierno de Grenoble y los Juegos Olímpicos de Verano de la Ciudad de México.

La historia temprana de las pruebas de drogas en los deportes fue un camino difícil. Durante los primeros años, las anfetaminas y los esteroides anabólicos fueron las drogas prohibidas más comunes utilizadas por los atletas. Si bien las anfetaminas se midieron fácilmente, los análisis de esteroides anabólicos fueron más difíciles y costosos. Gradualmente, la detección de esteroides anabólicos se volvió más sofisticada. Sin embargo, dependiendo del esteroide, los atletas podrían dejar de tomar el medicamento durante 2-4 semanas y parecer limpios durante las pruebas de detección de drogas.

La respuesta obvia fueron las pruebas aleatorias.

Desafortunadamente, sociedades cerradas, como la Unión Soviética, no permitirían a los funcionarios del COI evaluar a sus atletas al azar. Los países occidentales no estaban dispuestos a probar a sus atletas al azar y darles una ventaja a los atletas comunistas. Los oficiales de dopaje tuvieron que depender de pruebas sorpresa en competencias, como los Juegos Panamericanos en Caracas en 1974. Cuando los atletas se enteraron de las pruebas de drogas, muchos intentaron salir de la aldea de atletas en la oscuridad de la noche solo para ser emboscados por un ejército. de reporteros y fotógrafos.

Todo eso terminó con la conclusión de la Guerra Fría. A partir de finales de la década de 1980, el COI instituyó pruebas de drogas al azar en atletas de élite. Los oficiales de dopaje esperaban que los atletas informaran al COI de su ubicación y estuvieran preparados para enviar una muestra de orina dentro de las 48 horas. Una negativa se consideró una prueba positiva para drogas prohibidas y los atletas recibieron sanciones.

Las sanciones por dar positivo pueden variar desde una suspensión de 2 años por una primera infracción hasta una suspensión de por vida por una segunda infracción. Las sanciones han sido un problema importante porque no todos reciben la misma sanción por el mismo delito. Mientras que a un atleta se le ha prohibido de por vida por consumir aparentemente de manera inocente una sustancia prohibida, otros superan la reputación con la ayuda de un buen abogado o conexiones políticas. Es bien sabido que a varias "leyendas" del deporte, que dieron positivo por drogas prohibidas, se les pidió discretamente que se retiraran en lugar de empañar su reputación y la reputación del deporte.

Los atletas intentan ir un paso por delante de los

probadores de drogas. Cuando los laboratorios de drogas introdujeron sofisticadas pruebas para detectar esteroides anabólicos, los atletas recurrieron a tomar altas dosis de testosterona natural u hormona del crecimiento. Los científicos desarrollaron una técnica para detectar testosterona suplementaria midiendo uno de sus niveles de metabolitos urinarios: la epitestosterona. Normalmente, la testosterona y la epitestosterona existen en una proporción de 1: 1. Sin embargo, cuando los atletas toman testosterona suplementaria, aumenta la proporción testosterona / epitestosterona. Los atletas sofisticados han aprendido a superar esta prueba mediante inyecciones de epitestosterona. Si bien la epitestosterona no se usa médicamente como medicamento, está disponible en las empresas de suministro de productos químicos. También está en la lista de sustancias prohibidas.

La hormona del crecimiento es un problema grave para los laboratorios de control de dopaje porque no se puede medir en la orina. Los científicos han desarrollado nuevas técnicas prometedoras para medir la hormona del crecimiento suplementaria en la sangre. Sin embargo, no se permitieron muestras de sangre como parte del control de dopaje. El muestreo de sangre ahora es una rutina, por lo que los atletas ya no pueden tomar la hormona del crecimiento de manera flagrante porque es detectable.

Los laboratorios de control de dopaje no viven en el vacío. Hacen un gran esfuerzo para mantenerse al día con las prácticas atléticas actuales. Por ejemplo, el Dr. David Cowan, director del Centro de Control de Drogas en Londres, dijo: "Nos suscribimos a las principales revistas de culturismo de Estados Unidos y Europa para obtener la información más reciente sobre qué medicamentos son populares entre los atletas". El juego del gato y el ratón entre los laboratorios de pruebas de drogas y los atletas ha dado como resultado una gama cada vez mayor de sustancias prohibidas. Además, la AMA prohíbe las drogas utilizadas para encubrir la detección de otras drogas.

### Prueba de Drogas 1A

Después de que un atleta toma un medicamento, su cuerpo lo descompone y cambia su estructura química, formando subproductos llamados metabolitos. Los científicos determinan que un atleta ha tomado drogas prohibidas al buscar sus metabolitos en la orina. Por ejemplo, cuando una persona toma cocaína, el cuerpo descompone la droga y un metabolito llamado benzoilecgonina aparece en la orina. Cuando esto sucede, es una buena indicación de que la persona ha consumido cocaína.

El COI tiene muchos laboratorios acreditados en todo el mundo. Cada año, estos laboratorios pasan por un proceso de revisión integral para garantizar estándares exigentes. Las muestras generalmente se envían al laboratorio acreditado más cercano de la competencia, incluso cuando los atletas son de otros países. Los oficiales de control de dopaje generalmente envían muestras de atletas seleccionados para pruebas aleatorias al laboratorio más cercano en el país donde están entrenando.

La Figura 11-1 muestra los procedimientos para recolectar muestras, dentro o fuera de competencia. 1) Los atletas se lavan las manos para evitar la contaminación de la muestra, 2) El atleta elige dos recipientes de muestra, 3) El atleta proporciona una muestra bajo la supervisión de un técnico de control de dopaje, 4) El atleta elige un kit de muestra (etiquetas y tapas), 5) el técnico de control de dopaje vierte la muestra en los viales de muestra A y B, 6) el atleta sella los viales, 7) el técnico verifica la gravedad específica de las muestras para asegurarse de que no esté diluida, y 8) el atleta firma una declaración jurada que certifica la legitimidad del procedimiento.

Los anabólicos son las sustancias prohibidas más comúnmente detectadas. La AMA establece los estándares para las pruebas de drogas en los deportes olímpicos. Analizan drogas que afectan la habilidad, la fuerza, la resistencia y la recuperación. Los esteroides anabólicos y la hormona del crecimiento son los fármacos preferidos por los deportistas de alta potencia. Los atletas de resistencia tienen más probabilidades de participar en el dopaje sanguíneo, ya sea a través de transfusiones o de eritropoyetina, que estimula la producción de glóbulos rojos. Los atletas que practican deportes de contacto suelen utilizar la hormona del crecimiento para acelerar la recuperación. Las hormonas representan dos tercios de las infracciones de dopaje en los deportes. La agencia está interesada en sustancias que mejoran el rendimiento, son dañinas para la salud y violan el espíritu del deporte.

Uno de los autores fue el coordinador de dopaje de una de las sedes de fútbol masculino en los Juegos Olímpicos de 1984. Los métodos de recolección de orina utilizados prácticamente no han cambiado hoy. En el fútbol, los representantes de cada equipo, la FIFA (Federación Internacional de fútbol) y el control de dopaje seleccionarían al azar a cuatro jugadores para las pruebas de detección de drogas.

# Procedimientos de Control de Dopaje

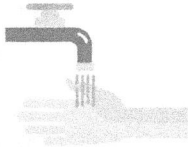

1. Lavarse las manos sin jabón

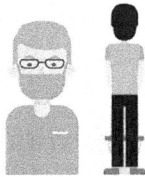

2. Elije el vaso

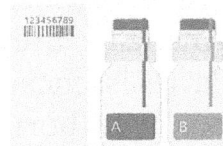

3. Recoger muestra

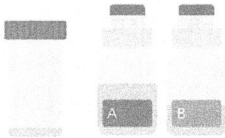

4. Elija el kit de recolección de muestras

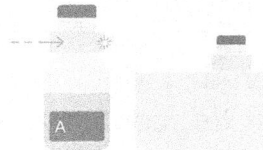

5. Dividir la muestra

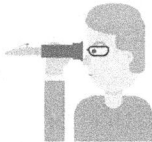

6. Selle la muestra

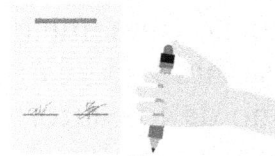

7. Mida la gravedad específica de la muestra

8. Firma el formulario

*Figura 11-1: Resumen de los procedimientos de prueba de drogas.*
*Fuente: modificado de Shutterstock.*

Cuando finalizaba el juego, el personal de control de dopaje informaba al atleta que tenía una hora para presentarse en el centro de control de dopaje. Los atletas y un escolta asignado se reportaron a la estación de control de dopaje donde el atleta seleccionó botellas para proveer la muestra de orina, etiquetas y sellos de una caja. Firmaron un formulario en cada etapa de la prueba, certificando la equidad del procedimiento. La muestra se dividió en muestras "A" y "B" y se envió al laboratorio.

Uno de los autores fue el coordinador de dopaje de una de las sedes de fútbol masculino en los Juegos Olímpicos de 1984. Los métodos de recolección de orina utilizados prácticamente no han cambiado hoy. En el fútbol, los representantes de cada equipo, la FIFA (Federación Internacional de fútbol) y el control de dopaje seleccionarían al azar a cuatro jugadores para las pruebas de detección de drogas. Cuando finalizaba el juego, el personal de control de dopaje informaba al atleta que tenía una hora para presentarse en el centro de control de dopaje. Los atletas y un escolta asignado se reportaron a la estación de control de dopaje donde el atleta seleccionó botellas para proveer la muestra de orina, etiquetas y sellos de una caja. Firmaron un formulario en cada etapa de la prueba, certificando la equidad del procedimiento. La muestra se dividió en muestras "A" y "B" y se envió al laboratorio.

En deportes individuales, como atletismo, gimnasia y natación, la AMA evalúa a todos los ganadores de medallas y a otro competidor al azar después de completar el evento. En estos deportes, los procedimientos son idénticos a los descritos para el fútbol. Los atletas también están sujetos a pruebas aleatorias fuera de competencia. Los atletas de élite deben informar a la AMA de su ubicación si se trasladan a ubicaciones distantes de su residencia principal.

Los atletas que compiten en eventos sancionados deben someterse a análisis de orina o sangre. La AMA inició un programa llamado Pasaporte Biológico del Atleta (PBD), que establece los niveles de referencia del perfil sanguíneo de un atleta. Los atletas que muestren cambios inusuales en los niveles hormonales en sangre o sustancias influenciadas por cambios hormonales podrían ser penalizados. La AMAD realiza pruebas de drogas al azar en atletas de élite y controles al azar en campeonatos importantes. Una prueba positiva ocurre cuando los niveles en orina o sangre de una sustancia prohibida exceden un estándar específico. Este método es útil para determinar las sustancias dopantes que se encuentran naturalmente en el cuerpo. Por ejemplo, un aumento repentino del hematocrito (porcentaje de células en la sangre) podría sugerir el uso de testosterona incluso si los niveles de testosterona fueran normales. Desde 2008, la AMA sancionó a más de 80 atletas debido a pasaportes biológicos anormales.

Una vez que la muestra llega al laboratorio, los técnicos la analizan utilizando un instrumento preciso y costoso llamado espectrómetro de masas. La "especificación de masa" identifica varias sustancias que se encuentran en la muestra. Cada metabolito forma un trazado en el instrumento. Cuando los científicos detectan el rastreo de una sustancia prohibida o sus metabolitos, saben que la persona probablemente tomó la droga ilegal. Los científicos han desarrollado métodos muy precisos para detectar la mayoría de las drogas en la lista prohibida de la AMA.

El personal de dopaje comienza los análisis de drogas midiendo la muestra de orina "A". Si la muestra es positiva para un medicamento, los técnicos repiten la prueba con la muestra "B". Tanto la muestra "A" como la "B" deben mostrar evidencia de una droga prohibida para declarar la prueba positiva.

Hasta hace poco, varias sustancias prohibidas, como la hormona del crecimiento (GH), la eritropoyetina (EPO) y la gonadotropina coriónica humana (hCG), eran difíciles de medir. Pruebas más sofisticadas han dificultado cada vez más a los atletas el uso de estas sustancias.

## SUPLEMENTOS DE ESTEROIDES Anabólicos y Culturismo

Hace más de diez años, Ron Maughan y sus colegas (2005) del Reino Unido descubrieron que más del 25 por ciento de los suplementos de culturismo vendidos en Internet contenían drogas prohibidas. Las cosas no han cambiado mucho desde entonces. Un estudio del Instituto de Ciencias Farmacológicas del King's College London (Kicman et al., 2014) encontró que 23 de los 24 suplementos de culturismo probados contenían sustancias prohibidas. Varios productos contienen dosis lo suficientemente altas como para desencadenar efectos anabólicos significativos. Los atletas deben asumir la responsabilidad de lo que ponen en sus cuerpos. Afirmar que inadvertidamente usaron suplementos contaminados no es suficiente para evitar sanciones.

. . .

## Exenciones por Uso de Drogas y la AMA

La AMA mantiene una lista de sustancias prohibidas durante y fuera de competición para los deportistas olímpicos. Los atletas pueden solicitar una exención si pueden demostrar una necesidad médica del medicamento. Los correos electrónicos pirateados entre los oficiales deportivos estadounidenses y la AMA mostraron que estas exenciones se otorgaron de manera aleatoria e inconsistente. Surgió la controversia sobre las exenciones otorgadas a Bethany Mattek-Sands, quien ganó la medalla de oro en dobles femeninos en los Juegos Olímpicos de Río. Ella había solicitado usar la sustancia prohibida DHEA, que es un precursor de testosterona. Su solicitud fue aprobada por la Federación Internacional de Tenis, pero rechazada por la AMA.

El proceso de exención de la AMA es un problema severo en el atletismo de master Los órganos rectores del deporte sancionaron a varios atletas campeones masculinos y femeninos de pista y campo en las divisiones abierta y master por tomar sustancias prohibidas recetadas legítimamente por razones médicas. Varios de estos atletas solicitaron una exención médica a través de la AMA. La AMA rechaza habitualmente las solicitudes de exención para la testosterona. Estos deportistas deben elegir entre participar en su deporte y mantener una buena salud.

## Drogas y Prácticas Prohibidas Por la AMA

El COI prohíbe cientos de drogas divididas en cinco categorías. Muchos medicamentos comunes de venta libre que se usan para tratar la gripe, el mareo por movimiento, el asma y el dolor contienen sustancias prohibidas. Los atletas y entrenadores deben saber qué sustancias están prohibidas.

**Estimulantes:** Estos medicamentos estimulan el cerebro y los nervios del cuerpo. Las anfetaminas, los estimulantes ilegales más utilizados, aumentan el estado de alerta y la confianza, previenen la fatiga y brindan a los atletas una sensación de bienestar. Muchas sustancias conocidas que se encuentran en los alimentos y los medicamentos de venta libre contienen estimulantes más suaves, como cafeína, pseudoefedrina y efedrina. Está prohibido el uso de estimulantes potentes como las anfetaminas, y cualquier cantidad detectada durante las pruebas de drogas es un delito de dopaje. La AMA ya no prohíbe la cafeína, aunque muchos estudios muestran que mejora el rendimiento deportivo. La Asociación Nacional de Atletismo Colegiado (NCAA) todavía prohíbe la cafeína por encima de 15 microgramos por mililitro de orina.

**Narcóticos:** Los narcóticos prohibidos incluyen morfina, heroína, metadona, petidina y otros. Se permiten varios narcóticos más débiles, como codeína, dihidrocodeína y difenoxilato, siempre que se declare su uso antes de la competencia.

Si bien los narcóticos no mejoran el rendimiento, pueden enmascarar el dolor y provocar lesiones graves o la muerte durante la competición. Además, estas drogas son adictivas y tienen efectos secundarios graves. Debido a que la filosofía del COI es prohibir las sustancias que perjudican la salud, colocaron a los narcóticos en la lista de dopaje.

• • •

**Drogas Anabólicas:** Los agentes anabólicos incluyen testosterona y medicamentos como oxandrolona, metiltestosterona y estanozolol que son químicamente similares a la testosterona pero que no son producidos naturalmente por el cuerpo. Los precursores de testosterona, como la androstenediona y la dehidroepiandrosterona (DHEA), también están en la lista prohibida. La Administración de Drogas y Alimentos de EE. UU. Prohibió la venta y el uso de androstenediona como parte de la Ley de control de esteroides anabólicos de 2004, pero la DHEA está ampliamente disponible en Internet y es popular entre los adultos de mediana edad y mayores. Los agonistas beta-2, utilizados para tratar el asma, son anabólicos y se han incluido en la lista de dopaje. Estos medicamentos incluyen clenbuterol, salbutamol y salmeterol.

Los esteroides anabólicos son la droga más común que aparece en las pruebas de drogas positivas. Los atletas a menudo intentan tomar preparaciones de testosterona de acción corta para poder presentar proporciones de testosterona / epitestosterona casi normales si los oficiales de control de dopaje las prueban con poca antelación. Harmon Brown MD, profesor fallecido de la Facultad de Medicina de la Universidad de California, San Francisco, especialista en hormonas y seguimiento y entrenador de campo, dijo; "Los atletas se engañan a sí mismos cuando toman pequeñas dosis de testosterona de acción corta para superar las pruebas de drogas: su producción natural de testosterona se detiene, por lo que no han ganado nada ".

**Moduladores Selectivos de Receptores de Andrógenos (MSRA)** son fármacos anabólicos que se unen selectivamente a receptores en tejidos específicos como los músculos esqueléticos. La mayoría de los esteroides anabólicos se unen a los receptores de todo el cuerpo, lo que provoca muchos de sus efectos secundarios. Los **MSRA** que se unen a los receptores de andrógenos en el músculo tienen poco o ningún efecto en otros tejidos, por lo que producen menos efectos secundarios. Si bien se unen con receptores en el músculo, también se unen con receptores en otros tejidos que afectan la calidad del esperma, la grasa de la piel y la presión arterial. Actualmente, la Administracion de Drogas y Alimentos no aprueba el uso médico de los **MSRA**, pero están disponibles en el extranjero en Internet. Debido a que se unen selectivamente a los receptores musculares, no tienen los efectos secundarios androgénicos de la testosterona y otros esteroides anabólicos. Los SARM son fármacos prohibidos en el deporte.

En 2011, el Laboratorio Suizo de Análisis de Dopaje en Ginebra informó sobre las primeras pruebas de dopaje positivas para un medicamento SARM. Los SARM fueron prohibidos en los deportes en 2005 por la Agencia Mundial Antidopaje. Debido a que pueden aumentar el rendimiento muscular con menos efectos secundarios que los esteroides anabólicos tradicionales, se volverán más populares entre los atletas y más examinados por la AMA.

**DIURÉTICOS:** Los atletas en deportes de categoría de peso, como la lucha libre, el boxeo, el judo y el levantamiento de pesas, a veces usan diuréticos. Los diuréticos pueden causar una deshidratación severa, lo que resulta en enfermedades o la muerte en los atletas.

Estos medicamentos limitan gravemente la capacidad de regular la temperatura corporal. Su uso puede provocar lesiones por calor y alteraciones del ritmo cardíaco.

Algunos atletas intentan usar diuréticos o beber grandes cantidades de agua para "enjuagar" la orina para que no den positivo durante las pruebas de detección de drogas. El laboratorio de pruebas mide la concentración de orina (gravedad específica) en el sitio de recolección para controlar este problema y obtiene otra muestra si la primera se diluye. El uso de diuréticos no funciona porque están en la lista de medicamentos prohibidos y se detectan fácilmente en la orina.

### Hormonas Peptídicas y Glicoproteicas:
Estos medicamentos incluyen la hormona del crecimiento, el factor de crecimiento similar a la insulina (IGF-1) y la eritropoyetina (EPO). La última aumenta la producción de glóbulos rojos (esencial para transportar oxígeno), mientras que las primeras forman tejido. La AMAD tiene pruebas sofisticadas para medir estas sustancias.

La hormona del crecimiento recetada es costosa, pero algunos atletas de élite usan la hormona del crecimiento genérica de bajo costo disponible en Internet. Es altamente anabólica y, al menos a corto plazo, promueve la pérdida de grasa. La hormona del crecimiento puede causar efectos secundarios graves, como crecimiento óseo anormal y alteraciones en la forma en que su cuerpo maneja el azúcar y la insulina. Comprar hormonas en Internet es arriesgado. Gran parte son falsos y algunos están contaminados.

La EPO se usa para mejorar la capacidad del cuerpo

para suministrar oxígeno a los tejidos. El problema es que puede espesar tanto la sangre que puede causar presión arterial alta, dolores de cabeza, derrames cerebrales, ataques cardíacos y coágulos de sangre. Los científicos y médicos atribuyeron las muertes de deportistas sospechosos a la EPO, especialmente entre los ciclistas. Solo en Bélgica, a finales de la década de 1980, se sospechaba el uso de EPO en 17 muertes de ciclistas de competición.

**MÉTODOS PROHIBIDOS:** Estos incluyen el dopaje sanguíneo y la manipulación de muestras de orina. Por ejemplo, el medicamento probenecid está prohibido porque bloquea temporalmente los riñones para que no excreten esteroides anabólicos en la orina. También está prohibido sustituir la orina de otra persona.

El dopaje sanguíneo es una técnica en la que se extrae sangre del atleta y se almacena. Después de que el cuerpo del atleta recupera la sangre a su nivel natural, la sangre almacenada se vuelve a infundir y la resistencia del atleta aumenta drásticamente. Esta técnica fue popular entre los atletas de resistencia hace unos treinta años. Sin embargo, la EPO tiene el mismo efecto, por lo que el dopaje sanguíneo es innecesario, hasta que AMA desarrolló pruebas de detección efectivas. El dopaje sanguíneo vuelve a ser popular entre algunos atletas de resistencia.

**CLASES SUJETAS A RESTRICCIONES:** Las regulaciones prohíben medicamentos como los betabloqueantes (disminuyen la frecuencia cardíaca y disminuyen la contractilidad cardíaca), el alcohol (en pequeñas dosis pueden disminuir los temblores de las manos), los corticosteroides y la marihuana en determinadas circunstancias. Por ejemplo, prohíben los betabloqueantes en el tiro con arco y los tiros porque las drogas ayudan a estabilizar al atleta. Un latido del corazón puede provocar suficiente movimiento para desviar su puntería. Los betabloqueantes reducen la frecuencia cardíaca, por lo que podrían ser una ventaja en esos deportes. En otras modalidades deportivas, como carreras pedestres o baloncesto, los betabloqueantes disminuyen el rendimiento porque afectan la función cardíaca.

Las regulaciones prohíben las drogas, como el alcohol y la marihuana, porque van en contra del ideal olímpico de un deportista como ciudadanos modelo. En los Juegos Olímpicos de Invierno de Salt Lake City, un "snowboarder" involucrado en un escándalo de marihuana se liberó cuando afirmó que inhaló la marihuana a través del humo de segunda mano.

Jeringas prohibidas en los Juegos Olímpicos: Muchos atletas olímpicos y profesionales que dieron positivo por sustancias prohibidas alegaron haber recibido vitaminas o analgésicos que contenían drogas ilegales. La Comisión Médica del Comité Olímpico Internacional declaró que deben aprobar todas las sustancias inyectables. Hicieron esta regulación porque los ciclistas a menudo dejaban basura que contenía jeringas en los sitios de carreras, lo que le daba al deporte una mala imagen y enviaba un mensaje equivocado sobre las drogas en el deporte. Las federaciones internacionales de ciclismo, remo y gimnasia emitieron recientemente prohibiciones similares.

· · ·

## Futuro de Las Pruebas de Detección de Drogas en los Deportes

El consumo de drogas es inevitable en algo tan competitivo y potencialmente lucrativo como el deporte. Los atletas de élite en deportes como fútbol americano, fútbol, carreras de caballos, boxeo y béisbol compiten por millones de dólares. En atletismo, natación y otros deportes menos gratificantes económicamente, la cultura competitiva hace que el consumo de drogas sea casi irresistible.

En tales climas, las pruebas de detección de drogas están justificadas para mantener la igualdad de condiciones. Los atletas que toman drogas como los esteroides anabólicos tienen una ventaja increíble sobre los que no lo hacen. Además, los esteroides anabólicos proporcionan ventajas a largo plazo, incluso después de que los atletas dejan de tomarlos. Quizás los programas de pruebas de drogas aleatorias que se usan en muchos deportes frenarán el uso de drogas entre los atletas de élite. Lo dudamos, pero vale la pena intentarlo.

Tenemos un problema con las pruebas de drogas en **los niveles más bajos** del deporte. La mayoría de los programas deportivos de la escuela secundaria y la universidad apenas tienen suficiente dinero para sobrevivir. Durante los últimos 20 años, la mayoría de los programas han experimentado una constante erosión de las oportunidades deportivas. Los sistemas escolares con dificultades financieras tratan de equilibrar el presupuesto recortando los deportes y contratando entrenadores a tiempo parcial mal pagados. El consumo de drogas por parte de los deportistas es el menor de sus problemas. Los administradores y entrenadores podrían usar el dinero utilizado para los programas de drogas para equipamiento, entrenamiento de calidad y educación sobre drogas.

Para los atletas mayores, las pruebas de detección de drogas pueden tener consecuencias negativas para la salud a largo plazo. Muchos médicos y fisiólogos creen que la terapia hormonal suplementaria es esencial en las personas mayores para prevenir la pérdida de masa muscular y ósea. En todo el mundo, las clínicas de bienestar y antienvejecimiento tratan el deterioro físico del envejecimiento con hormona del crecimiento y testosterona. Bajo las regulaciones de dopaje actuales, los atletas mayores no pueden participar en estos programas médicos.

Las pruebas de detección de drogas seguirán siendo una lata de gusanos durante muchos años. Los funcionarios deben equilibrar constantemente el deseo de equidad y una participación atlética saludable con la realidad de las limitaciones financieras y la efectividad del control.

Fuente de Internet para sustancias prohibidas por la AMA: https://www.wada-ama.org/en/content/what-is-prohibited. La lista de sustancias prohibidas cambia anualmente, así que revísela regularmente si es un atleta o trabaja con ellas.

## PROGRAMA DE INVESTIGACIÓN Sobre el Dopaje Patrocinado por el Estado en la Ex Unión Soviética y Rusia

Obtuvimos información sobre el dopaje patrocinado por el Estado en la Unión Soviética a partir de comunicaciones personales con el Dr. Michael Kalinski, ex catedrático de bioquímica en la Universidad de Kiev en Ucrania y ex profesor y catedrático en Kent State University y Murray State University. El Dr. Kalinski trajo un protocolo de dopaje ultrasecreto de la Unión Soviética cuando emigró a los Estados Unidos en 1991. El Instituto Central Estatal de Cultura Física de la Unión Soviética publicó un documento altamente clasificado que describía la investigación soviética patrocinada por el estado sobre los esteroides. y recomendaciones para su uso en deportes (Kalinski, M., 2003). Después de la Segunda Guerra Mundial, la ex Unión Soviética participó en los Juegos Olímpicos, comenzando con los de Helsinki en 1952, y pronto alcanzó una posición dominante en estas competiciones deportivas. El éxito de los programas deportivos soviéticos fue asombroso. Fue uno de los programas deportivos más exitosos de todos los tiempos. En los juegos de Helsinki, a los atletas soviéticos les fue excepcionalmente bien en levantamiento de pesas, ganando tres medallas de oro, tres de plata y una de bronce.

Después de los Juegos Olímpicos de Helsinki, el entrenador de halterofilia olímpico de Estados Unidos, Bob Hoffman, acusó a los levantadores de pesas soviéticos de tomar hormonas para aumentar la fuerza. Esta carga pública fue corroborada por un médico del equipo ruso y médico de halterofilia de los Estados Unidos, el Dr. John Ziegler, durante el Campeonato Mundial de Halterofilia de 1954 en Viena. Abundaron los rumores durante los Juegos Olímpicos de 1956 en Melbourne, Australia, de que los competidores en los eventos de levantamiento de pesas y lanzamiento usaban esteroides anabólicos.

Uno de los escándalos soviéticos más dañinos ocurrió en 1984 en el Encuentro Internacional de Atletismo de París. Tatiana Kazankina (Figura 11-2), una de las mejores atletas de pista y campo jamás producidas en la Unión Soviética, fue suspendida de por vida por negarse a someterse a una prueba de drogas poresteroides anabólico-androgénicos. En la literatura occidental abundaban las sospechas de larga data sobre el uso de testosterona por parte de los atletas soviéticos. Pero incluso, dados los escándalos que involucran a atletas soviéticos atrapados por dopaje, nadie obtuvo documentación de colusión estatal.

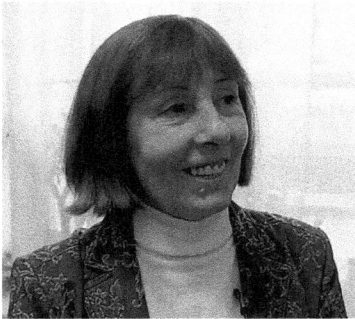

La sospecha del uso de esteroides anabólico-androgénicos por parte de los atletas en la ex URSS era rampante ya en la década de 1960. Aunque continuaron los informes anecdóticos, los informes no probados del uso de esteroides por parte de atletas soviéticos específicos no pueden considerarse una prueba de la investigación y la conspiración patrocinadas por el Estado. El éxito atlético en los Juegos Olímpicos brindó amplios privilegios en la URSS para los atletas, entrenadores, científicos y oficiales deportivos de élite. Estos privilegios incluían prestigio a nivel estatal, obsequios costosos, automóviles, apartamentos, estipendios estatales, aumento de salarios y numerosos viajes al extranjero.

*Figura 11-2: Tatyana Kazankina (URSS) estableció siete récords mundiales y ganó tres medallas de oro olímpicas en la carrera de 800 my 1500 m. En 1984, fue suspendida durante 18 meses por negarse a someterse a una prueba de detección de drogas. Fuente: Wiki Commons.*

Las medidas de seguridad que podrían usarse de manera rutinaria en sociedades totalitarias son difíciles de apreciar en los países occidentales. Durante la década de los 40 hasta la de los 80, las autoridades de esos países totalitarios habrían castigado a cualquier científico, periodista, atleta o entrenador que publicara revelaciones sobre el uso de esteroides en el deporte de élite.

En 1972, el Instituto Central Estatal de Cultura Física publicó un documento clasificado que describía la investigación soviética sobre esteroides y recomendaciones para esteroides en los deportes. El documento contiene informes científicos que proporcionan los tiempos y las dosis de esteroides anabólicos androgénicos a sujetos humanos (atletas) y datos de experimentos realizados en el Laboratorio de Investigación de Programación de Entrenamiento y Fisiología del Rendimiento Deportivo del Instituto Central Estatal de Cultura Física en Moscú. Contiene estas subsecciones: "Introducción", "Anabólicos y resistencia", "Anabólicos y fuerza", "Anabólicos y rendimiento deportivo", "Anabólicos y resultados deportivos", "Dosis de anabólicos", "Posibles efectos adversos", "Control de uso". No hay evidencia en los informes de investigación de que los tratamientos de los atletas con esteroides anabolizantes androgénicos se adhirieran a las pautas de tratamiento humano para la investigación (uso de consentimiento informado, juntas de revisión institucional, etc.). Obviamente del informe del Instituto Central Estatal de Cultura Física, los experimentos con esteroides anabólico-androgénicos usando atletas como sujetos habían ocurrido en la antigua URSS entre 1971 y 1972 o antes. El Dr. Kalinski publicó artículos que resumían el contenido del informe y dio numerosas conferencias en todo el mundo (incluido el Colegio Estadounidense de Medicina Deportiva) sobre estudios organizados y el uso de esteroides anabólicos. En la antigua URSS se habían realizado experimentos con esteroides anabólico-androgénicos utilizando atletas como sujetos entre 1971 y 1972 o antes. El Dr. Kalinski publicó artículos que resumían el contenido del informe y dio numerosas conferencias en todo el mundo (incluido el Colegio Estadounidense de Medicina Deportiva) sobre estudios organizados y el uso de esteroides anabólicos. En la antigua URSS se habían realizado experimentos con esteroides anabólico-androgénicos utilizando atletas como sujetos entre 1971 y 1972 o antes.

Los departamentos del gobierno central emitieron órdenes para organizar, financiar y administrar la investigación sobre medicamentos y suplementos que mejoran el rendimiento y supervisar su uso. La investigación de los aspectos médicos y biológicos del deporte era una parte integral de la agenda atlética en la ex Unión Soviética. Se llevó a cabo en más de 28 institutos estatales de educación física e institutos estatales de investigación de la cultura física. Es poco probable que las decisiones cruciales sobre el financiamiento y la implementación de programas de investigación sobre esteroides androgénicos-anabólicos por parte del Instituto Central Estatal de Cultura Física en Moscú se hayan tomado sin el conocimiento y consentimiento de los funcionarios gubernamentales.

Algunos pueden argumentar que el uso de esteroides androgénicos-anabólicos está generalizado y que la situación de Occidente no difiere de la de la Unión Soviética. Sin embargo, existe una diferencia esencial entre Alemania Oriental, la ex URSS y los países occidentales. En Occidente, los gobiernos no financiaron la investigación de esteroides en sujetos humanos para mejorar el rendimiento deportivo. El uso de estas sustancias está prohibido y desaconsejado. Los atletas que usan esteroides lo hacen por iniciativa propia, sin el apoyo o consentimiento de las agencias gubernamentales.

El documento del Instituto Central Estatal de Cultura Física aclaró que había una situación diferente en la URSS, un esfuerzo científico patrocinado por el gobierno, que no siguió las normas aceptadas para el tratamiento de sujetos humanos. Las agencias gubernamentales que distribuyeron el informe de investigación entre las instituciones deportivas estatales de élite en la ex Unión Soviética aconsejaron, recomendaron y alentaron a los oficiales deportivos, entrenadores y atletas a usar esteroides anabólicos androgénicos. En RDA, por ejemplo, los informes publicados después de la reunificación de Alemania mostraron que tomar esteroides anabolizantes androgénicos era obligatorio para cualquier atleta que quisiera participar en los Juegos Olímpicos de Seúl 1988.

El documento clasificado aquí descrito demuestra la existencia de estudios patrocinados por el estado sobre el efecto de los esteroides anabólico-androgénicos en las variables morfológicas, bioquímicas, fisiológicas y el rendimiento deportivo de los atletas realizados en la ex Unión Soviética. Los estudios se realizaron en el Laboratorio de Investigación de Programación del Entrenamiento y Fisiología del Desempeño Deportivo en el Instituto Central Estatal de Cultura Física en Moscú. No podrían haberse promulgado y financiado sin órdenes gubernamentales. El documento hizo recomendaciones para el uso de esteroides para diferentes deportes, particularmente para atletas de élite que se especializan en deportes de resistencia y dependientes de la fuerza. Las consideraciones éticas no eran importantes: los entrenadores no obtuvieron el consentimiento informado,

El Instituto Central Estatal de Cultura Física de Moscú hizo circular en secreto los resultados y recomendaciones obtenidos de estudios patrocinados por el estado sobre esteroides androgénicos-anabólicos a instituciones deportivas de élite en la URSS. Esta información fue clasificada y accesible solo para selecto grupo de profesionales.

## SANCIONES Internacionales Contra Rusia y sus Atletas

El dopaje patrocinado por el Estado no cesó con el final de la Guerra Fría. Algunos países, sobre todo Rusia, llevaron el dopaje patrocinado por el estado a nuevos niveles. El COI descubrió una amplia conspiración para promover el dopaje en los atletas rusos durante los Juegos Olímpicos de Invierno de Sochi, Rusia en 2014. La conspiración incluyó la manipulación sistemática de las pruebas de dopaje, el encubrimiento de las pruebas positivas y el uso de drogas ilegales patrocinadas por el estado a nivel de base.

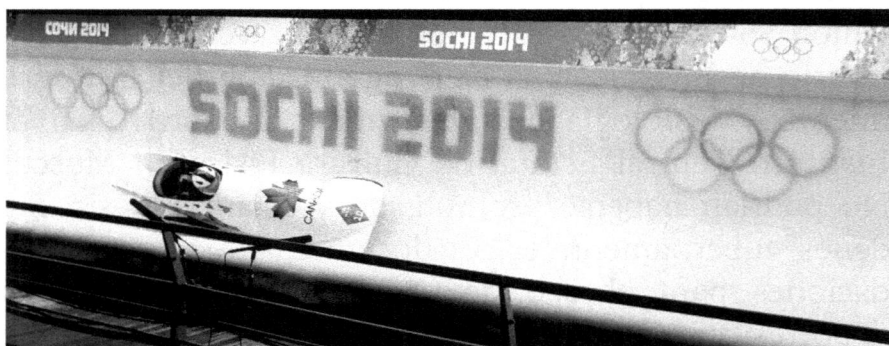

Después de los juegos de Sochi, los funcionarios del Comité Olímpico Internacional descubrieron una conspiración para encubrir las pruebas positivas de los atletas en 31 deportes. El resultado fue extremo: Rusia fue considerada "no conforme" al código de dopaje de la AMA y prohibió a la mayoría de los atletas rusos en los Juegos Olímpicos y Paralímpicos de Río de Janeiro en 2016. Las sanciones se extendieron a los Juegos Olímpicos de Tokio.

También participan otros países. El control de dopaje está bajo los auspicios de laboratorios de control de dopaje en diferentes países. Los registros a menudo no son transparentes, lo que aumenta las posibilidades de abuso sistemático. Las violaciones sistemáticas de las normas internacionales de dopaje no terminarán pronto. A partir de 2021, Rusia tiene prohibido participar en varios deportes internacionales debido a programas de pruebas de drogas no transparentes. En diciembre de 2019, la AMA emitió un informe que acusó a Rusia de manipular los documentos de cumplimiento de dopaje y recomendó otra suspensión de cuatro años para los atletas rusos del deporte internacional, incluidos los Juegos Olímpicos de 2021 en Tokio.

Un resumen de las violaciones rusas que resultaron en sanciones incluyó (Kalinski, 2017):

1. Existió una conspiración institucional entre los atletas de deportes de verano e invierno que participaron con funcionarios rusos dentro del Ministerio de Deporte, la Agencia Antidopaje de Rusia y el Laboratorio de Moscú para manipular los controles de dopaje.
2. Los atletas de deportes de verano e invierno no actuaban individualmente sino dentro de una infraestructura organizada.

3. Este encubrimiento y manipulación sistemáticos y centralizados del proceso de control de dopaje evolucionó hasta 2020.

4. El intercambio de muestras de orina de los atletas rusos confirmó aún más irregularidades en los Juegos Olímpicos de Invierno de Sochi, que continuaron en el Laboratorio de Moscú para atletas de élite de verano e invierno.

5. El conocimiento de la conspiración antidopaje rusa se basó en hechos inmutables. La AMAD estableció que la conspiración se perpetró entre 2011 y 2015.

6. Más de 1000 atletas rusos que compiten en deportes de verano, invierno y paralímpicos participaron o se beneficiaron de manipulaciones de muestras para ocultar pruebas de dopaje positivas. La conspiración involucró a 600 (84%) atletas de verano y 95 (16%) atletas de invierno.

7. Quince atletas Rusos ganadores de medallas fueron identificados de los 78 en las Listas de Eliminación de los Juegos Olímpicos de Verano de Londres. A diez de estos atletas les quitaron las medallas.

8. Tras el Campeonato Mundial de la IAAF de Moscú de 2013, los técnicos de dopaje rusos intercambiaron muestras de cuatro atletas de atletismo. Se están realizando pruebas de objetivos adicionales.

9. Juegos Olímpicos de Invierno de Sochi: el intercambio de muestras se estableció mediante muestras de dos jugadoras de hockey sobre hielo con ADN masculino.

10. Alteración de la muestra original establecida por dos atletas (deportivos), ganadores de cuatro medallas de oro olímpicas de Sochi y una medalla de plata femenina que exhibió lecturas de sal fisiológicamente imposibles.
11. Doce atletas ganadores de medallas de 44 muestras examinadas tenían arañazos y marcas en el interior de las tapas de sus botellas de muestra B, lo que indica una manipulación.
12. Las muestras de orina de 6 de los 21 ganadores de medallas paralímpicas en Sochi mostraron evidencia de manipulación.

El COI declaró que el informe mostraba: "Hubo un ataque fundamental a la integridad de los Juegos Olímpicos y al deporte en general".

## RESUMEN
El control del dopaje y el uso de drogas atléticas han sido temas centrales de discusión durante los Juegos Olímpicos desde que el medallista de oro de los 100 metros Ben Johnson dio positivo por esteroides anabólicos durante los juegos en Seúl, Corea. Después de la Segunda Guerra Mundial, las competiciones atléticas internacionales se convirtieron en sustitutos de la guerra fría en el campo de batalla. El Este y el Oeste se enfrentaron en los campos de juego, pistas de hielo, canchas de baloncesto y pistas de atletismo. Los medicamentos que mejoran el rendimiento se convirtieron en herramientas de los países del este y del oeste para promover la destreza atlética.

El control de dopaje ha progresado desde pruebas de drogas en competición hasta sofisticadas pruebas aleatorias fuera de competición. La AMA agregó un "pasaporte biológico" en 1999 que puede detectar agentes de dopaje mediante cambios en medidas fisiológicas como el hematocrito y la hemoglobina. Las categorías de dopaje incluyen estimulantes, narcóticos, fármacos anabólicos, moduladores selectivos del receptor de andrógenos (MSRA), diuréticos, péptidos y hormonas glicoproteicas, métodos prohibidos y clases sujetas a restricciones.

Las irregularidades en los Juegos Olímpicos de Sochi ensombrecieron el control de dopaje, lo que llevó a la suspensión de los atletas de la Federación de Rusia de los Juegos Olímpicos de Río de Janeiro y Tokio. Una investigación determinó que los atletas eran parte de un programa patrocinado por el estado que involucraba encubrir pruebas positivas y cambiar y manipular muestras de orina. El Comité Olímpico Internacional consideró sus acciones "Un ataque fundamental a la integridad de los Juegos Olímpicos y al deporte en general". Una modificación de las sanciones permitió a los atletas Rusos competir bajo la bandera del Comité Olímpico Ruso.

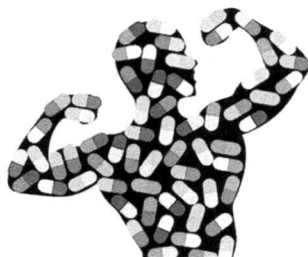

# EPÍLOGO

Los esteroides anabólicos son los temas más controvertidos en el deporte. La gente sospecha que los atletas usan esteroides cada vez que rompen un récord, parecen más grandes o más fuertes de lo normal o reaccionan con enojo en el campo de juego. Esta actitud le ha quitado algo de maravilla a los deportes y ha convertido a millones de fanáticos en cínicos.

El deporte juega un papel casi sagrado en la sociedad. Los padres esperan que sus hijos practiquen deportes durante la infancia o la adolescencia. Las regiones geográficas son la raíz del equipo profesional o universitario local. Los padres se enorgullecen de enseñar a los niños cómo patear una pelota de fútbol, balancear un bate de béisbol o esquiar cuesta abajo. Los esteroides anabólicos le han quitado algo de brillo a nuestro amor por el deporte.

Los esteroides son parte de la revolución científica del deporte. Los avances en la técnica, los métodos de entrenamiento, el equipamiento, la nutrición deportiva y el conocimiento de la fisiología y la biomecánica han aumentado el rendimiento deportivo a niveles inauditos hace veinte o treinta años. Los beneficios de los esteroides no son más profundos que los avances en otras áreas de las ciencias del deporte. Sin embargo, los esteroides han empañado el papel sagrado que desempeñan los deportes en la sociedad, que es la verdadera razón por la que el público, los políticos y los funcionarios deportivos están en contra de ellos.

Los estudios científicos de la testosterona y otros esteroides anabólicos nos ayudan a comprender los mecanismos detrás de la fisiología muscular y las adaptaciones del cuerpo al ejercicio. Estos estudios nos ayudan a comprender mejor la fisiología, el metabolismo y la enfermedad de los músculos.

Los adultos mayores a menudo toman testosterona para promover la longevidad, aumentar los niveles de energía, aumentar la libido y el rendimiento sexual y mantener la masa muscular y ósea. Desafortunadamente, la controversia entre los esteroides y los deportes ha interferido con el uso médico de las drogas. Las consideraciones políticas limitan severamente su disponibilidad y uso.

El control del dopaje en los deportes de aficionados y profesionales tiene un uso limitado de esteroides en los atletas de élite. Sin embargo, los atletas siempre intentarán encontrar una ventaja debido a las recompensas económicas y la competitividad del deporte. Continuará el juego del gato y el ratón entre los atletas y los oficiales de dopaje.

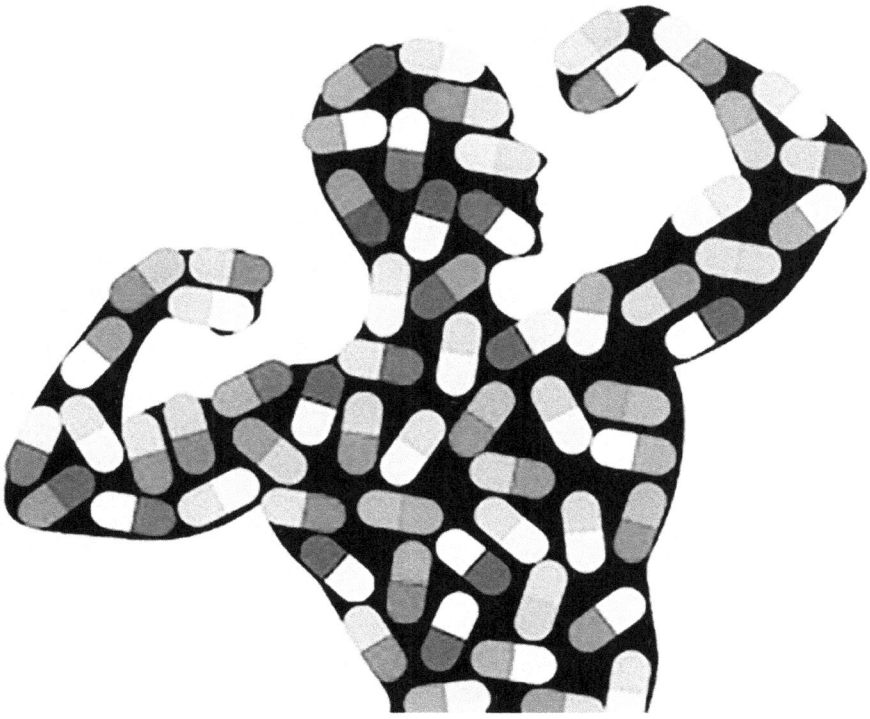

# REFERENCIAS

ARTÍCULOS ORIGINALES Y RESÚMENES DISPONIBLES
EN VERSIÓN EBOOK

## Declaraciones de Posición de los Esteroides Anabólicos

**Advisory Panel** on Testosterone Replacement in M. Report of National Institute on Aging Advisory Panel on Testosterone Replacement in Men. *J Clin Endocrinol Metab.* 86:4611, 2001.

**American College of Obstetricians and Gynecologists**. ACOG committee opinion no. 484: Performance enhancing anabolic steroid abuse in women. *Obstet Gynecol.* 117:1016, 2011.

**American College of Sports Medicine.** Position statement on anabolic-androgenic steroids in sports. *Med Sci Sports.* 9:xi, 1977.

**Andrology A.S.** Testosterone replacement therapy for male aging: ASA position statement. *J Androl.* 27:133, 2006.

**Association A.M.** Medical and non-medical uses of

**anabolic-androgenic steroids**. Council on scientific affairs. *JAMA*. 264:2923, 1990.

**Bhasin** S. et al. Testosterone therapy in men with hypogonadism: An Endocrine Society clinical practice guideline. *J Clin Endocrinol Metab*. 103:1715, 2018.

**Bhasin**, S. et al. Anabolic-androgenic steroid use in sports, health, and society. *Med. Sci. Sports Exerc*. 53: 1778-1794, 2021.

**Böttiger** Y. et al. *Swedish clinical guidelines on the abuse of anabolic androgenic steroids (AAS) and other hormonal drugs.* Stockholm: Anti-doping hotline, Karolinska University Hospital,; 2013.

**CONTROL S.C.O.I.N.** et al. Abuse of anabolic steroids and their precursors by adolescent amateur athletes. In: UGP Office editor, 2004.

**Crawley** F.P. et al. Health, integrity, and doping in sports for children and young adults. A resolution of the European Academy of Paediatrics. *Eur J Pediatr*. 176:825, 2017.

**Davis** S.R. et al. Global consensus position statement on the use of testosterone therapy for women. *Climacteric*. 22:429, 2019.

**Dean** J.D. et al. The International Society for Sexual Medicine's process of care for the assessment and management of testosterone deficiency in adult men. *J Sex Med*. 12:1660, 2015.

**Dimopoulou** C. et al. EMAS position statement: Testosterone replacement therapy in the aging male. *Maturitas*. 84:94, 2016.

**Hoffman** J.R. et al. Position stand on androgen and human growth hormone use. *J Strength Cond Res*. 23:S1, 2009.

**Kersey** R.D. et al. National Athletic Trainers' Association position statement: Anabolic-androgenic steroids. *J Athl Train.* 47:567, 2012.

**Kwong** J.C.C. et al. Testosterone deficiency: A review and comparison of current guidelines. *J Sex Med.* 16:812, 2019.

**Maughan** R.J. IOC Medical and Scientific Commission reviews its position on the use of dietary supplements by elite athletes. *Br J Sports Med.* 52:418, 2018.

**Maughan** R.J. et al. IOC consensus statement: Dietary supplements and the high-performance athlete. *Int J Sport Nutr Exerc Metab.* 28:104, 2018.

**Maughan** R.J. et al. IOC consensus statement: Dietary supplements and the high-performance athlete. *Br J Sports Med.* 52:439, 2018.

**Mitchell** G.J. *Report to the Commissioner of Baseball of an independent investigation into the illegal use of steroids and other performance enhancing substances by players in Major League Baseball.*: DLA PIPER US LLP2007.

**Neuberger** J. Editorial: Showing due diligence--the lessons from anabolic steroids. *Aliment Pharmacol Ther.* 41:321, 2015.

**National Federation of High Schools.** Position statement on anabolic, androgenic steroids. 2012. https://www.osaa.org/docs/health-safety/steriods.pdf

**Park** H.J. et al. Evolution of guidelines for testosterone replacement therapy. *J Clin Med.* 8:2019.

**Pope** H.G., Jr. et al. Adverse health consequences of performance-enhancing drugs: An endocrine society scientific statement. *Endocr Rev.* 35:341, 2014.

Endocrine Society. Position statement: Steroid abuse. In. Washington D.C.: Endocrine Society; 2008. Thieme D. et al. *Doping in sport.* Springer; 2010.

**Ventimiglia** E. et al. Validation of the American Society for Reproductive Medicine guidelines/recommendations in white European men presenting for couple's infertility. *Fertil Steril.* 106:1076, 2016.

**Weiss** R.V. et al. Testosterone therapy for women with low sexual desire: A position statement from the Brazilian Society of Endocrinology and Metabolism. *Arch Endocrinol Metab.* 63:190, 2019.


## LA EPIDEMIOLOGÍA DE LOS ESTEROIDES ANABÓLICOS

**Abrahin** O.S. et al. Prevalence of the use of anabolic-androgenic steroids in Brazil: A systematic review. *Subst Use Misuse.* 49:1156, 2014.

**Agullo-Calatayud** V. et al. Consumption of anabolic steroids in sport, physical activity and as a drug of abuse: An analysis of the scientific literature and areas of research. *Br J Sports Med.* 42:103, 2008.

**Ahmed** M.H. et al. Knowledge of and attitudes toward the use of anabolic-androgenic steroids among the population of Jeddah, Saudi Arabia. *J Microsc Ultrastruct.* 7:78, 2019.

**Alsaeed** I. et al. Usage and perceptions of anabolic-androgenic steroids among male fitness centre attendees in Kuwait--a cross-sectional study. *Subst Abuse Treat Prev Policy.* 10:33, 2015.

**Althobiti** S.D. et al. Prevalence, attitude, knowledge, and practice of anabolic androgenic steroid (AAS) use among gym participants. *Mater Sociomed.* 30:49, 2018.

**Angell** P. et al. Anabolic steroids and cardiovascular risk. *Sports Med.* 42:119, 2012.

**Anshel** M.H. et al. Examining athletes' attitudes toward using anabolic steroids and their knowledge of the possible effects. *J Drug Educ.* 27:121, 1997.

Association A.M. Medical and non-medical uses of anabolic-androgenic steroids. Council on Scientific Affairs. *JAMA*. 264:2923, 1990.

**Avilez** J.L. et al. Use of enhancement drugs amongst athletes and television celebrities and public interest in androgenic anabolic steroids. Exploring two Peruvian cases with google trends. *Public Health*. 146:29, 2017.

**Berning** J.M. et al. Anabolic androgenic steroids: Use and perceived use in non-athlete college students. *J Am Coll Health*. 56:499, 2008.

**Blashill** A.J. et al. Sexual orientation and anabolic-androgenic steroids in U.S. Adolescent boys. *Pediatrics*. 133:469, 2014.

**Bolding** G. et al. Use of anabolic steroids and associated health risks among gay men attending London gyms. *Addiction*. 97:195, 2002.

**Bolding** G. et al. HIV risk behaviours among gay men who use anabolic steroids. *Addiction*. 94:1829, 1999.

**Bonnecaze** A.K. et al. Characteristics and attitudes of men using anabolic androgenic steroids (AAS): A survey of 2385 men. *Am J Mens Health*. 14:1557988320966536, 2020.

**Borjesson** A. et al. Men's experiences of using anabolic androgenic steroids. *Int J Qual Stud Health Well-being*. 16:1927490, 2021.

**Brady** J.P. et al. Machismo and anabolic steroid misuse among young Latino sexual minority men. *Body Image*. 30:165, 2019.

**Brand** R. et al. Using response-time latencies to measure athletes' doping attitudes: The brief implicit attitude test identifies substance abuse in bodybuilders. *Subst Abus Treat Prev Pol*. 9:36, 2014.

**Christoffersen** T. et al. Anabolic-androgenic steroids

and the risk of imprisonment. *Drug Alcohol Depend.* 203:92, 2019.

**Christou** M.A. et al. Effects of anabolic androgenic steroids on the reproductive system of athletes and recreational users: A systematic review and meta-analysis. *Sports Med.* 47:1869, 2017.

**Cohen** J. et al. A league of their own: Demographics, motivations and patterns of use of 1,955 male adult non-medical anabolic steroid users in the united states. *J Int Soc Sports Nutr.* 4:12, 2007.

**Coomber** R. et al. The supply of steroids and other performance and image enhancing drugs (PIEDs) in one English city: Fakes, counterfeits, supplier trust, common beliefs and access. *Perf Enhanc Health.* 3:135, 2014.

**Cordaro** F.G. et al. Selling androgenic anabolic steroids by the pound: Identification and analysis of popular websites on the internet. *Scand J Med Sci Sports.* 21:e247, 2011.

**Cornford** C.S. et al. Anabolic-androgenic steroids and heroin use: A qualitative study exploring the connection. *Int J Drug Policy.* 25:928, 2014.

**Curry** L.A. et al. Qualitative description of the prevalence and use of anabolic androgenic steroids by united states powerlifters. *Percept Mot Skills.* 88:224, 1999.

**Darke** S. et al. Sudden or unnatural deaths involving anabolic-androgenic steroids. *J Forensic Sci.* 59:1025, 2014.

**Denham** B.E. Anabolic-androgenic steroids and adolescents: Recent developments. *J Addict Nurs.* 23:167, 2012.

**Dodge** T. et al. The use of anabolic androgenic steroids and polypharmacy: A review of the literature. *Drug Alcohol Depend.* 114:100, 2011.

**Dotson** J.L. et al. The history of the development of anabolic-androgenic steroids. *Pediatr Clin North Am.* 54:761, 2007.

**Dunn** M. et al. The epidemiology of anabolic-androgenic steroid use among Australian secondary school students. *J Sci Med Sport.* 14:10, 2011.

**DuRant** R.H. et al. Use of multiple drugs among adolescents who use anabolic steroids. *N Engl J Med.* 328:922, 1993.

**Fahey,** T.D. and G.D. Swanson. A model for defining the optimal amount of exercise contributing to health and avoiding sudden cardiac death. *Medicina Sport* 12: 124-128, 2008.

**Fahey,** T., et al. Sport and exercise physiology: performance-enhancing substances - anabolic steroids in *Sports Science and Physical Education,* (Georgescu L, ed), in *Encyclopedia of Life Support Systems (EOLSS),* Developed under the Auspices of the UNESCO, EOlSS Publishers, Oxford, UK, 2014.

**Fauner** M. et al. Estimated consumption of anabolic steroids among athletes in Denmark. *Nord Med.* 110:23, 1995.

**Fayyazi Bordbar** M.R. et al. Frequency of use, awareness, and attitudes toward side effects of anabolic-androgenic steroids consumption among male medical students in Iran. *Subst Use Misuse.* 49:1751, 2014.

**Fink** J. et al. Anabolic-androgenic steroids: Procurement and administration practices of doping athletes. *Phys Sportsmed.* 47:10, 2019.

**Frankle** M.A. et al. Use of androgenic anabolic steroids by athletes. *JAMA.* 252:482, 1984.

**Fuller** M.G. Anabolic-androgenic steroids: Use and abuse. *Compr Ther.* 19:69, 1993.

**Garevik** N. et al. Dual use of anabolic-androgenic steroids and narcotics in Sweden. *Drug Alcohol Depend.* 109:144, 2010.

**Goldstein** P.J. Anabolic steroids: An ethnographic approach. *NIDA Res Monogr.* 102:74, 1990.

**Hagen** A. et al. Bigger, faster, stronger! An overview of anabolic androgenic steroids and their use and impact on the sport industry. *Forensic Research & Criminology International Journal.* 1:00018. DOI: 10.15406/frcij.2015.01.00018, 2015.

**Hakansson** A. et al. Anabolic androgenic steroids in the general population: User characteristics and associations with substance use. *Eur Addict Res.* 18:83, 2012.

**Halliburton** A.E. et al. Health beliefs as a key determinant of intent to use anabolic-androgenic steroids (AAS) among high-school football players: Implications for prevention. *Int J Adolesc Youth.* 23:269, 2018.

**Harvey** O. et al. Support for people who use anabolic androgenic steroids: A systematic scoping review into what they want and what they access. *BMC Public Health.* 19:1024, 2019.

**Horn** S. et al. Self-reported anabolic-androgenic steroids use and musculoskeletal injuries: Findings from the center for the study of retired athletes health survey of retired NFL players. *Am J Phys Med Rehabil.* 88:192, 2009.

**Hupperets** P. et al. A retrospective study of the effect of anabolic steroids on the dyshaematopoietic syndrome (preleukaemic syndrome). *Neth J Med.* 26:181, 1983.

**Ip** E.J. et al. The anabolic 500 survey: Characteristics of male users versus nonusers of anabolic-androgenic steroids for strength training. *Pharmacotherapy.* 31:757, 2011.

**Ip** E.J. et al. Anabolic steroid users' misuse of non-traditional prescription drugs. *Res Social Adm Pharm.* 15:949, 2019.

**Isacsson** G. et al. Anabolic steroids and violent crime-- an epidemiological study at a jail in Stockholm, Sweden. *Compr Psychiatry.* 39:203, 1998.

**Jacka** B. et al. Health care engagement behaviors of men who use performance- and image-enhancing drugs in Australia. *Subst Abus.* 1, 2019.

**Jasuja** G.K. et al. Patterns of testosterone prescription overuse. *Curr Opin Endocrinol Diabetes Obes.* 24:240, 2017.

**Kanayama** G. et al. Over-the-counter drug use in gymnasiums: An under-recognized substance abuse problem? *Psychother Psychosom.* 70:137, 2001.

**Kanayama** G. et al. History and epidemiology of anabolic androgens in athletes and non-athletes. *Mol Cell Endocrinol.* 464:4, 2018.

**Kerr** J.M. et al. Anabolic-androgenic steroids: Use and abuse in pediatric patients. *Pediatr Clin North Am.* 54:771, 2007.

**Kimergard** A. et al. The composition of anabolic steroids from the illicit market is largely unknown: Implications for clinical case reports. *QJM.* 107:597, 2014.

**Kindlundh** A.M. et al. Adolescent use of anabolic-androgenic steroids and relations to self-reports of social, personality and health aspects. *Eur J Public Health.* 11:322, 2001.

**Kindlundh** A.M. et al. Factors associated with adolescent use of doping agents: Anabolic-androgenic steroids. *Addiction.* 94:543, 1999.

**Klotz** F. et al. Criminality among individuals testing positive for the presence of anabolic androgenic steroids. *Arch Gen Psychiatry.* 63:1274, 2006.

**Klotz** F. et al. The significance of anabolic androgenic

steroids in a Swedish prison population. *Compr Psychiatry.* 51:312, 2010.

**Kochakian** C.D. History of anabolic-androgenic steroids. *NIDA Res Monogr.* 102:29, 1990.

**Kochakian** C.D. History, chemistry and pharmacodynamics of anabolic-androgenic steroids. *Wien Med Wochenschr.* 143:359, 1993.

**Kopera** H. The history of anabolic steroids and a review of clinical experience with anabolic steroids. *Acta Endocrinol Suppl.* 271:11, 1985.

**Korkia** P. Use of anabolic steroids has been reported by 9% of men attending gymnasiums. *BMJ.* 313:1009, 1996.

**Kotronoulas** A. et al. Evaluation of markers out of the steroid profile for the screening of testosterone misuse. Part II: Intramuscular administration. *Drug Test Anal.* 10:849, 2018.

**Kouri** E.M. et al. Use of anabolic-androgenic steroids: We are talking prevalence rates. *JAMA.* 271:347, 1994.

**La Gerche** A. et al. Drugs in sport - a change is needed, but what? *Heart Lung Circ.* 27:1099, 2018.

**Landy** J.F. et al. What's wrong with using steroids? Exploring whether and why people oppose the use of performance enhancing drugs. *J Pers Soc Psychol.* 113:377, 2017.

**Laure** P. et al. General practitioners and doping in sport: Attitudes and experience. *Br J Sports Med.* 37:335, 2003.

**Lee**, D.C. et al. Long-term effects of changes in cardiorespiratory fitness and body mass index on all-cause and cardiovascular disease mortality in men: the Aerobics Center Longitudinal Study. *Circulation* 4:2483-490, 2011.

**Lee**, I.M. et al. Exercise intensity and longevity in

men:The Harvard Alumni Health Study. *JAMA*. 273:1179-1184, 1995.

**Lee**, I.M. et al. Physical activity, physical fitness and longevity. *Aging Clinical Experiments Res.* 9: 2-11, 1997.

**Leifman** H. et al. Anabolic androgenic steroids--use and correlates among gym users--an assessment study using questionnaires and observations at gyms in the Stockholm region. *Int J Environ Res Public Health.* 8:2656, 2011.

**Lindstrom** M. et al. Use of anabolic-androgenic steroids among body builders--frequency and attitudes. *J Intern Med.* 227:407, 1990

**Litman** H.J. et al. Serum androgen levels in black, Hispanic, and white men. *J Clin Endocrinol Metab.* 91:4326, 2006.

**Ljungqvist** A. The use of anabolic steroids in top Swedish athletes. *Br J Sports Med.* 9:82, 1975.

**Lombardo** J.A. Anabolic-androgenic steroids. *NIDA Res Monogr.* 102:60, 1990.

**Lood** Y. et al. Anabolic androgenic steroids in police cases in Sweden 1999-2009. *Forensic Sci Int.* 219:199, 2012.

**Lundholm** L. et al. Anabolic androgenic steroids and violent offending: Confounding by polysubstance abuse among 10,365 general population men. *Addiction.* 110:100, 2015.

**Lundholm** L. et al. Use of anabolic androgenic steroids in substance abusers arrested for crime. *Drug Alcohol Depend.* 111:222, 2010.

**Marcos-Serrano** M. et al. Urinary steroid profile in ironman triathletes. *J Hum Kinet.* 61:109, 2018.

**Mattila** V.M. et al. Use of dietary supplements and anabolic-androgenic steroids among Finnish adolescents in 1991-2005. *Eur J Public Health.* 20:306, 2010.

**McBride** J.A. et al. The availability and acquisition of illicit anabolic androgenic steroids and testosterone preparations on the internet. *Am J Mens Health.* 12:1352, 2018.

**McCabe** S.E. et al. Trends in non-medical use of anabolic steroids by U.S. College students: Results from four national surveys. *Drug Alcohol Depend.* 90:243, 2007.

**McDuff** D. et al. Recreational and ergogenic substance use and substance use disorders in elite athletes: A narrative review. *Br J Sports Med.* 53:754, 2019.

**Melia** P. et al. The use of anabolic-androgenic steroids by Canadian students. *Clin J Sport Med.* 6:9, 1996.

**Middleman** A.B. et al. High-risk behaviors among high school students in Massachusetts who use anabolic steroids. *Pediatrics.* 96:268, 1995.

**Milhorn** H.T., Jr. Anabolic steroids: Another form of drug abuse. *J Miss State Med Assoc.* 32:293, 1991.

**Millar** A.P. Anabolic steroids--a contemporary view. *S Afr Med J.* 85:1303, 1995.

**Miller** C. Anabolic steroids: An Australian sports physician goes public. *Phys Sportsmed.* 14:167, 1986.

**Morgentaler** A. et al. The history of testosterone and the evolution of its therapeutic potential. *Sex Med Rev.* 8:286, 2020.

**Musshoff** F. et al. Anabolic steroids on the German black market. *Arch Kriminol.* 199:152, 1997.

**Nagata** J.M. et al. Predictors of muscularity-oriented disordered eating behaviors in U.S. Young adults: A prospective cohort study. *Int J Eat Disord.* 2019.

**Nakhaee** M.R. et al. Prevalence of use of anabolic steroids by bodybuilders using three methods in a city of Iran. *Addict Health.* 5:77, 2013.

**Nieschlag** E. et al. Endocrine history: The history of

discovery, synthesis and development of testosterone for clinical use. *Eur J Endocrinol*. 180:R201, 2019.

**Nilsson** S. A study among teenagers in Falkenberg: Frightening abuse of anabolic steroids. *Lakartidningen*. 91:2877, 1994.

**Nilsson** S. et al. Evaluation of a health promotion programme to prevent the misuse of androgenic anabolic steroids among Swedish adolescents. *Health Promot Int*. 19:61, 2004.

**Nilsson** S. et al. Trends in the misuse of androgenic anabolic steroids among boys 16-17 years old in a primary health care area in Sweden. *Scand J Prim Health Care*. 19:181, 2001.

**Nilsson** S. et al. The prevalence of the use of androgenic anabolic steroids by adolescents in a county of Sweden. *Eur J Public Health*. 11:195, 2001.

**Parkinson** A.B. et al. Anabolic androgenic steroids: A survey of 500 users. *Med Sci Sports Exerc*. 38:644, 2006.

**Pereira** E. et al. Anabolic steroids among resistance training practitioners. *PLoS One*. 14:e0223384, 2019.

**Perko** M.A. et al. Associations between academic performance of Division 1 college athletes and their perceptions of the effects of anabolic steroids. *Percept Mot Skills*. 80:284, 1995.

**Perlmutter** G. et al. Use of anabolic steroids by athletes. *Am Fam Physician*. 32:208, 1985.

**Perls** T.T. Growth hormone and anabolic steroids: Athletes are the tip of the iceberg. *Drug Test Anal*. 1:419, 2009.

**Petersson** A. et al. Substance abusers' motives for using anabolic androgenic steroids. *Drug Alcohol Depend*. 111:170, 2010.

**Petersson** A. et al. Morbidity and mortality in patients testing positively for the presence of anabolic androgenic steroids in connection with receiving medical care. A controlled retrospective cohort study. *Drug Alcohol Depend.* 81:215, 2006.

**Petersson** A. et al. Convulsions in users of anabolic androgenic steroids: Possible explanations. *J Clin Psychopharmacol.* 27:723, 2007.

**Petersson** A. et al. Toxicological findings and manner of death in autopsied users of anabolic androgenic steroids. *Drug Alcohol Depend.* 81:241, 2006.

**Pineau** T. et al. The study of doping market: How to produce intelligence from internet forums. *Forensic Sci Int.* 268:103, 2016.

**Pope** H.G., Jr. et al. The lifetime prevalence of anabolic-androgenic steroid use and dependence in Americans: Current best estimates. *Am J Addict.* 23:371, 2014.

**Pope** H.G., Jr. et al. Anabolic-androgenic steroid use among 1,010 college men. *Phys Sportsmed.* 16:75, 1988.

**Pope** H.G., Jr. et al. Anabolic-androgenic steroid use among 133 prisoners. *Compr Psychiatry.* 37:322, 1996.

**Rachon** D. et al. Prevalence and risk factors of anabolic-androgenic steroids (AAS) abuse among adolescents and young adults in Poland. *Soz Praventivmed.* 51:392, 2006.

**Ribeiro** M.V.M. et al. (1)h NMR determination of adulteration of anabolic steroids in seized drugs. *Steroids.* 138:47, 2018.

**Richardson** A. et al. Anabolic-androgenic steroids (AAS) users on AAS use: Negative effects, 'code of silence', and implications for forensic and medical professionals. *J Forensic Leg Med.* 68:101871, 2019.

**Roccella** M. et al. New addictions in the third millennium: Anabolic steroids as a substance of abuse. *Minerva Pediatr.* 57:129, 2005.

**Runacres**, A., et al. Health consequences of an elite

sporting career: long–term detriment or long–term gain? A meta–analysis of 165,000 former athletes. *Sports Med.* 51:289–301, 2021.

**Sagoe** D. et al. Attitudes towards use of anabolic-androgenic steroids among Ghanaian high school students. *Int J Drug Policy.* 26:169, 2015.

**Salva** P.S. Anabolic steroids and sports. *JAMA.* 258:1608, 1987.

**Salva** P.S. et al. Anabolic steroids and growth hormone in the Texas Panhandle. *Tex Med.* 85:43, 1989.

**Salva** P.S. et al. Anabolic steroids: Interest among parents and nonathletes. *South Med J.* 84:552, 1991.

**Sandvik** M.R. et al. Anabolic-androgenic steroid use and correlates in Norwegian adolescents. *Eur J Sport Sci.* 18:903, 2018.

**Santora** L.J. et al. Coronary calcification in body builders using anabolic steroids. *Prev Cardiol.* 9:198, 2006.

**Santos** A.M. et al. Illicit use and abuse of anabolic-androgenic steroids among brazilian bodybuilders. *Subst Use Misuse.* 46:742, 2011.

**Sigurdson** A. et al. Use of anabolic-androgenic steroids: We are talking prevalence rates. *JAMA.* 271:347, 1994.

**Sjoqvist** F. et al. Use of doping agents, particularly anabolic steroids, in sports and society. *Lancet.* 371:1872, 2008.

**Skarberg** K. et al. Multisubstance use as a feature of addiction to anabolic-androgenic steroids. *Eur Addict Res.* 15:99, 2009.

**Smit** D.L. et al. Baseline characteristics of the Haarlem study: 100 male amateur athletes using anabolic androgenic steroids. *Scand J Med Sci Sports.* 2019.

**Smit** D.L. et al. Outpatient clinic for users of anabolic androgenic steroids: An overview. *Neth J Med.* 76:167, 2018.

**Solberg** S. Anabolic steroids and Norwegian weightlifters. *Br J Sports Med.* 16:169, 1982.

**Takahashi** M. et al. Telephone counseling of athletes abusing anabolic-androgenic steroids. *J Sports Med Phys Fitness.* 47:356, 2007.

**Tamir** E. et al. Knowledge and attitude regarding use of anabolic steroids among youth exercising in fitness centers. *Harefuah.* 143:348, 2004.

**Tay Wee Teck** J. et al. Tracking internet interest in anabolic-androgenic steroids using google trends. *Int J Drug Policy.* 51:52, 2018.

**Terney** R. et al. The use of anabolic steroids in high school students. *Am J Dis Child.* 144:99, 1990.

**Thevis** M. et al. Determination of the prevalence of anabolic steroids, stimulants, and selected drugs subject to doping controls among elite sport students using analytical chemistry. *J Sports Sci.* 26:1059, 2008.

**Thiblin** I. et al. Anabolic steroids and cardiovascular risk: A national population-based cohort study. *Drug Alcohol Depend.* 152:87, 2015.

**Thiblin** I. et al. Cause and manner of death among users of anabolic androgenic steroids. *J Forensic Sci.* 45:16, 2000.

**Thiblin** I. et al. Pharmacoepidemiology of anabolic androgenic steroids: A review. *Fundam Clin Pharmacol.* 19:27, 2005.

**Thompson** P.D. et al. Use of anabolic steroids among adolescents. *N Engl J Med.* 329:888, 1993.

**Thorlindsson** T. et al. Sport and use of anabolic androgenic steroids among Icelandic high school students: A critical test of three perspectives. *Subst Abuse Treat Prev Policy.* 5:32, 2010.

**Underwood** M. Exploring the social lives of image and performance enhancing drugs: An online ethnography of the ZYZZ fandom of recreational bodybuilders. *Int J Drug Policy.* 39:78, 2017.

**Vazquez-Mourelle** R. et al. Impact of health authority control measures aimed at reducing the illicit use of anabolic-androgenic steroids. *Eur Addict Res.* 24:28, 2018.

**Vitoria Ortiz** M. Hormones, politics and sport in the German Democratic Republic (1949-1989). *An R Acad Nac Med.* 128:651, 2011.

**Vlad** R.A. et al. Doping in sports, a never-ending story? *Adv Pharm Bull.* 8:529, 2018.

**Westerman** M.E. et al. Heavy testosterone use among bodybuilders: An uncommon cohort of illicit substance users. *Mayo Clin Proc.* 91:175, 2016.

**Wichstrom** L. Predictors of future anabolic androgenic steroid use. *Med Sci Sports Exerc.* 38:1578, 2006.

**Wichstrom** L. et al. Use of anabolic-androgenic steroids in adolescence: Winning, looking good or being bad? *J Stud Alcohol.* 62:5, 2001.

**Winters** S.J. Androgens: Endocrine physiology and pharmacology. *NIDA Res Monogr.* 102:113, 1990.

**Woerdeman** J. et al. Anabolic androgenic steroids in amateur sports in the Netherlands. *Ned Tijdschr Geneeskd.* 154:A2004, 2010.

**Wood** R.I. Anabolic steroids: A fatal attraction? *J Neuroendocrinol.* 18:227, 2006.

**Wood** R.I. et al. Testosterone and sport: Current perspectives. *Horm Behav.* 61:147, 2012.

**Wroblewska** A.M. Androgenic--anabolic steroids and body dysmorphia in young men. *J Psychosom Res.* 42:225, 1997.

**Yesalis** C.E. et al. Incidence of the nonmedical use of

anabolic-androgenic steroids. *NIDA Res Monogr.* 102:97, 1990.

**Yesalis** C.E., et al. Self-reported use of anabolic-androgenic steroids by elite power lifters. *Phys Sportsmed.* 16:91, 1988.

## BIOQUÍMICA DE LOS ESTEROIDES ANABÓLICOS

**Aagaard** P. Making muscles "stronger": Exercise, nutrition, drugs. *J Musculoskelet Neuronal Interact.* 4:165, 2004.

**Abdullaev** A.R. The influence of glucocorticoids and anabolic steroids on immunity indices in rheumatism in children of preschool age. *Pediatriia.* 43:50, 1964.

**Abzianidze** E.N. The reaction of hormones of hypophysis-thyroid gland's endocrinal axis on vibration pathology and on condition of its correction with liquid oxygen and anabolic steroids. *Georgian Med News.* 75, 2007.

**Ahima** R.S. et al. Regulation of glucocorticoid receptor immunoreactivity in the rat hippocampus by androgenic-anabolic steroids. *Brain Res.* 585:311, 1992.

**Aikawa** K. et al. Synthesis and biological evaluation of novel selective androgen receptor modulators (SARMS) part III: Discovery of 4-(5-oxopyrrolidine-1-yl)benzonitrile derivative 2f as a clinical candidate. *Bioorg Med Chem.* 25:3330, 2017.

**Aikawa** K. et al. Synthesis and biological evaluation of novel selective androgen receptor modulators (SARMs). Part I *Bioorg Med Chem.* 23:2568, 2015.

**Albanese** A.A. Anticatabolic applications of newer anabolic steroids. *Med Times.* 96:871, 1968.

**Albanese** A.A. Nutritional and metabolic effects of

anabolic steroids and corticosteroids. *J Am Med Women's Assoc.* 24:123, 1969.

**Albanese** A.A. et al. Nutritional and metabolic effects of some newer steroids. Iv. Parenteral anabolic steroids. *N Y State J Med.* 65:2116, 1965.

**Alsio** J. et al. Impact of nandrolone decanoate on gene expression in endocrine systems related to the adverse effects of anabolic androgenic steroids. *Basic Clin Pharmacol Toxicol.* 105:307, 2009.

**Anderson** I.A. The metabolic effects of certain anabolic steroids. *Acta Endocrinol Suppl.* 39(Suppl 63):54, 1961.

**Appell** H.J. et al. Ultrastructural and morphometric investigations on the effects of training and administration of anabolic steroids on the myocardium of guinea pigs. *Int J Sports Med.* 4:268, 1983.

**Arazi** H. et al. Use of anabolic androgenic steroids produces greater oxidative stress responses to resistance exercise in strength-trained men. *Toxicol Rep.* 4:282, 2017.

**Asano** M. et al. Synthesis and biological evaluation of novel selective androgen receptor modulators (SARMs). Part II: Optimization of 4-(pyrrolidin-1-yl)benzonitrile derivatives. *Bioorg Med Chem Lett.* 27:1897, 2017.

**Barbosa** J. et al. Effects of anabolic steroids on haptoglobin, orosomucoid, plasminogen, fibrinogen, transferrin, ceruloplasmin, alpha-1-antitrypsin, beta-glucuronidase and total serum proteins. *J Clin Endocrinol Metab.* 33:388, 1971.

**Bartsch** W. Anabolic steroids--action on cellular level. *Wien Med Wochenschr.* 143:363, 1993.

**Basualto-Alarcon** C. et al. Testosterone signals through mTOR and androgen receptor to induce muscle hypertrophy. *Med Sci Sports Exerc.* 45:1712, 2013.

**Bathori** M. et al. Phytoecdysteroids and anabolic-androgenic steroids--structure and effects on humans. *Curr Med Chem.* 15:75, 2008.

**Bayat** G. et al. Chronic endurance exercise antagonizes the cardiac UCP2 and UCP3 protein up-regulation induced by nandrolone decanoate. *J Basic Clin Physiol Pharmacol.* 28:609, 2017.

**Behrendt** H. Effect of anabolic steroids on rat heart muscle cells. I. Intermediate filaments. *Cell Tissue Res.* 180:303, 1977.

**Bhasin** S. et al. Selective androgen receptor modulators as function promoting therapies. *Curr Opin Clin Nutr Metab Care.* 12:232, 2009.

**Bischoff** F. et al. The state and distribution of steroid hormones in biologic systems; solubilities of testosterone, progesterone and alpha-estradiol in aqueous salt and protein solution and in serum. *J Biol Chem.* 174:663, 1948.

**Bjorkhem-Bergman** L. et al. Vitamin D receptor rs2228570 polymorphism is associated with LH levels in men exposed to anabolic androgenic steroids. *BMC Res Notes.* 11:51, 2018.

**Boris** A. et al. Comparative androgenic, myotrophic and antigonadotrophic properties of some anabolic steroids. *Steroids.* 15:61, 1970.

**Brownlee** K. et al. Relationship between circulating cortisol and testosterone: Influence of physical exercise. *J Sport Sci Med.* 4:76, 2005.

**Bullock** G.R. et al. Changes in mitochondrial structure and ribosomal activity in muscle as a consequence of the interaction between a glucocorticoid and some anabolic steroids. *Biochem J.* 115:47P, 1969.

**Cadwallader** A.B. et al. The androgen receptor and its use in biological assays: Looking toward effect-based testing and its applications. *J Anal Toxicol.* 35:594, 2011.

**Camerino** B. et al. Structure and effects of anabolic steroids. *Pharmacol Ther B.* 1:233, 1975.

**Carteri** R.B. et al. Anabolic-androgen steroids effects on bioenergetics responsiveness of synaptic and extra-synaptic mitochondria. *Toxicol Lett.* 307:72, 2019.

**Celec** P. et al. Effects of anabolic steroids and antioxidant vitamins on ethanol-induced tissue injury. *Life Sci.* 74:419, 2003.

**Cheung** A.S. et al. Physiological basis behind ergogenic effects of anabolic androgens. *Mol Cell Endocrinol.* 464:14, 2018.

**Choi** S.M. et al. Comparative safety evaluation of selective androgen receptor modulators and anabolic androgenic steroids. *Expert Opin Drug Saf.* 14:1773, 2015.

**Dalbo** V.J. et al. Testosterone and trenbolone enanthate increase mature myostatin protein expression despite increasing skeletal muscle hypertrophy and satellite cell number in rodent muscle. *Andrologia.* 49:2017.

**Damiao** B. et al. Anabolic steroids and their effects of on neuronal density in cortical areas and hippocampus of mice. *Braz J Biol.* 81:537, 2021.

**Danhaive** P.A. et al. Binding of glucocorticoid antagonists to androgen and glucocorticoid hormone receptors in rat skeletal muscle. *J Steroid Biochem.* 24:481, 1986.

**Dayton** W.R. et al. Cellular and molecular regulation of muscle growth and development in meat animals. *J Anim Sci.* 86:E217, 2008.

**Dayton** W.R. et al. Meat science and muscle biology symposium--role of satellite cells in anabolic steroid-induced muscle growth in feedlot steers. *J Anim Sci.* 92:30, 2014.

**Delgato**, J., et al. Prolonged treatment with the anabolic-androgenic steroid stanozolol increases antioxidant defences in rat skeletal muscle. *J Physiol Biochem. 66: 63-71, 2010.*

**Diel** P. et al. C2c12 myoblastoma cell differentiation and proliferation is stimulated by androgens and associated with a modulation of myostatin and pax7 expression. *J Mol Endocrinol.* 40:231, 2008.

**Dkhil** M.A. et al. Epigenetic modifications of gene promoter DNA in the liver of adult female mice masculinized by testosterone. *J Steroid Biochem Mol Biol.* 145:121, 2015.

**Donahue** J.L. et al. Androgens, anabolic-androgenic steroids, and inhibitors. *Am J Ther.* 7:365, 2000.

**Duclos** M. et al. Acute and chronic effects of exercise on tissue sensitivity to glucocorticoids. *J Appl Physiol.* 94:869, 2003.

**Dumont** N.A. et al. Intrinsic and extrinsic mechanisms regulating satellite cell function. *Development.* 142:1572, 2015.

**Egner** I.M. et al. A cellular memory mechanism aids overload hypertrophy in muscle long after an episodic exposure to anabolic steroids. *J Physiol.* 591:6221, 2013.

**Eriksson** A. et al. Skeletal muscle morphology in powerlifters with and without anabolic steroids. *Histochem Cell Biol.* 124:167, 2005.

**Eriksson** A. et al. Hypertrophic muscle fibers with fissures in powerlifters; fiber splitting or defect regeneration? *Histochem Cell Biol.* 126:409, 2006.

**Esquivel** A. et al. Sulfate metabolites improve retrospectivity after oral testosterone administration. *Drug Test Anal.* 11:392, 2019.

**Fiegel** G. Drugs interacting with anabolic steroids. *Clin Ter.* 136:415, 1991.

**Finardi** G. et al. The effects of the new anabolic steroids on sodium and potassium metabolism in man. *Presse Med.* 71:2387, 1963.

**Fineschi** V. Anabolic androgenic steroids (AAS) as doping agents: Chemical structures, metabolism, cellular responses, physiological and pathological effects. *Mini Rev Med Chem.* 11:359, 2011.

**Fontana** K. et al. Hepatocyte nuclear phenotype: The cross-talk between anabolic androgenic steroids and exercise in transgenic mice. *Histol Histopathol.* 23:1367, 2008.

**Fontana** K. et al. Effects of anabolic steroids and high-intensity aerobic exercise on skeletal muscle of transgenic mice. *PLoS One.* 8:e80909, 2013.

**Foss** G.L. Oral methyl testosterone. *Br Med J.* 2:11, 1939.

**Fragkaki** A.G. et al. Structural characteristics of anabolic androgenic steroids contributing to binding to the androgen receptor and to their anabolic and androgenic activities. Applied modifications in the steroidal structure. *Steroids.* 74:172, 2009.

**Geldof** L. et al. In vitro metabolism study of a black market product containing SARM LGD-4033. *Drug Test Anal.* 9:168, 2017.

**Germanakis** I. et al. Oxidative stress and myocardial dysfunction in young rabbits after short term anabolic steroids administration. *Food Chem Toxicol.* 61:101, 2013.

**Ghizoni** M.F. et al. The anabolic steroid nandrolone enhances motor and sensory functional recovery in rat median nerve repair with long interpositional nerve grafts. *Neurorehabil Neural Repair.* 27:269, 2013.

**Goldman** A.L. et al. A reappraisal of testosterone's binding in circulation: Physiological and clinical implications. *Endocr Rev.* 38:302, 2017.

**Gongora** J. et al. The in vitro metabolism of testosterone to delta 4-androstenedione 3,17 and cis-testosterone by rabbit liver homogenate. *Fed Proc.* 7:42, 1948.

**Gribbin** H.R. et al. Mode of action and use of anabolic steroids. *Br J Clin Pract.* 30:3, 1976.

**Grossman** J. et al. Effects of anabolic steroids on albumin metabolism. *J Clin Endocrinol Metab.* 25:698, 1965.

**Gustafsson** J.A. et al. Studies on steroid receptors in human and rabbit skeletal muscle - clues to the understanding of the mechanism of action of anabolic steroids. *Prog Clin Biol Res.* 142:261, 1984.

**Guzman** M. et al. Treatment with anabolic steroids increases the activity of the mitochondrial outer carnitine palmitoyltransferase in rat liver and fast-twitch muscle. *Biochem Pharmacol.* 41:833, 1991.

**Haak** A. et al. Clinical and biochemical aspects of the action of anabolic steroids. *Ned Tijdschr Geneeskd.* 104:2052, 1960.

**Hallberg** M. Impact of anabolic androgenic steroids on neuropeptide systems. *Mini Rev Med Chem.* 11:399, 2011.

**Haupt** H.A. Anabolic steroids and growth hormone. *Am J Sports Med.* 21:468, 1993.

**He** F. et al. Redox mechanism of reactive oxygen species in exercise. *Front Physiol.* 7:486, 2016.

**Herbst** K.L. et al. Testosterone action on skeletal muscle. *Curr Opin Clin Nutr Metab Care.* 7:271, 2004.

**Hickson** R.C. et al. Glucocorticoid antagonism by exercise and androgenic-anabolic steroids. *Med Sci Sports Exerc.* 22:331, 1990.

**Huffman** M.M. et al. The metabolism of testosterone. *Rev Can Biol.* 7:185, 1948.

**Illei** G. et al. The effect of anabolic steroids on the secretion of pituitary gonadotropins. *Acta Physiol Acad Sci Hung.* 22:189, 1962.

**Ishigami** R. et al. Studies on drug diabetes. 3. Abnormal carbohydrate metabolism caused by anabolic steroids. *Naika Hokan.* 11:359, 1964.

**Janne** O.A. Androgen interaction through multiple steroid receptors. *NIDA Res Monogr.* 102:178, 1990.

**Jiang** Y. mTOR goes to the nucleus. *Cell Cycle.* 9:868, 2010.

**Kadi** F. Cellular and molecular mechanisms responsible for the action of testosterone on human skeletal muscle. A basis for illegal performance enhancement. *Br J Pharmacol.* 154:522, 2008.

**Kadi** F. et al. The expression of androgen receptors in human neck and limb muscles: Effects of training and self-administration of androgenic-anabolic steroids. *Histochem Cell Biol.* 113:25, 2000.

**Kadi** F. et al. Effects of anabolic steroids on the muscle cells of strength-trained athletes. *Med Sci Sports Exerc.* 31:1528, 1999.

**Kamanga-Sollo** E. et al. IGF-1 mRNA levels in bovine satellite cell cultures: Effects of fusion and anabolic steroid treatment. *J Cell Physiol.* 201:181, 2004.

**Kamanga-Sollo** E. et al. Roles of IGF-1and the estrogen, androgen and IGF-1 receptors in estradiol-17beta- and trenbolone acetate-stimulated proliferation of cultured bovine satellite cells. *Domest Anim Endocrinol.* 35:88, 2008.

**Kicman** A.T. Pharmacology of anabolic steroids. *Br J Pharmacol.* 154:502, 2008.

**Kicman** A.T. et al. Anabolic steroids in sport: Biochemical, clinical and analytical perspectives. *Ann Clin Biochem.* 40:321, 2003.

**Kochakian** C.D. History, chemistry and pharmacodynamics of anabolic-androgenic steroids. *Wien Med Wochenschr.* 143:359, 1993.

**Laurent** M.R. et al. Androgens have antiresorptive effects on trabecular disuse osteopenia independent from muscle atrophy. *Bone.* 93:33, 2016.

**Lindstrom** M. et al. Satellite cell heterogeneity with respect to expression of MYOD, myogenin, DLK1 and c-MET in human skeletal muscle: Application to a cohort of power lifters and sedentary men. *Histochem Cell Biol.* 134:371, 2010.

**Lippi** G. et al. Biochemistry and physiology of anabolic androgenic steroids doping. *Mini Rev Med Chem.* 11:362, 2011.

**Little** K. Interaction between catabolic and anabolic steroids. *Curr Ther Res Clin Exp.* 12:658, 1970.

**MacDougall** J.D. et al. Muscle ultrastructural characteristics of elite powerlifters and bodybuilders. *Eur J Appl Physiol Occup Physiol.* 48:117, 1982.

**Magalhães** W.S. et al. Human metabolism of the anabolic steroid methasterone: Detection and kinetic excretion of new phase 1 urinary metabolites and investigation of phase II metabolism by GC-MS and UPLC-MS/MS. *J. Braz. Chem. So.* 30:1150, 2019.

**Marocolo** M. et al. Combined effects of exercise training and high doses of anabolic steroids on cardiac autonomic modulation and ventricular repolarization properties in rats. *Can J Physiol Pharmacol.* 97:1185, 2019.

**Matassarin** F.W. The use of testosterone propionate in nitrogen retention. *J Kans Med Soc.* 49:287, 1948.

**Mehta** P.H. et al. Neural mechanisms of the testosterone-aggression relation: The role of orbitofrontal cortex. *J Cogn Neurosci.* 22:2357, 2010.

**Mehta** P.H. et al. Testosterone and cortisol jointly regulate dominance: Evidence for a dual-hormone hypothesis. *Horm Behav.* 58:898, 2010.

**Melcangi** R.C. et al. The action of steroid hormones on peripheral myelin proteins: A possible new tool for the rebuilding of myelin? *J Neurocytol.* 29:327, 2000.

**Metcalf** W. et al. A quantitative expression for nitrogen retention with anabolic steroids. IV. Oxandrolone. *Metabolism.* 14:59, 1965.

**Mhaouty-Kodja** S. Role of the androgen receptor in the central nervous system. *Mol Cell Endocrinol.* 465:103, 2018.

**Molano** F. et al. Rat liver lysosomal and mitochondrial activities are modified by anabolic-androgenic steroids. *Med Sci Sports Exerc.* 31:243, 1999.

**Mosler** S. et al. Modulation of follistatin and myostatin propeptide by anabolic steroids and gender. *Int J Sports Med.* 34:567, 2013.

**Muto** T. et al. The mechanism of anabolic steroids on the acceleration of the anabolic activity. *Acta Med Biol.* 16:53, 1969.

**Narayanan** R. et al. Development of selective androgen receptor modulators (SARMs). *Mol Cell Endocrinol.* 465:134, 2018.

**Neto** W. Effects of strength training and anabolic steroid in the peripheral nerve and skeletal muscle morphology of aged rats. *Front Aging Neurosci.* 9:1, 2017.

**Nieschlag** E. et al. Mechanisms in endocrinology: Medical consequences of doping with anabolic androgenic steroids: Effects on reproductive functions. *Eur J Endocrinol.* 173:R47, 2015.

**Nordstrom** A. et al. Higher muscle mass but lower gynoid fat mass in athletes using anabolic androgenic steroids. *J Strength Cond Res.* 26:246, 2012.

**Oberlander** J.G. et al. The buzz about anabolic androgenic steroids: Electrophysiological effects in excitable tissues. *Neuroendocrinology.* 96:141, 2012.

**Ohlsson** C. et al. Genetic determinants of serum testosterone concentrations in men. *PLoS Genet.* 7:e1002313, 2011.

**Onakomaiya** M.M. et al. Mad men, women and steroid cocktails: A review of the impact of sex and other factors on anabolic androgenic steroids effects on affective behaviors. *Psychopharmacology.* 233:549, 2016.

**Parssinen** M. et al. The effect of supraphysiological doses of anabolic androgenic steroids on collagen metabolism. *Int J Sports Med.* 21:406, 2000.

**Penatti** C.A. et al. Chronic exposure to anabolic androgenic steroids alters neuronal function in the mammalian forebrain via androgen receptor- and estrogen receptor-mediated mechanisms. *J Neurosci.* 29:12484, 2009.

**Pieretti** S. et al. Brain nerve growth factor unbalance induced by anabolic androgenic steroids in rats. *Med Sci Sports Exerc.* 45:29, 2013.

**Piper** T. et al. Studies on the in vivo metabolism of the SARM yk11: Identification and characterization of metabolites potentially useful for doping controls. *Drug Test Anal.* 10:1646, 2018.

**Reitzner** S.M. et al. Modulation of exercise training related adaptation of body composition and regulatory pathways by anabolic steroids. *J Steroid Biochem Mol Biol.* 190:44, 2019.

**Rojas** D. et al. Selective androgen receptor modulators: Comparative excretion study of bicalutamide in bovine urine and faeces. *Drug Test Anal.* 9:1017, 2017.

**Roman** M. et al. Computational assessment of pharmacokinetics and biological effects of some anabolic and androgen steroids. *Pharm Res.* 35:41, 2018.

**Ruokonen** A. et al. Response of serum testosterone and its precursor steroids, SHBG and CBG to anabolic steroid and testosterone self-administration in man. *J Steroid Biochem.* 23:33, 1985.

**Saborido** A. et al. Stanozolol treatment decreases the mitochondrial ROS generation and oxidative stress induced by acute exercise in rat skeletal muscle. *J Appl Physiol (1985).* 110:661, 2011.

**Saborido** A. et al. Effect of anabolic steroids on mitochondria and sarcotubular system of skeletal muscle. *J Appl Physiol (1985).* 70:1038, 1991.

**Said** R S. et al. Myogenic satellite cells: Biological milieu and possible clinical applications. *Pak J Biol Sci.* 20:1, 2017.

**Saito** T. et al. Studies on the action mechanisms of anabolic steroids. I. Clinico-pharmacological studies on their effects upon the far advanced pulmonary tuberculous patients. *IRYO.* 20:565, 1966.

**Salem** N.A. et al. The impact of nandrolone decanoate abuse on experimental animal model: Hormonal and biochemical assessment. *Steroids.* 153:108526, 2019.

**Salmons** S. Myotrophic effects of anabolic steroids. *Vet Res Commun.* 7:19, 1983.

**Satoh** K. et al. Morphological effects of an anabolic steroid on muscle fibres of the diaphragm in mice. *J Electron Microsc.* 49:531, 2000.

**Schanzer** W. Metabolism of anabolic androgenic steroids. *Clin Chem.* 42:1001, 1996.

**Schanzer** W. et al. Metabolism of anabolic steroids in humans: Synthesis of 6 beta-hydroxy metabolites of 4-chloro-1,2-dehydro-17 alpha-methyltestosterone, fluoxymesterone, and metandienone. *Steroids.* 60:353, 1995.

**Schanzer** W. et al. 17-epimerization of 17 alpha-methyl anabolic steroids in humans: Metabolism and synthesis of 17 alpha-hydroxy-17 beta-methyl steroids. *Steroids.* 57:537, 1992.

**Sculthorpe** N. et al. Androgens affect myogenesis in vitro and increase local igf-1 expression. *Med Sci Sports Exerc.* 44:610, 2012.

**Seynnes** O.R. et al. Effect of androgenic-anabolic steroids and heavy strength training on patellar tendon morphological and mechanical properties. *J Appl Physiol (1985).* 115:84, 2013.

**Shahidi** N.T. A review of the chemistry, biological action, and clinical applications of anabolic-androgenic steroids. *Clin Ther.* 23:1355, 2001.

**Sinha-Hikim** I. et al. Effects of testosterone supplementation on skeletal muscle fiber hypertrophy and satellite cells in community-dwelling older men. *J Clin Endocrinol Metab.* 91:3024, 2006.

**Sinha-Hikim** I. et al. Testosterone-induced muscle hypertrophy is associated with an increase in satellite cell number in healthy, young men. *Am J Physiol Endocrinol Metab.* 285:E197, 2003.

**Solomon** Z.J. et al. Selective androgen receptor modulators: Current knowledge and clinical applications. *Sex Med Rev.* 7:84, 2019.

**Starkov** A.A. et al. Regulation of the energy coupling in mitochondria by some steroid and thyroid hormones. *Biochim Biophys Acta.* 1318:173, 1997.

**Sun** M. et al. Nandrolone attenuates aortic adaptation to exercise in rats. *Cardiovasc Res.* 97:686, 2013.

**Takada** M. Pharmacological action of anabolic steroids. *Nihon Rinsho.* 52:606, 1994.

**Takayama** H. et al. Mechanism of action of anabolic steroids. Dynamic observations on protein metabolism by the isotopic method. *Nihon Naibunpi Gakkai Zasshi.* 38:652, 1962.

**Tang** H. et al. MRI and image quantitation for drug assessment - growth effects of anabolic steroids and precursors. *Conf Proc IEEE Eng Med Biol Soc.* 7:7044, 2005.

**Tirassa** P. et al. High-dose anabolic androgenic steroids modulate concentrations of nerve growth factor and expression of its low affinity receptor (p75-NGFR) in male rat brain. *J Neurosci Res.* 47:198, 1997.

**Toth** N. et al. 20-hydroxyecdysone increases fiber size in a muscle-specific fashion in rat. *Phytomedicine.* 15:691, 2008.

**Tsika** R.W. et al. Effect of anabolic steroids on overloaded and overloaded suspended skeletal muscle. *J Appl Physiol (1985).* 63:2128, 1987.

**Tsika** R.W. et al. Effect of anabolic steroids on skeletal muscle mass during hindlimb suspension. *J Appl Physiol (1985).* 63:2122, 1987.

**van der Vies** J. Pharmacokinetics of anabolic steroids. *Wien Med Wochenschr.* 143:366, 1993.

**van Wayjen** R.G. Metabolic effects of anabolic steroids. *Wien Med Wochenschr.* 143:368, 1993.

**Vicencio** J.M. et al. Anabolic androgenic steroids and intracellular calcium signaling: A mini review on mechanisms and physiological implications. *Mini Rev Med Chem.* 11:390, 2011.

**Weicker** H. et al. Influence of training and anabolic steroids on the LDH isozyme pattern of skeletal and heart muscle fibers of guinea pigs. *Int J Sports Med.* 3:90, 1982.

**Winters** S.J. Androgens: Endocrine physiology and pharmacology. *NIDA Res Monogr.* 102:113, 1990.

Wynn V. The anabolic steroids. *Practitioner.* 200:509, 1968.

**Wynn** V. Metabolic effects of anabolic steroids. *Br J Sports Med.* 9:60, 1975.

**Yu** J.G. et al. Effects of long term supplementation of anabolic androgen steroids on human skeletal muscle. *PLoS One.* 9:e105330, 2014.

**Zeng** F. et al. Androgen interacts with exercise through the mTOR pathway to induce skeletal muscle hypertrophy. *Biol Sport.* 34:313, 2017.

## ESTEROIDES ANABÓLICOS Y RENDIMIENTO

**Alen** M. et al. Changes in muscle power production capacity in power athletes self-administering androgenic anabolic steroids. *Duodecim.* 100:1096, 1984.

**Alen** M. et al. Changes in neuromuscular performance and muscle fiber characteristics of elite power athletes self-administering androgenic and anabolic steroids. *Acta Physiol Scand.* 122:535, 1984.

**Alway** S.E. et al. Effect of anabolic steroids on new fiber formation and fiber area during stretch-overload. *J Appl Physiol.* 74:832, 1993.

**Andrews** M.A. et al. Physical effects of anabolic-androgenic steroids in healthy exercising adults: A systematic review and meta-analysis. *Curr Sports Med Rep.* 17:232, 2018.

**Ariel** G. The effect of anabolic steroid upon skeletal muscle contractile force. *J Sports Med Phys Fitness.* 13:187, 1973.

**Ariel** G. Prolonged effects of anabolic steroid upon muscular contractile force. *Med Sci Sports.* 6:62, 1974.

**Ariel** G. et al. Effect of anabolic steroids on reflex components. *J Appl Physiol.* 32:795, 1972.

**Bahrke** M.S. et al. Weight training. A potential confounding factor in examining the psychological and behavioural effects of anabolic-androgenic steroids. *Sports Med.* 18:309, 1994.

**Baume** N. et al. Effect of multiple oral doses of androgenic anabolic steroids on endurance performance and serum indices of physical stress in healthy male subjects. *Eur J Appl Physiol.* 98:329, 2006.

**Bhasin** S. et al. The effects of supraphysiologic doses of testosterone on muscle size and strength in normal men. *N Engl J Med.* 335:1, 1996.

**Bhasin** S. et al. Testosterone dose-response relationships in healthy young men. *Am J Physiol Endocrinol Metab.* 281:E1172, 2001.

**Blazevich** A.J. et al. Effect of testosterone administration and weight training on muscle architecture. *Med Sci Sports Exerc.* 33:1688, 2001.

**Bochud** M. et al. Urinary sex steroid and glucocorticoid hormones are associated with muscle mass and strength in healthy adults. *J Clin Endocrinol Metab.* 104:2195, 2019.

**Bouchard**, C., et al. Familial aggregation of VO2max response to exercise training: results from the HERITAGE Family Study. J. Appl Physiol. 87:1003-1008, 1999.

**Celotti** F. et al. Anabolic steroids: A review of their effects on the muscles, of their possible mechanisms of action and of their use in athletics. *J Steroid Biochem Mol Biol.* 43:469, 1992.

**Ciopponi** T. et al. Anabolic steroids: Update 2002. *Sports Med.* 6:1, 2002.

**Conceicao** M.S. et al. Muscle fiber hypertrophy and

myonuclei addition: A systematic review and meta-analysis. *Med Sci Sports Exerc.* 50:1385, 2018.

**Dalton** J.T. et al. The selective androgen receptor modulator GTX024 (enodosarm) improves lean body mass and physical function in healthy elderly men and postmenopausal women: Results of a double-blind, placebo-controlled phase ii trial. *J Cachexia Sarcopenia Muscle.* 2:153, 2011.

**Dimauro** J. et al. Effects of anabolic steroids and high intensity exercise on rat skeletal muscle fibres and capillarization. A morphometric study. *Eur J Appl Physiol Occup Physiol.* 64:204, 1992.

**Edgren** R.A. A comparative study of the anabolic and androgenic effects of various steroids. *Acta Endocrinol.* 44:SUPPL87:1, 1963.

**Egner** I.M. et al. A cellular memory mechanism aids overload hypertrophy in muscle long after an episodic exposure to anabolic steroids. *J Physiol.* 591:6221, 2013.

**Elashoff** J.D. et al. Effects of anabolic-androgenic steroids on muscular strength. *Ann Intern Med.* 115:387, 1991.

**Eriksson** A. et al. Skeletal muscle morphology in power-lifters with and without anabolic steroids. *Histochem Cell Biol.* 124:167, 2005.

**Fahey** T. et al. Sport and exercise physiology: Performance- enhancing substances - anabolic steroids. In. *Encyclopedia of Life Support Systems (EOLSS)*: UNESCO; 2015.

**Fahey** T.D. et al. The effects of an anabolic steroid on the strength, body composition, and endurance of college males when accompanied by a weight training program. *Med Sci Sports.* 5:272, 1973.

**Ferry** A. et al. Respective effects of anabolic/androgenic steroids and physical exercise on isometric contractile properties of regenerating skeletal muscles in the rat. *Arch Physiol Biochem.* 108:257, 2000.

**Foster** Z.J. et al. Anabolic-androgenic steroids and testosterone precursors: Ergogenic aids and sport. *Curr Sports Med Rep.* 3:234, 2004.

**Franchimont** P. et al. Anabolic steroids and physical aptitude. *Rev Med Liege.* 34:163, 1979.

**Franke** W.W. et al. Hormonal doping and androgenization of athletes: A secret program of the German Democratic Republic government. *Clin Chem.* 43:1262, 1997.

**Freed** D. et al. Anabolic steroids in athletics. *Br Med J.* 3:761, 1972.

**Freed** D.L. et al. Anabolic steroids in athelics: Crossover double-blind trial on weightlifters. *Br Med J.* 2:471, 1975.

**Fritzsche** D. et al. Anabolic steroids (metenolone) improve muscle performance and hemodynamic characteristics in cardiomyoplasty. *Ann Thorac Surg.* 59:961, 1995.

**Giorgi** A. et al. Muscular strength, body composition and health responses to the use of testosterone enanthate: A double blind study. *J Sci Med Sport.* 2:341, 1999.

**Hartgens** F. et al. Effects of androgenic-anabolic steroids in athletes. *Sports Med.* 34:513, 2004.

**Husak** J.F. et al. Steroid use and human performance: Lessons for integrative biologists. *Integr Comp Biol.* 49:354, 2009.

**Johnson** L.C. et al. Anabolic steroid: Effects on strength development. *Science.* 164:957, 1969.

**Johnson** L.C. et al. Effect of anabolic steroid treatment on endurance. *Med Sci Sports.* 7:287, 1975.

Johnson N.J. et al. Anabolic steroids and sporting performance. *J Clin Pharm Ther.* 13:171, 1988.

**Johnson** N.P. Was superman a junky? The fallacy of anabolic steroids. *J S C Med Assoc.* 86:46, 1990.

**Kadi** F. Adaptation of human skeletal muscle to training and anabolic steroids. *Acta Physiol Scand Suppl.* 646:1, 2000.

**Kadi** F. et al. Effects of anabolic steroids on the muscle cells of strength-trained athletes. *Med Sci Sports Exerc.* 31:1528, 1999.

**Kennedy** M.C. et al. Do anabolic-androgenic steroids enhance sporting performance? *Med J Aust.* 166:60, 1997.

**Keul** J. et al. Anabolic steroids: Damages, effect on performance, and on metabolism. *Med Klin.* 71:497, 1976.

**Krause Neto** W. et al. Total training load may explain similar strength gains and muscle hypertrophy seen in aged rats submitted to resistance training and anabolic steroids. *Aging Male.* 21:65, 2018.

**LaBotz** M. et al. Use of performance-enhancing substances. *Pediatrics.* 138:2016.

Lamb D.R. Anabolic steroids in athletics: How well do they work and how dangerous are they? *Am J Sports Med.* 12:31, 1984.

**Levandowski** R. et al. Anabolic steroids: Performance enhancers? *N J Med.* 88:663, 1991.

**Limbird** T.J. Anabolic steroids in the training and treatment of athletes. *Compr Ther.* 11:25, 1985.

**McKillop** G. et al. Acute metabolic effects of exercise in bodybuilders using anabolic steroids. *Br J Sports Med.* 23:186, 1989.

**Neto** W. Effects of strength training and anabolic steroid in the peripheral nerve and skeletal muscle morphology of aged rats. *Front Aging Neurosci.* 9:1, 2017.

**Oberlander** J.G. et al. The buzz about anabolic androgenic steroids: Electrophysiological effects in excitable tissues. *Neuroendocrinology.* 96:141, 2012.

**Rogerson** S. et al. The effect of short-term use of testosterone enanthate on muscular strength and power in healthy young men. *J Strength Cond Res.* 21:354, 2007.

**Rogozkin** V. Metabolic effects of anabolic steroid on skeletal muscle. *Med Sci Sports.* 11:160, 1979.

**Salvador** A. et al. Lack of effects of anabolic-androgenic steroids on locomotor activity in intact male mice. *Percept Mot Skills.* 88:319, 1999.

**Schroeder** E.T. et al. Value of measuring muscle performance to assess changes in lean mass with testosterone and growth hormone supplementation. *Eur J Appl Physiol.* 112:1123, 2012.

**Smith** D.A. et al. The efficacy of ergogenic agents in athletic competition. Part I: Androgenic-anabolic steroids. *Ann Pharmacother.* 26:520, 1992.

**Soe** M. et al. The effect of anabolic androgenic steroids on muscle strength, body weight and lean body mass in body-building men. *Ugeskr Laeger.* 151:610, 1989.

**Tahmindjis** A.J. The use of anabolic steroids by athletes to increase body weight and strength. *Med J Aust.* 1:991, 1976.

**Tamaki** T. et al. Anabolic steroids increase exercise tolerance. *Am J Physiol Endocrinol Metab.* 280:E973, 2001.

**Tapper** J. et al. Muscles of the trunk and pelvis are responsive to testosterone administration: Data from testosterone dose-response study in young healthy men. *Andrology.* 6:64, 2018.

**Vingren** J.L. et al. Post-resistance exercise ethanol ingestion and acute testosterone bioavailability. *Med Sci Sports Exerc.* 45:1825, 2013.

**Vitoria Ortiz** M. Hormones, politics and sport in the

German Democratic Republic (1949-1989). *An R Acad Nac Med.* 128:651, 2011.

**Wang** M.Q. et al. Changes in body size of elite high school football players: 1963-1989. *Percept Mot Skills.* 76:379, 1993.

**Ward** P. The effect of an anabolic steroid on strength and lean body mass. *Med Sci Sports.* 5:277, 1973.

**Win-May** M. et al. The effect of anabolic steroids on physical fitness. *J Sports Med Phys Fitness.* 15:266, 1975.

**Yeater** R. et al. Resistance trained athletes using or not using anabolic steroids compared to runners: Effects on cardiorespiratory variables, body composition, and plasma lipids. *Br J Sports Med.* 30:11, 1996.

**Yu** J.G. et al. Effects of long term supplementation of anabolic androgen steroids on human skeletal muscle. *PLoS One.* 9:e105330, 2014.

## ESTEROIDES ANABÓLICOS Y ATLETAS

**Al Bishi** K.A. et al. Prevalence and awareness of anabolic androgenic steroids (AAS) among gymnasts in the western province of Riyadh, Saudi Arabia. *Electron Physician.* 9:6050, 2017.

**Alen** M. et al. Changes in neuromuscular performance and muscle fiber characteristics of elite power athletes self-administering androgenic and anabolic steroids. *Acta Physiol Scand.* 122:535, 1984.

**Alharbi** F.F. et al. Knowledge, attitudes and use of anabolic-androgenic steroids among male gym users: A community based survey in Riyadh, Saudi Arabia. *Saudi Pharm J.* 27:254, 2019.

**Allahverdipour** H. et al. Vulnerability and the intention to anabolic steroids use among Iranian gym users:

An application of the theory of planned behavior. *Subst Use Misuse.* 47:309, 2012.

**Almaiman** A.A. et al. Side effects of anabolic steroids used by athletes at Unaizah gyms, Saudi Arabia: A pilot study. *J Sports Med Phys Fitness.* 59:489, 2019.

**Bahrke** M.S. et al. Abuse of anabolic androgenic steroids and related substances in sport and exercise. *Curr Opin Pharmacol.* 4:614, 2004.

**Baume** N. et al. Evaluation of longitudinal steroid profiles from male football players in UEFA competitions between 2008 and 2013. *Drug Test Anal.* 8:603, 2016.

**Beel** A. et al. Current perspectives on anabolic steroids. *Drug Alcohol Rev.* 17:87, 1998.

Bergman R. et al. The use and abuse of anabolic steroids in Olympic-caliber athletes. *Clin Orthop Relat Res.* 169, 1985.

**Bierly** J.R. Use of anabolic steroids by athletes. Do the risks outweigh the benefits? *Postgrad Med.* 82:67, 1987.

**Bowers** L.D. et al. A half-century of anabolic steroids in sport. *Steroids.* 74:285, 2009.

**Bowers** L.D. et al. Anabolic steroids, athletic drug testing, and the Olympic games. *Clin Chem.* 42:999, 1996.

**Brooks,** et al. *Exercise Physiology: Human Bioenergetics and its Applications.* 2005 (5th edition)

**Brown** G.A. et al. Testosterone pro-hormone supplements. *Med Sci Sports Exerc.* 38:1451, 2006.

**Bruner,** R., et al. *Recovery Power: Advanced Nutrition and Training Methods for Competitive Athletes,* 1988.

**de Ronde** W. Use of androgenic anabolic steroids before and during the Olympic games: Less but has not died out. *Ned Tijdschr Geneeskd.* 152:1820, 2008.

**Dodge** T. et al. The use of anabolic androgenic steroids and polypharmacy: A review of the literature. *Drug Alcohol Depend.* 114:100, 2011.

**Fahey**, T.D., et al. *Steroid Alternative Handbook,* San Jose, CA: Sport Science Publications, 1991

**Fahey**, T.D., et al The effects of intermittent liquid meal feeding on selected hormones and substrates during intense weight training" *Int. J. Sports Nutrition* 3: 67-75, 1993.

**Fahey**, T.D.,et al. "Body composition and VO2max of exceptional weight-trained athletes." *J. Appl. Physiol.* 39:559-561, 1975

**Fahey**, T.D., et al. *Specialist in Sports Conditioning.* Carpenteria, CA: ISSA, 2018 4$^{th}$ edition.

**Fahey**, T.D Predictors of performance in elite discus throwers *Biol. Sport* 19:103-108, 2002

**Fahey**, T. Pharmacology of bodybuilding. In: Reilly, T. and M. Orme, editors. *The Clinical Pharmacology of Sport and Exercise.* Amsterdam: Elsevier Science B.V., 1997.

**Fahey**, T.D.,et al. Serum testosterone, body composition, and strength of young adults." *Med. Sci.Sports* 8:31-34, 1976.

**Ferner** R.E. et al. Anabolic steroids: The power and the glory? *BMJ.* 297:877, 1988.

**Fink** J. et al. Anabolic-androgenic steroids: Procurement and administration practices of doping athletes. *Phys Sportsmed.* 47:10, 2019.

**Fitch** K.D. Androgenic-anabolic steroids and the Olympic games. *Asian J Androl.* 10:384, 2008.

**Franke** W.W. et al. Hormonal doping and androgenization of athletes: A secret program of the German Democratic Republic government. *Clin Chem.* 43:1262, 1997.

**Frankle** M. et al. Athletes on anabolic-androgenic steroids. *Phys Sportsmed.* 20:75, 1992.

**Frankle** M.A. et al. Use of androgenic anabolic steroids by athletes. *JAMA*. 252:482, 1984.

**Freed** D. et al. Anabolic steroids in athletics. *Br Med J*. 3:761, 1972.

**Frison** E. et al. Exposure to media predicts use of dietary supplements and anabolic-androgenic steroids among Flemish adolescent boys. *Eur J Pediatr*. 172:1387, 2013.

**Ganesan** K. et al. Anabolic steroids. In. *StatPearls*. Treasure Island (FL)2019.

**Geddes** J.A. Anabolic steroids and the athlete: Counseling patients about risks and side effects. *Can Fam Physician*. 37:979, 1991.

**Gillen** Z.M. et al. Performance differences between national football league and high school American football combine participants. *Res Q Exerc Sport*. 90:227, 2019.

**Goldberg** L. et al. Use of anabolic-androgenic steroids by athletes. *N Engl J Med*. 322:775, 1990.

**Gribbin** H.R. et al. Mode of action and use of anabolic steroids. *Br J Clin Pract*. 30:3, 1976.

**Hall** R.C. et al. Abuse of supraphysiologic doses of anabolic steroids. *South Med J*. 98:550, 2005.

**Harkness** R.A. et al. Effects of large doses of anabolic steroids. *Br J Sports Med*. 9:70, 1975.

**Hartgens** F. et al. Effects of androgenic-anabolic steroids in athletes. *Sports Med*. 34:513, 2004.

**Hervey** G.R. Are athletes wrong about anabolic steroids? *Br J Sports Med*. 9:74, 1975.

**Hickson** R.C. et al. Anabolic steroids and training. *Clin Sports Med*. 5:461, 1986.

**Hoffman** J.R. et al. Effect of muscle oxygenation during resistance exercise on anabolic hormone response. *Med Sci Sports Exerc*. 35:1929, 2003.

**Holden** S.C. et al. Anabolic steroids in athletics. *Tex Med.* 86:32, 1990.

**Hough** D.O. Anabolic steroids and ergogenic aids. *Am Fam Physician.* 41:1157, 1990.

**Huhtaniemi** I. Anabolic-androgenic steroids--a double-edged sword? *Int J Androl.* 17:57, 1994.

**Imhof** P. Anabolic steroids and sports. *Schweiz Z Sportmed.* 18:79, 1970.

**Jacka** B. et al. Health care engagement behaviors of men who use performance- and image-enhancing drugs in Australia. *Subst Abus.* 41:139, 2020.

**Jasuja** G.K. et al. Patterns of testosterone prescription overuse. *Curr Opin Endocrinol Diabetes Obes.* 24:240, 2017.

**Johnson** D.A. Use of anabolic steroids by athletes. *JAMA.* 251:1430, 1984.

**Kalinski** M.I. "State-sponsored" doping: A transition from the former soviet union to present day Russia. *BLDE Univer J Health Sci.* 2:1, 2017.

**Lindqvist Bagg**e A.S. et al. Somatic effects of AAS abuse: A 30-years follow-up study of male former power sports athletes. *J Sci Med Sport.* 20:814, 2017.

**MacDougall** J.D. et al. Muscle ultrastructural characteristics of elite powerlifters and bodybuilders. *Eur J Appl Physiol Occup Physiol.* 48:117, 1982.

**McBride** J.A. et al. The availability and acquisition of illicit anabolic androgenic steroids and testosterone preparations on the internet. *Am J Mens Health.* 12:1352, 2018.

**McBride** J.A. et al. Recovery of spermatogenesis following testosterone replacement therapy or anabolic-androgenic steroid use. *Asian J Androl.* 18:373, 2016.

**McDuff** D. et al. Recreational and ergogenic substance

use and substance use disorders in elite athletes: A narrative review. *Br J Sports Med.* 53:754, 2019.

**Medras** M. et al. Use of testosterone and anabolic androgenic steroids in sport. *Endokrynol Pol.* 60:204, 2009.

**Mellion** M.B. Anabolic steroids in athletics. *Am Fam Physician.* 30:113, 1984.

**Moriarty** H.J. Anabolic steroids in sport. *N Z Med J.* 110:42, 1997.

**Oseid** S. How can we prevent and control the use and misuse of anabolic steroids in international sports? *Br J Sports Med.* 11:174, 1977.

**Papaloucas** M. et al. Pheromones: A new ergogenic aid in sport? *Int J Sports Physiol Perform.* 10:939, 2015.

**Payne** A.H. Anabolic steroids in athletics (or the rise of the mediocrity). *Br J Sports Med.* 9:83, 1975.

**Perls** T.T. Growth hormone and anabolic steroids: Athletes are the tip of the iceberg. *Drug Test Anal.* 1:419, 2009.

**Pope** H.G., Jr. et al. Anabolic-androgenic steroid use among 1,010 college men. *Phys Sportsmed.* 16:75, 1988.

**Reyes-Vallejo** L. Current use and abuse of anabolic steroids. *Actas Urol Esp.* 2020.

**Ritter** J.M. Sex, steroids and anabolic androgens in athletics. *Br J Clin Pharmacol.* 74:1, 2012.

**Rogol** A.D. et al. Clinical review 31: Anabolic-androgenic steroids and athletes: What are the issues? *J Clin Endocrinol Metab.* 74:465, 1992.

**Rollo** I. A nursing perspective on the misuse of anabolic steroids. *Nurs Times.* 100:30, 2004.

**Skarberg** K. et al. Multisubstance use as a feature of addiction to anabolic-androgenic steroids. *Eur Addict Res.* 15:99, 2009.

**Smit** D.L. et al. Baseline characteristics of the Haarlem study: 100 male amateur athletes using anabolic androgenic steroids. *Scand J Med Sci Sports*. 30:531, 2020.

**Stolt** A. et al. Qt interval and QT dispersion in endurance athletes and in power athletes using large doses of anabolic steroids. *Am J Cardiol*. 84:364, 1999.

**Strauss** R.H. et al. Anabolic steroids in the athlete. *Annu Rev Med*. 42:449, 1991.

**VanHelder** W.P. et al. Anabolic steroids in sport. *Can J Sport Sci*. 16:248, 1991.

**Vitoria Ortiz** M. Hormones, politics and sport in the German Democratic Republic (1949-1989). *An R Acad Nac Med*. 128:651, 2011.

**Wright** J.E. Anabolic steroids and athletics. *Exerc Sport Sci Rev*. 8:149, 1980.

Yu J.G. et al. Potential effects of long term abuse of anabolic androgen steroids on human skeletal muscle. *J Sports Med Phys Fitness*. 2020.

**Zlotsky** N.A. Anabolic steroids and athletes. *Conn Med*. 53:241, 1989.

**Zoob** Carter B.N. et al. The impact of the covid-19 pandemic on male strength athletes who use non-prescribed anabolic-androgenic steroids. *Front Psychiatry*. 12:636706, 2021.


## FISICOCULTURISMO Y COMPOSICIÓN CORPORAL DE LOS ESTEROIDES ANABÓLICOS

**Abbate** V. et al. Anabolic steroids detected in bodybuilding dietary supplements - a significant risk to public health. *Drug Test Anal*. 7:609, 2015.

**Alen** M. et al. Physical health and fitness of an elite bodybuilder during 1-year of self-administration of testosterone and anabolic steroids: A case study. *Int J Sports Med.* 6:24, 1985.

**Almaiman** A.A. Effect of testosterone boosters on body functions: Case report. *Int J Health Sci (Qassim).* 12:86, 2018.

**Amaku** E.O. A study of the effect of anabolic steroids on nitrogen balance. *West Afr J Pharmacol Drug Res.* 4:1, 1977.

**Angoorani** H. et al. The misuse of anabolic-androgenic steroids among Iranian recreational male body-builders and their related psycho-socio-demographic factors. *Iran J Public Health.* 44:1662, 2015.

**Aparicio** V.A. et al. Effects of the dietary amount and source of protein, resistance training and anabolic-androgenic steroids on body weight and lipid profile of rats. *Nutr Hosp.* 28:127, 2013.

**Babigian** A. et al. Management of gynecomastia due to use of anabolic steroids in bodybuilders. *Plast Reconstr Surg.* 107:240, 2001.

**Baldo-Enzi** G. et al. Lipid and apoprotein modifications in body builders during and after self-administration of anabolic steroids. *Metabolism.* 39:203, 1990.

**Baumann** S. et al. Myocardial scar detected by cardiovascular magnetic resonance in a competitive bodybuilder with longstanding abuse of anabolic steroids. *Asian J Sports Med.* 5:e24058, 2014.

**Baume** N. et al. Research of stimulants and anabolic steroids in dietary supplements. *Scand J Med Sci Sports.* 16:41, 2006.

**Bhasin** S. et al. The mechanisms of androgen effects on body composition: Mesenchymal pluripotent cell as the target of androgen action. *J Gerontol.* 58A:1103, 2003.

**Boehncke** E. et al. Influence of anabolic steroids on the n-retention in fattening calves. *Fortschr Tierphysiol Tierernahr.* 18, 1976.

**Brand** R. et al. Using response-time latencies to measure athletes' doping attitudes: The brief implicit attitude test identifies substance abuse in bodybuilders. *Subst Abus Treat Prev Pol.* 9:36, 2014.

**Braseth** N.R. et al. Exertional rhabdomyolysis in a body builder abusing anabolic androgenic steroids. *Eur J Emerg Med.* 8:155, 2001.

**Calabrese** L.H. et al. The effects of anabolic steroids and strength training on the human immune response. *Med Sci Sports Exerc.* 21:386, 1989.

**Carvajal** R. Contaminated dietary supplements. *N Engl J Med.* 362:274; author reply 274, 2010.

**Chasland** L.C. et al. Higher circulating androgens and higher physical activity levels are associated with less central adiposity and lower risk of cardiovascular death in older men. *Clin Endocrinol.* 90:375, 2019.

**Christou** G.A. et al. Acute myocardial infarction in a young bodybuilder taking anabolic androgenic steroids: A case report and critical review of the literature. *Eur J Prev Cardiol.* 23:1785, 2016.

**Cohen** P.A. American roulette--contaminated dietary supplements. *N Engl J Med.* 361:1523, 2009.

**Cordaro** F.G. et al. Selling androgenic anabolic steroids by the pound: Identification and analysis of popular websites on the internet. *Scand J Med Sci Sports.* 21:e247, 2011.

**Dickerman** R.D. et al. Echocardiography in fraternal twin bodybuilders with one abusing anabolic steroids. *Cardiology.* 88:50, 1997.

**Dickerman** R.D. et al. Sudden cardiac death in a 20-year-old bodybuilder using anabolic steroids. *Cardiology.* 86:172, 1995.

**Dickerman** R.D. et al. Left ventricular size and function in elite bodybuilders using anabolic steroids. *Clin J Sport Med.* 7:90, 1997.

**Ebenbichler** C.F. et al. Hyperhomocysteinemia in bodybuilders taking anabolic steroids. *Eur J Intern Med.* 12:43, 2001.

**Eriksson** A. et al. Skeletal muscle morphology in powerlifters with and without anabolic steroids. *Histochem Cell Biol.* 124:167, 2005.

**Fahey** T.D. et al. The effects of an anabolic steroid on the strength, body composition, and endurance of college males when accompanied by a weight training program. *Med Sci Sports.* 5:272, 1973.

**Favretto** D. et al. When color fails: Illicit blue tablets containing anabolic androgen steroids. *J Pharm Biomed Anal.* 83:260, 2013.

**Fennessey** P.V. et al. Anabolic steroids in body builders: Use, metabolic disposition and physiological effects. *J Pharm Biomed Anal.* 6:999, 1988.

**Figueiredo** V.C. et al. Cosmetic doping--when anabolic-androgenic steroids are not enough. *Subst Use Misuse.* 49:1163, 2014.

**Forbes** G.B. The effect of anabolic steroids on lean body mass: The dose response curve. *Metabolism.* 34:571, 1985.

**Freed** D.L. et al. Anabolic steroids in athletics: Crossover double-blind trial on weightlifters. *Br Med J.* 2:471, 1975.

**Garthe** I. et al. Athletes and supplements: Prevalence and perspectives. *Int J Sport Nutr Exerc Metab.* 28:126, 2018.

**Geyer** H. et al. Nutritional supplements cross-contaminated and faked with doping substances. *J Mass Spectrom.* 43:892, 2008.

**Goldfield** G.S. et al. Body image, disordered eating, and anabolic steroids in male bodybuilders: Current versus former users. *Phys Sportsmed.* 37:111, 2009.

**Grogan** S. et al. Experiences of anabolic steroid use: In-depth interviews with men and women body builders. *J Health Psychol.* 11:845, 2006.

**Hartgens** F. et al. Misuse of androgenic-anabolic steroids and human deltoid muscle fibers: Differences between polydrug regimens and single drug administration. *Eur J Appl Physiol.* 86:233, 2002.

**Heim** J. et al. HDL breakdown in an athlete taking anabolic steroids. *Presse Med.* 25:458, 1996.

**Huang** G. et al. Circulating biomarkers of testosterone's anabolic effects on fat-free mass. *J Clin Endocrinol Metab.* 2019.

**Ilhan** E. et al. Acute myocardial infarction and renal infarction in a bodybuilder using anabolic steroids. *Turk Kardiyol Dern Ars.* 38:275, 2010.

**Iriart** J.A. et al. Body cult and use of anabolic steroids by bodybuilders. *Cad Saude Publica.* 25:773, 2009.

**Isaksson** B. et al. Body composition during long-term administration of cortisone and anabolic steroids in an asthmatic subject. *Metabolism.* 16:162, 1967.

**Juhl** S. et al. Concomitant arterial and venous thrombosis in a body builder with severe hyperhomocysteinemia and abuse of anabolic steroids. *Ugeskr Laeger.* 166:3508, 2004.

**Kafrouni** M.I. et al. Hepatotoxicity associated with dietary supplements containing anabolic steroids. *Clin Gastroenterol Hepatol.* 5:809, 2007.

**Kintz** P. et al. Testing for anabolic steroids in hair from two bodybuilders. *Forensic Sci Int.* 101:209, 1999.

**Kouri** E.M. et al. Fat-free mass index in users and nonusers of anabolic-androgenic steroids. *Clin J Sport Med.* 5:223, 1995.

**Lusetti** M. et al. Appearance/image- and performance-enhancing drug users: A forensic approach. *Am J Forensic Med Pathol.* 39:325, 2018.

**Martello** S. et al. Survey of nutritional supplements for selected illegal anabolic steroids and ephedrine using IC-MS/MS and GC-MS methods, respectively. *Food Addit Contam.* 24:258, 2007.

**Maughan** R. Contamination of supplements: An interview with professor Ron Maughan by Louise M. Burke. *Int J Sport Nutr Exerc Metab.* 14:493, 2004.

**Maughan** R.J. Contamination of dietary supplements and positive drug tests in sport. *J Sports Sci.* 23:883, 2005.

**Maughan** R.J. Quality assurance issues in the use of dietary supplements, with special reference to protein supplements. *J Nutr.* 143:1843S, 2013.

**Maughan** R.J. et al. The use of dietary supplements by athletes. *J Sports Sci.* 25 Suppl 1:S103, 2007.

**Maughan** R.J. et al. Dietary supplements for athletes: Emerging trends and recurring themes. *J Sports Sci.* 29 Suppl 1:S57, 2011.

**Maung** A.A. et al. Perioperative nutritional support: Immunonutrition, probiotics, and anabolic steroids. *Surg Clin North Am.* 92:273, 2012.

**McKillop** G. et al. Acute metabolic effects of exercise in bodybuilders using anabolic steroids. *Br J Sports Med.* 23:186, 1989.

**Melnik** B. et al. Abuse of anabolic-androgenic steroids and bodybuilding acne: An underestimated health problem. *J Dtsch Dermatol Ges.* 5:110, 2007.

**Mitchell** L. et al. Correlates of muscle dysmorphia symptomatology in natural bodybuilders: Distinguishing factors in the pursuit of hyper-muscularity. *Body Image.* 22:1, 2017.

**Nakhaee** M.R. et al. Prevalence of use of anabolic steroids by bodybuilders using three methods in a city of Iran. *Addict Health.* 5:77, 2013.

**Nakhaee** M.R. et al. Prevalence of use of anabolic steroids by bodybuilders using three methods in a city of Iran. *Addict Health.* 5:77, 2013. https://www.ncbi.nlm.nih.gov/pubmed/24494162

**Nasseri** A. et al. Effects of resistance exercise and the use of anabolic androgenic steroids on hemodynamic characteristics and muscle damage markers in bodybuilders. *J Sports Med Phys Fitness.* 56:1041, 2016.

**National Institute on Drug Abuse.** Steroids and other appearance and performance enhancing drugs (APEDs). *https://www.drugabuse.gov.* 2018.

**Nordstrom** A. et al. Higher muscle mass but lower gynoid fat mass in athletes using anabolic androgenic steroids. *J Strength Cond Res.* 26:246, 2012.

**Nottin** S. et al. Cardiovascular effects of androgenic anabolic steroids in male bodybuilders determined by tissue doppler imaging. *Am J Cardiol.* 97:912, 2006.

**Overbeek** G.A. et al. The effect of testosterone propionate on the body weight of monkeys. *Biochem J.* 40:lxvi, 1946.

**Parr** M.K. et al. High amounts of 17-methylated anabolic-androgenic steroids in effervescent tablets on the dietary supplement market. *Biomed Chromatogr.* 21:164, 2007.

**Parr** M.K. et al. Analytical strategies for the detection of non-labelled anabolic androgenic steroids in nutritional supplements. *Food Addit Contam.* 21:632, 2004.

**Pertusi** R. et al. Evaluation of aminotransferase elevations in a bodybuilder using anabolic steroids: Hepatitis or rhabdomyolysis? *J Am Osteopath Assoc.* 101:391, 2001.

**Pope** H.G., Jr. et al. Anorexia nervosa and "reverse anorexia" among 108 male bodybuilders. *Compr Psychiatry.* 34:406, 1993.

**Reitzner** S.M. et al. Modulation of exercise training related adaptation of body composition and regulatory pathways by anabolic steroids. *J Steroid Biochem Mol Biol.* 190:44, 2019.

**Rosca** A.E. et al. Impact of chronic administration of anabolic androgenic steroids and taurine on blood pressure in rats. *Braz J Med Biol Res.* 49:e5116, 2016.

**Santos** A.M. et al. Illicit use and abuse of anabolic-androgenic steroids among Brazilian bodybuilders. *Subst Use Misuse.* 46:742, 2011.

**Sepehri** G. et al. Frequency of anabolic steroids abuse in bodybuilder athletes in Kerman City. *Addict Health.* 1:25, 2009.

**Siekierzynska-Czarnecka** A. et al. Death caused by pulmonary embolism in a body builder taking anabolic steroids (metanabol). *Wiad Lek.* 43:972, 1990.

**Striegel** H. et al. Contaminated nutritional supplements--legal protection for elite athletes who tested positive: A case report from Germany. *J Sports Sci.* 23:723, 2005.

**Tapper** J. et al. Muscles of the trunk and pelvis are responsive to testosterone administration: Data from testosterone dose-response study in young healthy men. *Andrology.* 6:64, 2018.

**Tsarouhas** K. et al. Use of nutritional supplements contaminated with banned doping substances by recreational adolescent athletes in Athens, Greece. *Food Chem Toxicol.* 115:447, 2018.

**Underwood** M. Exploring the social lives of image and

performance enhancing drugs: An online ethnography of the ZYZZ fandom of recreational bodybuilders. *Int J Drug Policy*. 39:78, 2017.

**van der Merwe** P.J. et al. Unintentional doping through the use of contaminated nutritional supplements. *S Afr Med J*. 95:510, 2005.

**Van Poucke** C. et al. Determination of anabolic steroids in dietary supplements by liquid chromatography-tandem mass spectrometry. *Anal Chim Acta*. 586:35, 2007.

**Wang** M.Q. et al. Desire for weight gain and potential risks of adolescent males using anabolic steroids. *Percept Mot Skills*. 78:267, 1994.

**Westerman** M.E. et al. Heavy testosterone use among bodybuilders: An uncommon cohort of illicit substance users. *Mayo Clin Proc*. 91:175, 2016.

**Woodward** C. et al. Hepatocellular carcinoma in body builders; an emerging rare but serious complication of androgenic anabolic steroid use. *Ann Hepatobiliary Pancreat Surg*. 23:174, 2019.


## LOS ESTEROIDES ANABÓLICOS Y LAS MUJERES

**al Shareef** S. et al. Anabolic steroid use disorder. In. *Statpearls*. Treasure Island (FL)2019.

**American College of Obstetrics and Gynecology**. ACOG committee opinion no. 484: Performance enhancing anabolic steroid abuse in women. *Obstet Gynecol*. 117:1016, 2011.

**Arndt** H.J. Data on hormone-related voice disorders in women. *Arch Ohren Nasen Kehlkopfheilkd*. 182:659, 1963.

**Arndt** H.J. Voice damages in women due to androgenic

and anabolic hormones. *Dtsch Med Wochenschr.* 88:2336, 1963.

**Bahrke** M.S. et al. Abuse of anabolic androgenic steroids and related substances in sport and exercise. *Curr Opin Pharmacol.* 4:614, 2004.

**Bakker** K. et al. Liver lesions due to long-term use of anabolic steroids and oral contraceptives. *Ned Tijdschr Geneeskd.* 120:2214, 1976.

**Balasch** J. Sex steroids and bone: Current perspectives. *Hum Reprod Update.* 9:207, 2003.

**Bensoussan** Y. et al. Case report: The long-term effects of anabolic steroids on the female voice over a 20-year period. *Clin Case Rep.* 7:1067, 2019.

**Berning** J.M. et al. Anabolic androgenic steroids: Use and perceived use in nonathlete college students. *J Am Coll Health.* 56:499, 2008.

**Bird** H.A. et al. A controlled trial of nandrolone decanoate in the treatment of rheumatoid arthritis in postmenopausal women. *Ann Rheum Dis.* 46:237, 1987.

**Birkenhager** J.C. Estrogens, anabolic steroids and postmenopausal osteoporosis: What are the facts? *Ned Tijdschr Geneeskd.* 135:973, 1991.

**Birzniece** V. et al. Sex steroids and the GH axis: Implications for the management of hypopituitarism. *Best Pract Res Clin Endocrinol Metab.* 31:59, 2017.

**Black** E.F. The use of testosterone propionate in gynaecology. *Can Med Assoc J.* 47:124, 1942.

**Bolch** O.H., Jr. et al. Induction of premature menstruation with catatoxic steroids. *Am J Obstet Gynecol.* 111:1107, 1971.

**Bolch** O.H., Jr. et al. Induction of premature menstruation with anabolic steroids. *Am J Obstet Gynecol.* 117:121, 1973.

**Borjesson** A. et al. Recruitment to doping and helpseeking behavior of eight female AAS users. *Subst Abuse Treat Prev Policy.* 11:11, 2016.

**Bourg** R. Secretory activity of the mammary glands; sequellae of massive testosterone doses in women following castration. *Ann Endocrinol (Paris).* 11:254, 1950.

**Brasil** G.A. et al. Nandrolone decanoate induces cardiac and renal remodeling in female rats, without modification in physiological parameters: The role of ANP system. *Life Sci.* 137:65, 2015.

**Brenner** P.F. et al. A study of the abortifacient effect of oxymetholone in early gestation. *Contraception.* 11:669, 1975.

**Brooke-Wavell** K. et al. The influence of physical activity on the response of bone mineral density to 5 years tibolone. *Maturitas.* 35:229, 2000.

**Buisson** C. et al. Metabolic and isotopic signature of short-term DHEA administration in women: Comparison with findings in men. *Drug Test Anal.* 10:1744, 2018.

**Caliman** I.F. et al. Long-term treatment with nandrolone decanoate impairs mesenteric vascular relaxation in both sedentary and exercised female rats. *Steroids.* 120:7, 2017.

**Chantal** Y. et al. Exploring the social image of anabolic steroids users through motivation, sportspersonship orientations and aggression. *Scand J Med Sci Sports.* 19:228, 2009.

**Choi** P.Y. et al. Violence toward women and illicit androgenic-anabolic steroid use. *Ann Clin Psychiatry.* 6:21, 1994.

**Clark** A.S. et al. Chronic administration of anabolic steroids disrupts pubertal onset and estrous cyclicity in rats. *Biol Reprod.* 68:465, 2003.

**Compston** J.E. Sex steroids and bone. *Physiol Rev.* 81:419, 2001.

**Coomber** R. et al. The supply of steroids and other performance and image enhancing drugs (PIEDs) in one English city: Fakes, counterfeits, supplier trust, common beliefs and access. *Perf Enhanc Health.* 3:135, 2014.

**Cox** D.W. et al. Perturbations of the human menstrual cycle by oxymetholone. *Am J Obstet Gynecol.* 121:121, 1975.

**Damste** P.H. Virilization of the voice due to the use of anabolic steroids. *Ned Tijdschr Geneeskd.* 107:891, 1963.

**Derman** R.J. Effects of sex steroids on women's health: Implications for practitioners. *Am J Med.* 98:137S, 1995.

**Dickey** R.P. et al. Drugs that affect the breast and lactation. *Clin Obstet Gynecol.* 18:95, 1975.

**Diloksambandh** V. Anabolic steroids and female reproductive organs. *J Med Assoc Thai.* 61 Suppl 3:31, 1978.

**Diniz** D. et al. The illegal market for gender-related drugs as portrayed in the Brazilian news media: The case of misoprostol and women. *Cad Saude Publica.* 27:94, 2011.

**Eklund** E. et al. Serum androgen profile and physical performance in women olympic athletes. *Br J Sports Med.* 51:1301, 2017.

**Eliakim** A. et al. A case study of virilizing adrenal tumor in an adolescent female elite tennis player--insight into the use of anabolic steroids in young athletes. *J Strength Cond Res.* 25:46, 2011.

**Elliot** D.L. et al. Definition and outcome of a curriculum to prevent disordered eating and body-shaping drug use. *J Sch Health.* 76:67, 2006.

**Fahey**, T.D. et al. The effects of prolonged, intense

exercise on estradiol, progesterone, LH and FSH concentrations during mid-menstrual cycle." *Biol. Sport.* 14: 175-183, 1997.

**Farooqi** V. et al. Anabolic steroids for rehabilitation after hip fracture in older people. *Cochrane Database Syst Rev.* CD008887, 2014.

**Field** A.E. et al. Exposure to the mass media, body shape concerns, and use of supplements to improve weight and shape among male and female adolescents. *Pediatrics.* 116:e214, 2005.

**Franke** W.W. et al. Hormonal doping and androgenization of athletes: A secret program of the German Democratic Republic government. *Clin Chem.* 43:1262, 1997.

**Garg** R.K. et al. High density lipoprotein. *J Assoc Physicians India.* 39:269, 1991.

**Gennari** C. et al. Effects of nandrolone decanoate therapy on bone mass and calcium metabolism in women with established post-menopausal osteoporosis: A double-blind placebo-controlled study. *Maturitas.* 11:187, 1989.

**Gentil** P. et al. Nutrition, pharmacological and training strategies adopted by six bodybuilders: Case report and critical review. *Eur J Transl Myol.* 27:6247, 2017.

**Giannitrapani** L. et al. Sex hormones and risk of liver tumor. *Ann N Y Acad Sci.* 1089:228, 2006.

**Giltay** E.J. et al. Effects of sex steroids on plasma total homocysteine levels: A study in transsexual males and females. *J Clin Endocrinol Metab.* 83:550, 1998.

**Glueck** C.J. Nonpharmacologic and pharmacologic alteration of high-density lipoprotein cholesterol: Therapeutic approaches to prevention of atherosclerosis. *Am Heart J.* 110:1107, 1985.

**Goldfield** G.S. Body image, disordered eating and

anabolic steroid use in female bodybuilders. *Eat Disord.* 17:200, 2009.

**Grogan** S. et al. Experiences of anabolic steroid use: In-depth interviews with men and women body builders. *J Health Psychol.* 11:845, 2006.

**Gruber** A.J. et al. Compulsive weightlifting and anabolic drug abuse among women rape victims. *Compr Psychiatry.* 40:273, 1999.

**Gruber** A.J. et al. Psychiatric and medical effects of anabolic-androgenic steroid use in women. *Psychother Psychosom.* 69:19, 2000.

**Hahner** S. et al. Dehydroepiandrosterone to enhance physical performance: Myth and reality. *Endocrinol Metab Clin North Am.* 39:127, 2010.

**Handelsman** D.J. et al. Circulating testosterone as the hormonal basis of sex differences in athletic performance. *Endocr Rev.* 39:803, 2018.

**Hassager** C. et al. The carboxy-terminal propeptide of type I procollagen in serum as a marker of bone formation: The effect of nandrolone decanoate and female sex hormones. *Metabolism.* 40:205, 1991.

**Hassager** C. et al. Collagen synthesis in postmenopausal women during therapy with anabolic steroid or female sex hormones. *Metabolism.* 39:1167, 1990.

**Hedstrom** M. et al. Positive effects of anabolic steroids, vitamin d and calcium on muscle mass, bone mineral density and clinical function after a hip fracture. A randomised study of 63 women. *J Bone Joint Surg Br.* 84:497, 2002.

**Hermans** E.J. et al. Effects of exogenous testosterone on the ventral striatal bold response during reward anticipation in healthy women. *Neuroimage.* 52:277, 2010.

**Hickson** R.C. et al. Anabolic steroids and training. *Clin Sports Med.* 5:461, 1986.

**Hildebrandt** T. et al. Development and validation of the appearance and performance enhancing drug use schedule. *Addict Behav.* 36:949, 2011.

**Honour** J.W. Steroid abuse in female athletes. *Curr Opin Obstet Gynecol.* 9:181, 1997.

**Huang** G. et al. Do anabolic-androgenic steroids have performance-enhancing effects in female athletes? *Mol Cell Endocrinol.* 464:56, 2018.

**Ip** E.J. et al. Women and anabolic steroids: An analysis of a dozen users. *Clin J Sport Med.* 20:475, 2010.

**Ishak** K.G. Hepatic lesions caused by anabolic and contraceptive steroids. *Semin Liver Dis.* 1:116, 1981.

**Janssen** J.A. Impact of physical exercise on endocrine aging. *Front Horm Res.* 47:68, 2016.

**Jones** O.S. Use of testosterone in the female. *Med Times.* 78:568, 1950.

**Kanayama** G. et al. Anabolic steroid abuse among teenage girls: An illusory problem? *Drug Alcohol Depend.* 88:156, 2007.

**Kanayama** G. et al. Over-the-counter drug use in gymnasiums: An underrecognized substance abuse problem? *Psychother Psychosom.* 70:137, 2001.

**Kanayama** G. et al. Illicit anabolic-androgenic steroid use. *Horm Behav.* 58:111, 2010.

**Kibble** M.W. et al. Adverse effects of anabolic steroids in athletes. *Clin Pharm.* 6:686, 1987.

**Kicman** A.T. Pharmacology of anabolic steroids. *Br J Pharmacol.* 154:502, 2008.

**Laurell** C.B. et al. A comparison of plasma protein changes induced by danazol, pregnancy, and estrogens. *J Clin Endocrinol Metab.* 49:719, 1979.

**Luci** M. et al. Dehydroepiandrosterone [DHEA(s)]: Anabolic hormone? *Recenti Prog Med.* 101:333, 2010.

**Maravelias** C. et al. Adverse effects of anabolic steroids in athletes. A constant threat. *Toxicol Lett*. 158:167, 2005.

**Martinez-Patino** M.J. et al. The unfinished race: 30 years of gender verification in sport. *Lancet*. 388:541, 2016.

**Moffatt** R.J. et al. Effects of anabolic steroids on lipoprotein profiles of female weight lifters. *Phys Sportsmed*. 18:106, 1990.

**Molero** Y. et al. Illicit drug use among gym-goers: A cross-sectional study of gym-goers in Sweden. *Sports Med Open*. 3:31, 2017.

**Mosler** S. et al. Modulation of follistatin and myostatin propeptide by anabolic steroids and gender. *Int J Sports Med*. 34:567, 2013.

**Mostert** C.H. et al. Gender differences in licit and illicit substance use reported by incoming freshman college students. *Tenn Med*. 101:34, 2008.

**Mullen** J.E. et al. Urinary steroid profile in females - the impact of menstrual cycle and emergency contraceptives. *Drug Test Anal*. 9:1034, 2017.

**Muller** A. Anabolic drugs and the feminine voice. *Pract Otorhinolaryngol (Basel)*. 26:91, 1964.

**Nagata** J.M. et al. Predictors of muscularity-oriented disordered eating behaviors in U.S. Young adults: A prospective cohort study. *Int J Eat Disord*. 52:1380, 2019.

**Need** A.G. et al. Anabolic steroids in postmenopausal osteoporosis. *Wien Med Wochenschr*. 143:392, 1993.

**Need** A.G. et al. Effects of nandrolone decanoate on forearm mineral density and calcium metabolism in osteoporotic postmenopausal women. *Calcif Tissue Int*. 41:7, 1987.

**Nieschlag** E. et al. Mechanisms in endocrinology: Medical consequences of doping with anabolic androgenic steroids: Effects on reproductive functions. *Eur J Endo-crinol.* 173:R47, 2015.

**Onakomaiya** M.M. et al. Mad men, women and steroid cocktails: A review of the impact of sex and other factors on anabolic androgenic steroids effects on affective behaviors. *Psychopharmacology.* 233:549, 2016.

**Penatti** C.A. et al. Effects of chronic exposure to an anabolic androgenic steroid cocktail on alpha5-receptor-mediated gabaergic transmission and neural signaling in the forebrain of female mice. *Neuroscience.* 161:526, 2009.

**Pereira** E. et al. Prevalence and profile of users and non-users of anabolic steroids among resistance training practitioners. *BMC Public Health.* 19:1650, 2019.

**Perello** J. Virilization of the female larynx. *Acta Otorinolaryngol Iber Am.* 15:139, 1964.

**Perez-Laso** C. et al. Effects of adult female rat androgenization on brain morphology and metabolomic profile. *Cereb Cortex.* 28:2846, 2018.

**Pollanen** E. et al. Differential influence of peripheral and systemic sex steroids on skeletal muscle quality in pre- and postmenopausal women. *Aging Cell.* 10:650, 2011.

**Pope** H.G., Jr. et al. Muscle dysmorphia. An underrecognized form of body dysmorphic disorder. *Psychosomatics.* 38:548, 1997.

**Quaglio** G. et al. Anabolic steroids: Dependence and complications of chronic use. *Intern Emerg Med.* 4:289, 2009.

**Rachon** D. et al. Prevalence and risk factors of anabolic-androgenic steroids (AAS) abuse among adolescents and young adults in Poland. *Soz Praventivmed.* 51:392, 2006.

**Raschka** C. et al. Recreational athletes and doping--a

survey in 11 gyms in the area of Frankfurt/Main. *MMW Fortschr Med.* 155 Suppl 2:41, 2013.

**Salinas Vert** I. et al. Defects of adrenal steroidogenesis in patients with hirsutism. *Med Clin (Barc).* 110:171, 1998.

**Salinger** S.L. Proliferative effect of testosterone propionate on human vaginal epithelium. *Acta Endocrinol.* 4:265, 1950.

**Schols** A.M. et al. Physiologic effects of nutritional support and anabolic steroids in patients with chronic obstructive pulmonary disease. A placebo-controlled randomized trial. *Am J Respir Crit Care Med.* 152:1268, 1995.

**Shahidi** N.T. A review of the chemistry, biological action, and clinical applications of anabolic-androgenic steroids. *Clin Ther.* 23:1355, 2001.

**Shapiro** J. et al. Testosterone and other anabolic steroids as cardiovascular drugs. *Am J Ther.* 6:167, 1999.

**Sirianni** R. et al. Nandrolone and stanozolol upregulate aromatase expression and further increase IGF-1-dependent effects on MCF-7 breast cancer cell proliferation. *Mol Cell Endocrinol.* 363:100, 2012.

**Skarberg** K. et al. The development of multiple drug use among anabolic-androgenic steroid users: Six subjective case reports. *Subst Abuse Treat Prev Policy.* 3:24, 2008.

**Stenman** U.H. et al. Gonadotropins in doping: Pharmacological basis and detection of illicit use. *Br J Pharmacol.* 154:569, 2008.

**Stergiopoulos** K. et al. Anabolic steroids, acute myocardial infarction and polycythemia: A case report and review of the literature. *Vasc Health Risk Manag.* 4:1475, 2008.

**Strauss** R.H. et al. Anabolic steroid use and perceived

effects in ten weight-trained women athletes. *JAMA.* 253:2871, 1985.

**Talaat** M. et al. Histologic and histochemical study of effects of anabolic steroids on the female larynx. *Ann Otol Rhinol Laryngol.* 96:468, 1987.

**Tapper** J. et al. The effects of testosterone administration on muscle areas of the trunk and pelvic floor in hysterectomized women with low testosterone levels: Proof-of-concept study. *Menopause.* 26:1405, 2019.

**Taylor** W. Risk factors associated with the use of sex hormones. *Anticancer Res.* 7:943, 1987.

**Thiblin** I. et al. Sudden unexpected death in a female fitness athlete, with a possible connection to the use of anabolic androgenic steroids (AAS) and ephedrine. *Forensic Sci Int.* 184:e7, 2009.

**Tripathi** A. et al. Iatrogenic dependence of anabolic-androgenic steroid in an Indian non-athletic woman. *BMJ Case Rep.* 2014:2014.

**Van Eenoo** P. et al. Endogenous origin of norandrosterone in female urine: Indirect evidence for the production of 19-norsteroids as by-products in the conversion from androgen to estrogen. *J Steroid Biochem Mol Biol.* 78:351, 2001.

**Verheyden** K. et al. Excretion of endogenous boldione in human urine: Influence of phytosterol consumption. *J Steroid Biochem Mol Biol.* 117:8, 2009.

**Vingren** J.L. et al. Effect of resistance exercise on muscle steroidogenesis. *J Appl Physiol (1985).* 105:1754, 2008.

**Vorona** E. et al. Adverse effects of doping with anabolic androgenic steroids in competitive athletics, recreational sports and bodybuilding. *Minerva Endocrinol.* 43:476, 2018.

**Walker** C.J. et al. Doping in sport--1. Excretion of 19-

norandrosterone by healthy women, including those using contraceptives containing norethisterone. *Steroids*. 74:329, 2009.

**Whetzel** C.A. et al. Measuring DHEA-s in saliva: Time of day differences and positive correlations between two different types of collection methods. *BMC Res Notes*. 3:204, 2010.

**Wollina** U. et al. Side-effects of topical androgenic and anabolic substances and steroids. A short review. *Acta Dermatovenerol Alp Pannonica Adriat*. 16:117, 2007.

**Wood** R.I. et al. Testosterone and sport: Current perspectives. *Horm Behav*. 61:147, 2012.

**Wu** F.C. Endocrine aspects of anabolic steroids. *Clin Chem*. 43:1289, 1997.

**Yesalis** C.E. et al. Anabolic-androgenic steroids and related substances. *Curr Sports Med Rep*. 1:246, 2002.

**Yilmaz** B. et al. Endocrinology of hirsutism: From androgens to androgen excess disorders. *Front Horm Res*. 53:108, 2019.

**Zahm** S.H. et al. The epidemiology of soft tissue sarcoma. *Semin Oncol*. 24:504, 1997.

## LOS ESTEROIDES ANABÓLICOS Y EL ENVEJECIMIENTO

**Advisory Panel on Testosterone Replacement in Men.** Report of National Institute on Aging Advisory Panel on Testosterone Replacement in Men. *J Clin Endocrinol Metab*. 86:4611, 2001.

**Afiadata** A. et al. Testosterone replacement therapy: Who to evaluate, what to use, how to follow, and who is at risk? *Hosp Pract*. 42:69, 2014.

**Ahlering** T.E. et al. Testosterone replacement therapy

reduces biochemical recurrence after radical prostatectomy. *BJU Int.* 2020.

**Ahmed** T. et al. Is testosterone replacement safe in men with cardiovascular disease? *Cureus.* 12:e7324, 2020.

**Aleman-Mateo** H. et al. Association between insulin resistance and low relative appendicular skeletal muscle mass: Evidence from a cohort study in community-dwelling older men and women participants. *J Gerontol A Biol Sci Med Sci.* 69:871, 2014.

**Alexandersen** P. et al. The aging male: Testosterone deficiency and testosterone replacement. An up-date. *Atherosclerosis.* 173:157, 2004.

**Allan** C.A. et al. Age-related changes in testosterone and the role of replacement therapy in older men. *Clin Endocrinol.* 60:653, 2004.

**Almehmadi** Y. et al. Testosterone replacement therapy improves the health-related quality of life of men diagnosed with late-onset hypogonadism. *Arab J Urol.* 14:31, 2016.

**Angelova** P. et al. Testosterone replacement therapy improves erythrocyte membrane lipid composition in hypogonadal men. *Aging Male.* 15:173, 2012.

**As** P. et al. Benefits and consequences of testosterone replacement therapy: A review. *Eur Endocrinol.* 9:59, 2013.

**American Society of Andrology**.. Testosterone replacement therapy for male aging: ASA position statement. *J Androl.* 27:133, 2006.

Baillargeon J. et al. Testosterone replacement therapy and hospitalization rates in men with COPD. *Chron Respir Dis.* 16:1479972318793004, 2019.

**Bain** J. Andropause. Testosterone replacement therapy for aging men. *Can Fam Physician.* 47:91, 2001.

**Barbonetti** A. et al. Testosterone replacement therapy. *Andrology.* 2020.

**Barqawi** A. et al. Testosterone replacement therapy and the risk of prostate cancer. Is there a link? *Int J Impot Res.* 18:323, 2006.

**Basaria** S. et al. Effects of testosterone replacement in men with opioid-induced androgen deficiency: A randomized controlled trial. *Pain.* 156:280, 2015.

**Bassil** N. et al. The benefits and risks of testosterone replacement therapy: A review. *Ther Clin Risk Manag.* 5:427, 2009.

**Batrinos** M.L. Testosterone and aggressive behavior in man. *Int J Endocrinol Metab.* 10:563, 2012.

**Bhasin** S. et al. Issues in testosterone replacement in older men. *J Clin Endocrinol Metab.* 83:3435, 1998.

**Bhasin** S. et al. Testosterone therapy in men with hypogonadism: An endocrine society clinical practice guideline. *J Clin Endocrinol Metab.* 103:1715, 2018.

**Bhasin** S. et al. Effect of testosterone replacement on measures of mobility in older men with mobility limitation and low testosterone concentrations: Secondary analyses of the testosterone trials. *Lancet Diabetes Endocrinol.* 6:879, 2018.

**Bhasin** S. et al. The effects of supraphysiologic doses of testosterone on muscle size and strength in normal men. *N Engl J Med.* 335:1, 1996.

**Boden** W.E. et al. Testosterone concentrations and risk of cardiovascular events in androgen-deficient men with atherosclerotic cardiovascular disease. *Am Heart J.* 224:65, 2020.

**Borst** S.E. et al. Testosterone replacement therapy for older men. *Clin Interv Aging.* 2:561, 2007.

**Brand** T.C. et al. Testosterone replacement therapy and

prostate cancer: A word of caution. *Curr Urol Rep.* 8:185, 2007.

**Busnelli** A. et al. 'Forever young'-testosterone replacement therapy: A blockbuster drug despite flabby evidence and broken promises. *Hum Reprod.* 32:719, 2017.

**Catakoglu** A.B. et al. Testosterone replacement therapy and cardiovascular events. *Turk Kardiyol Dern Ars.* 45:664, 2017.

**Celik** O. et al. Testosterone replacement therapy: Should it be performed in erectile dysfunction? *Nephrourol Mon.* 5:858, 2013.

**Chahla** E.J. et al. Testosterone replacement therapy and cardiovascular risk factors modification. *Aging Male.* 14:83, 2011.

**Cheng** Y. et al. Factors associated with the initiation of testosterone replacement therapy in men from the 45 and up study. *Aust J Gen Pract.* 47:698, 2018.

**Cho** N.H. et al. Letter: Association of thigh muscle mass with insulin resistance and incident type 2 diabetes mellitus in Japanese Americans (Diabetes Metab J 2018;42:488-95). *Diabetes Metab J.* 43:123, 2019.

**Cole** A.P. et al. Impact of testosterone replacement therapy on thromboembolism, heart disease and obstructive sleep apnoea in men. *BJU Int.* 121:811, 2018.

**Collet** T.H. et al. Endogenous testosterone levels and the risk of incident cardiovascular events in elderly men: The MROS prospective study. *J Endocr Soc.* 4:bvaa038, 2020.

**Corona** G. et al. Testosterone therapy: What we have learned from trials. *J Sex Med.* 17:447, 2020.

**Corona** G.G. et al. Testosterone replacement therapy and cardiovascular risk: A review. *World J Mens Health.* 33:130, 2015.

**Crossland** H. et al. The impact of immobilisation and

inflammation on the regulation of muscle mass and insulin resistance: Different routes to similar end-points. *J Physiol.* 597:1259, 2019.

**Cruz-Topete** D. et al. Uncovering sex-specific mechanisms of action of testosterone and redox balance. *Redox Biol.* 31:101490, 2020.

**Cui** Y. et al. The effect of testosterone replacement therapy on prostate cancer: A systematic review and meta-analysis. *Prostate Cancer Prostatic Dis.* 17:132, 2014.

**Cunningham** G.R. Testosterone replacement therapy for late-onset hypogonadism. *Nat Clin Pract Urol.* 3:260, 2006.

**Cunningham** G.R. Andropause or male menopause? Rationale for testosterone replacement therapy in older men with low testosterone levels. *Endocr Pract.* 19:847, 2013.

**Dean** J.D. et al. The international society for sexual medicine's process of care for the assessment and management of testosterone deficiency in adult men. *J Sex Med.* 12:1660, 2015.

**Dimitriadis** F. et al. Effect of testosterone replacement treatment on constitutional and sexual symptoms in type 2 diabetic men: Need for rules. *Asian J Androl.* 17:217, 2015.

**Dimopoulou** C. et al. EMAS position statement: Testosterone replacement therapy in the aging male. *Maturitas.* 84:94, 2016.

**Dontas** A.S. et al. Long-term effects of anabolic steroids on renal functions in the aged subject. *J Gerontol.* 22:268, 1967.

**Efesoy** O. et al. The effect of testosterone replacement therapy on penile hemodynamics in hypogonadal men with erectile dysfunction, having veno-occlusive dysfunction. *Am J Mens Health.* 12:634, 2018.

**Farooqi** V. et al. Anabolic steroids for rehabilitation after hip fracture in older people. *Cochrane Database Syst Rev.* CD008887, 2014.

**Fillo** J. et al. The effect of long term testosterone replacement therapy on bone mineral density. *Bratisl Lek Listy.* 120:291, 2019.

**Francomano** D. et al. Cardiovascular effect of testosterone replacement therapy in aging male. *Acta Biomed.* 81 Suppl 1:101, 2010.

**Gagliano-Juca** T. et al. Trials of testosterone replacement reporting cardiovascular adverse events. *Asian J Androl.* 20:131, 2018.

**Gagliano-Juca** T. et al. Effects of testosterone replacement on electrocardiographic parameters in men: Findings from two randomized trials. *J Clin Endocrinol Metab.* 102:1478, 2017.

**Gagliano-Juca** T. et al. Differential effects of testosterone on peripheral neutrophils, monocytes and platelets in men: Findings from two trials. *Andrology.* 2020.

**Gharahdaghi** N. et al. Testosterone therapy induces molecular programming augmenting physiological adaptations to resistance exercise in older men. *J Cachexia Sarcopenia Muscle.* 10:1276, 2019.

**Groti** K. et al. The impact of testosterone replacement therapy on glycemic control, vascular function, and components of the metabolic syndrome in obese hypogonadal men with type 2 diabetes. *Aging Male.* 21:158, 2018.

**Guo** C. et al. Efficacy and safety of testosterone replacement therapy in men with hypogonadism: A meta-analysis study of placebo-controlled trials. *Exp Ther Med.* 11:853, 2016.

**Guo** W. et al. Testosterone plus low-intensity physical training in late life improves functional performance, skeletal muscle mitochondrial biogenesis, and mitochondrial quality control in male mice. *PLoS One.* 7:e51180, 2012.

**Guzzoni** V. et al. Tendon remodeling in response to resistance training, anabolic androgenic steroids and aging. *Cells.* 7:2018.

**Gysel** T. et al. Association between insulin resistance, lean mass and muscle torque/force in proximal versus distal body parts in healthy young men. *J Musculoskelet Neuronal Interact.* 14:41, 2014.

**Hackett** G. Metabolic effects of testosterone therapy in men with type 2 diabetes and metabolic syndrome. *Sex Med Rev.* 2019.

**Hackett** G. et al. Serum testosterone, testosterone replacement therapy and all-cause mortality in men with type 2 diabetes: Retrospective consideration of the impact of PDE5 inhibitors and statins. *Int J Clin Pract.* 70:244, 2016.

**Han** S.J. et al. Association of thigh muscle mass with insulin resistance and incident type 2 diabetes mellitus in Japanese Americans. *Diabetes Metab J.* 42:488, 2018.

**Haring** R. et al. No evidence found for an association between trial characteristics and treatment effects in randomized trials of testosterone therapy in men: A meta-epidemiological study. *J Clin Epidemiol.* 122:12, 2020.

**Hassan** J. et al. Testosterone deficiency syndrome: Benefits, risks, and realities associated with testosterone replacement therapy. *Can J Urol.* 23:20, 2016.

**Heo** J.E. et al. Association between the thigh muscle and insulin resistance according to body mass index in middle-aged Korean adults. *Diabetes Metab J.* 2020.

**Hirasawa** Y. et al. Evaluation of skeletal muscle mass indices, assessed by bioelectrical impedance, as indicators of insulin resistance in patients with type 2 diabetes. *J Phys Ther Sci.* 31:190, 2019.

**Hosoi** T. et al. Effect of testosterone replacement therapy on sarcopenia: Case report of an older man with late-onset hypogonadism. *Geriatr Gerontol Int.* 20:85, 2020.

**Huang** G. et al. Effects of testosterone replacement on metabolic and inflammatory markers in men with opioid-induced androgen deficiency. *Clin Endocrinol (Oxf).* 85:232, 2016.

**Huang** G. et al. Effects of testosterone replacement on pain catastrophizing and sleep quality in men with opioid-induced androgen deficiency. *Pain Med.* 18:1070, 2017.

**Jaeger** E.C.B. et al. Testosterone replacement causes dose-dependent improvements in spatial memory among aged male rats. *Psychoneuroendocrinology.* 113:104550, 2020.

**Jayasena** C.N. et al. A systematic review of randomized controlled trials investigating the efficacy and safety of testosterone therapy for female sexual dysfunction in postmenopausal women. *Clin Endocrinol.* 90:391, 2019.

**Jeong** S.M. et al. Effect of testosterone replacement treatment in testosterone deficiency syndrome patients with metabolic syndrome. *Korean J Urol.* 52:566, 2011.

**Jones** S.D., Jr. et al. Erythrocytosis and polycythemia secondary to testosterone replacement therapy in the aging male. *Sex Med Rev.* 3:101, 2015.

**Jones** T.H. et al. Randomized controlled trials - mechanistic studies of testosterone and the cardiovascular system. *Asian J Androl.* 20:120, 2018.

**Jung** H.J. et al. Effect of testosterone replacement therapy on cognitive performance and depression in men with testosterone deficiency syndrome. *World J Mens Health*. 34:194, 2016.

**Junjie** W. et al. Testosterone replacement therapy has limited effect on increasing bone mass density in older men: A meta-analysis. *Curr Pharm Des*. 25:73, 2019.

**Kalra** S. et al. Testosterone replacement in male hypogonadism. *Clin Pharmacol*. 2:149, 2010.

**Kaplan** A.L. et al. Testosterone replacement therapy following the diagnosis of prostate cancer: Outcomes and utilization trends. *J Sex Med*. 11:1063, 2014.

**Kato** Y. et al. The five-year effects of testosterone replacement therapy on lipid profile and glucose tolerance among hypogonadal men in japan: A case control study. *Aging Male*. 1, 2019.

**Kawanabe** S. et al. Association of the muscle/fat mass ratio with insulin resistance in gestational diabetes mellitus. *Endocr J*. 66:75, 2019.

**Kempegowda** P. et al. Long-term testosterone undecanoate replacement therapy: Impact of ethnicity. *Clin Endocrinol*. 92:428, 2020.

**Kohn** T.P. et al. Effects of testosterone replacement therapy on lower urinary tract symptoms: A systematic review and meta-analysis. *Eur Urol*. 69:1083, 2016.

**Kovac** J.R. et al. A positive role for anabolic androgenic steroids: Preventing metabolic syndrome and type 2 diabetes mellitus. *Fertil Steril*. 102:e5, 2014.

**Kwong** J.C.C. et al. Testosterone deficiency: A review and comparison of current guidelines. *J Sex Med*. 16:812, 2019.

**Lang** P.O. et al. Testosterone replacement therapy in reversing "andropause": What is the proof-of-principle? *Rejuvenation Res*. 15:453, 2012.

**Lee** S.W. et al. Appendicular skeletal muscle mass and insulin resistance in an elderly Korean population: The

Korean social life, health and aging project-health examination cohort. *Diabetes Metab J.* 39:37, 2015.

**Legros** J.J. et al. Oral testosterone replacement in symptomatic late-onset hypogonadism: Effects on rating scales and general safety in a randomized, placebo-controlled study. *Eur J Endocrinol.* 160:821, 2009.

**Lenfant** L. et al. Testosterone replacement therapy (TRT) and prostate cancer: An updated systematic review with a focus on previous or active localized prostate cancer. *Urol Oncol.* 2020.

**Leung** K.M. et al. Update on testosterone replacement therapy in hypogonadal men. *Curr Urol Rep.* 16:57, 2015.

**Lim** D. et al. Can testosterone replacement decrease the memory problem of old age? *Med Hypotheses.* 60:893, 2003.

**Linderman** J.K. et al. Effect of special operations training on testosterone, lean body mass, and strength and the potential for therapeutic testosterone replacement: A review of the literature. *J Spec Oper Med.* 20:94, 2020.

**Lindqvist Bagge** A.S. et al. Somatic effects of AAS abuse: A 30-years follow-up study of male former power sports athletes. *J Sci Med Sport.* 20:814, 2017.

**Loo** S.Y. et al. Cardiovascular and cerebrovascular safety of testosterone replacement therapy among aging men with low testosterone levels: A cohort study. *Am J Med.* 2019.

**Mangolim** A.S. et al. Effectiveness of testosterone therapy in obese men with low testosterone levels, for losing weight, controlling obesity complications, and preventing cardiovascular events: Protocol of a systematic review of randomized controlled trials. *Medicine.* 97:e0482, 2018.

**Mascarenhas** A. et al. Factors that may be influencing

the rise in prescription testosterone replacement therapy in adult men: A qualitative study. *Aging Male.* 19:90, 2016.

**Matsumoto** A.M. Testosterone replacement in men with age-related low testosterone: What did we learn from the testosterone trials? *Curr Opin Endocr Metab Res.* 6:34, 2019.

**McClintock** T.R. et al. Testosterone replacement therapy is associated with an increased risk of urolithiasis. *World J Urol.* 37:2737, 2019.

**McCullough** A. Alternatives to testosterone replacement: Testosterone restoration. *Asian J Androl.* 17:201, 2015.

**McGill** J.J. et al. Androgen deficiency in older men: Indications, advantages, and pitfalls of testosterone replacement therapy. *Cleve Clin J Med.* 79:797, 2012.

**Millar** A.C. et al. Predicting low testosterone in aging men: A systematic review. *CMAJ.* 188:E321, 2016.

**Moon** D.G. et al. The ideal goal of testosterone replacement therapy: Maintaining testosterone levels or managing symptoms? *J Clin Med.* 8:2019.

**Moon** S.S. Low skeletal muscle mass is associated with insulin resistance, diabetes, and metabolic syndrome in the Korean population: The Korea National Health and Nutrition Examination Survey (KNHANES) 2009-2010. *Endocr J.* 61:61, 2014.

**Nakano** K. et al. Testosterone replacement therapy for late-onset hypogonadism after radical prostatectomy: A case report. *Hinyokika Kiyo.* 60:397, 2014.

**Nam** S.Y. et al. Low-dose growth hormone treatment combined with diet restriction decreases insulin resistance by reducing visceral fat and increasing muscle mass in obese type 2 diabetic patients. *Int J Obes Relat Metab Disord.* 25:1101, 2001.

**Nam** Y.S. et al. Testosterone replacement, muscle strength, and physical function. *World J Mens Health.* 36:110, 2018.

**Nian** Y. et al. Testosterone replacement therapy improves health-related quality of life for patients with late-onset hypogonadism: A meta-analysis of randomized controlled trials. *Andrologia.* 49:2017.

**Nightingale** T.E. et al. Body composition changes with testosterone replacement therapy following spinal cord injury and aging: A mini review. *J Spinal Cord Med.* 41:624, 2018.

**Ohlsson** C. et al. High serum testosterone is associated with reduced risk of cardiovascular events in elderly men. The MROS (osteoporotic fractures in men) study in Sweden. *J Am Coll Cardiol.* 58:1674, 2011.

**Ohlsson** C. et al. Genetic determinants of serum testosterone concentrations in men. *PLoS Genet.* 7:e1002313, 2011.

**Okada** K. et al. Improved lower urinary tract symptoms associated with testosterone replacement therapy in Japanese men with late-onset hypogonadism. *Am J Mens Health.* 12:1403, 2018.

**Paduch** D.A. et al. Testosterone replacement in androgen-deficient men with ejaculatory dysfunction: A randomized controlled trial. *J Clin Endocrinol Metab.* 100:2956, 2015.

**Pantalone** K.M. et al. Testosterone replacement therapy and the risk of adverse cardiovascular outcomes and mortality. *Basic Clin Androl.* 29:5, 2019.

**Park** H.S. et al. Determinants of bone mass and insulin resistance in Korean postmenopausal women: Muscle area, strength, or composition? *Yonsei Med J.* 60:742, 2019.

**Patrick Selph** J. et al. Testosterone replacement therapy in men with prostate cancer: What is the evidence? *Sex Med Rev.* 1:135, 2013.

**Perry** P.J. et al. Bioavailable testosterone as a correlate of cognition, psychological status, quality of life, and sexual function in aging males: Implications for testosterone replacement therapy. *Ann Clin Psychiatry.* 13:75, 2001.

**Pintana** H. et al. Testosterone replacement attenuates cognitive decline in testosterone-deprived lean rats, but not in obese rats, by mitigating brain oxidative stress. *Age.* 37:84, 2015.

**Ponce** O.J. et al. The efficacy and adverse events of testosterone replacement therapy in hypogonadal men: A systematic review and meta-analysis of randomized, placebo-controlled trials. *J Clin Endocrinol Metab.* 2018.

**Ponce** O.J. et al. The efficacy and adverse events of testosterone replacement therapy in hypogonadal men: A systematic review and meta-analysis of randomized, placebo-controlled trials. *J Clin Endocrinol Metab.* 2018.

**Pongkan** W. et al. Roles of testosterone replacement in cardiac ischemia-reperfusion injury. *J Cardiovasc Pharmacol Ther.* 21:27, 2016.

**Ramachandran** S. et al. Testosterone replacement therapy: Pre-treatment sex hormone-binding globulin levels and age may identify clinical subgroups. *Andrology.* 2020.

**Retzler** J. et al. Preferences for the administration of testosterone gel: Evidence from a discrete choice experiment. *Patient Prefer Adherence.* 13:657, 2019.

**Saad** F. et al. Effects of long-term testosterone replacement therapy, with a temporary intermission, on glycemic control of nine hypogonadal men with type 1 diabetes mellitus - a series of case reports. *Aging Male.* 18:164, 2015.

**Salman** M. et al. Early weight loss predicts the reduction of obesity in men with erectile dysfunction and hypogonadism undergoing long-term testosterone replacement therapy. *Aging Male*. 20:45, 2017.

**Sansone** A. et al. Testosterone replacement therapy: The emperor's new clothes. *Rejuvenation Res*. 20:9, 2017.

**Santella** C. et al. Testosterone replacement therapy and the risk of prostate cancer in men with late-onset hypogonadism. *Am J Epidemiol*. 2019.

**Sattler** F.R. et al. Testosterone and growth hormone improve body composition and muscle performance in older men. *J Clin Endocrinol Metab*. 94:1991, 2009.

**Seko** T. et al. Lower limb muscle mass is associated with insulin resistance more than lower limb muscle strength in non-diabetic older adults. *Geriatr Gerontol Int*. 19:1254, 2019.

**Shaikh** K. et al. Biomarkers and noncalcified coronary artery plaque progression in older men treated with testosterone. *J Clin Endocrinol Metab*. 105:2020.

**Shigehara** K. et al. Effect of testosterone replacement therapy on sexual function and glycemic control among hypogonadal men with type 2 diabetes mellitus. *Int J Impot Res*. 31:25, 2019.

**Shigehara** K. et al. Effects of testosterone replacement therapy on nocturia and quality of life in men with hypogonadism: A subanalysis of a previous prospective randomized controlled study in japan. *Aging Male*. 18:169, 2015.

**Shigehara** K. et al. Effects of testosterone replacement therapy on hypogonadal men with osteopenia or osteoporosis: A subanalysis of a prospective randomized controlled study in Japan (earth study). *Aging Male*. 20:139, 2017.

**Shin** Y.S. et al. The optimal indication for testosterone replacement therapy in late onset hypogonadism. *J Clin Med.* 8:2019.

**Sloan** J.P. et al. A pilot study of anabolic steroids in elderly patients with hip fractures. *J Am Geriatr Soc.* 40:1105, 1992.

**Snyder** P.J. et al. Effects of testosterone treatment in older men. *N Engl J Med.* 374:611, 2016.

**Snyder** P.J. et al. Lessons from the testosterone trials. *Endocr Rev.* 39:369, 2018.

Snyder P.J. et al. The testosterone trials: Seven coordinated trials of testosterone treatment in elderly men. *Clin Trials.* 11:362, 2014.

**Spitzer** M. et al. Risks and benefits of testosterone therapy in older men. *Nat Rev Endocrinol.* 9:414, 2013.

**Srikanthan** P. et al. Relative muscle mass is inversely associated with insulin resistance and pre-diabetes. Findings from the third national health and nutrition examination survey. *J Clin Endocrinol Metab.* 96:2898, 2011.

**Storer** T.W. et al. Effects of testosterone supplementation for 3 years on muscle performance and physical function in older men. *J Clin Endocrinol Metab.* 102:583, 2017.

**Storer** T.W. et al. Testosterone attenuates age-related fall in aerobic function in mobility limited older men with low testosterone. *J Clin Endocrinol Metab.* 101:2562, 2016.

**Storer** T.W. et al. Changes in muscle mass, muscle strength, and power but not physical function are related to testosterone dose in healthy older men. *J Am Geriatr Soc.* 56:1991, 2008.

**Strollo** F. et al. Low-intermediate dose testosterone replacement therapy by different pharmaceutical preparations improves frailty score in elderly hypogonadal hyperglycaemic patients. *Aging Male.* 16:33, 2013.

**Sumii** K. et al. Prospective assessment of health-related quality of life in men with late-onset hypogonadism who received testosterone replacement therapy. *Andrologia.* 48:198, 2016.

**Surampudi** P.N. et al. Hypogonadism in the aging male diagnosis, potential benefits, and risks of testosterone replacement therapy. *Int J Endocrinol.* 2012:625434, 2012.

**Tan** S. et al. Effects of testosterone supplementation on separate cognitive domains in cognitively healthy older men: A meta-analysis of current randomized clinical trials. *Am J Geriatr Psychiatry.* 27:1232, 2019.

**Tao** J. et al. Testosterone supplementation in patients with chronic heart failure: A meta-analysis of randomized controlled trials. *Front Endocrinol (Lausanne).* 11:110, 2020.

**Traustadottir** T. et al. Long-term testosterone supplementation in older men attenuates age-related decline in aerobic capacity. *J Clin Endocrinol Metab.* 103:2861, 2018.

**Tsametis** C.P. et al. Testosterone replacement therapy: For whom, when and how? *Metabolism.* 86:69, 2018.

**Volpato** S. et al. The benefit and risk of testosterone replacement therapy in older men: Effects on lipid metabolism. *Acta Biomed.* 81 Suppl 1:95, 2010.

**Volpi** R. et al. Extra-prostatic complications of testosterone replacement therapy. *J Endocrinol Invest.* 28:75, 2005.

**Wald** M. et al. Testosterone replacement therapy for older men. *J Androl.* 27:126, 2006.

**Wallis** C.J. et al. Survival and cardiovascular events in men treated with testosterone replacement therapy: An intention-to-treat observational cohort study. *Lancet Diabetes Endocrinol.* 4:498, 2016.

**Walther** A. et al. Testosterone and dehydroepiandrosterone treatment in ageing men: Are we all set? *World J Mens Health.* 2019.

**Wang** C. et al. Validity and clinically meaningful changes in the psychosexual daily questionnaire and derogatis interview for sexual function assessment: Results from the testosterone trials. *J Sex Med.* 15:997, 2018.

**Washington** T.A. et al. Lactate dehydrogenase regulation in aged skeletal muscle: Regulation by anabolic steroids and functional overload. *Exp Gerontol.* 57:66, 2014.

**Yabluchanskiy** A. et al. Is testosterone replacement therapy in older men effective and safe? *Drugs Aging.* 36:981, 2019.

**Yassin** A. et al. Effects of testosterone replacement therapy withdrawal and re-treatment in hypogonadal elderly men upon obesity, voiding function and prostate safety parameters. *Aging Male.* 19:64, 2016.

**Yeap** B.B. et al. Epidemiological and mendelian randomization studies of dihydrotestosterone and estradiol and leukocyte telomere length in men. *J Clin Endocrinol Metab.* 101:1299, 2016.

**Yeap** B.B. et al. Testosterone treatment in older men: Clinical implications and unresolved questions from the testosterone trials. *Lancet Diabetes Endocrinol.* 6:659, 2018.

**Zhou** T. et al. Effects of testosterone supplementation on body composition in HIV patients: A meta-analysis of double-blinded randomized controlled trials. *Curr Med Sci.* 38:191, 2018.

**Zitzmann** M. Testosterone replacement treatment in

older people with and without co-morbidities. *Internist.* 61:549, 2020.

## LOS ESTEROIDES ANABÓLICOS Y LOS NIÑOS

**Bierich** J.R. Anabolic steroids and growth. *Minerva Med.* 62:2572, 1971.

**Bierich** J.R. Effects and side effects of anabolic steroids in children. *Acta Endocrinol Suppl.* 39(Suppl 63):89, 1961.

**Blashill** A.J. et al. Anabolic-androgenic steroids and condom use: Potential mechanisms in adolescent males. *J Sex Res.* 51:690, 2014.

**Blashill** A.J. et al. Sexual orientation and anabolic-androgenic steroids in U.S. Adolescent boys. *Pediatrics.* 133:469, 2014.

**Buckley** W.E. et al. Estimated prevalence of anabolic steroid use among male high school seniors. *JAMA.* 260:3441, 1988.

**Canlorbe** P. et al. Effect of 2 anabolic steroids on "essential" delayed growth. *Ann Pediatr.* 16:582, 1969.

**Chaudhuri** R.K. Anabolic steroids and growth promotion. *Indian J Pediatr.* 31:313, 1964.

**Clark** A.S. et al. Chronic administration of anabolic steroids disrupts pubertal onset and estrous cyclicity in rats. *Biol Reprod.* 68:465, 2003.

**Colombini** G. Anabolic steroids in pediatrics. *Pediatria (Napoli).* 70:993, 1962.

**Cunningham** R.L. et al. Pubertal exposure to anabolic androgenic steroids increases spine densities on neurons in the limbic system of male rats. *Neuroscience.* 150:609, 2007.

**Damasceno** E.F. et al. Branch retinal vein occlusion

and anabolic steroids abuse in young bodybuilders. *Acta Ophthalmol.* 87:580, 2009.

**Deamer** W.C. Stimulation of growth in boys by sublingual testosterone therapy. *Am J Dis Child.* 75:850, 1948.

**Denham** B.E. Anabolic-androgenic steroids and adolescents: Recent developments. *J Addict Nurs.* 23:167, 2012.

**Dodge** T. et al. Influence of parent-adolescent communication about anabolic steroids on adolescent athletes' willingness to try performance-enhancing substances. *Subst Use Misuse.* 50:1307, 2015.

**DuRant** R.H. et al. Use of multiple drugs among adolescents who use anabolic steroids. *N Engl J Med.* 328:922, 1993.

**Ercoli** A. et al. Steroidal ethers: Effect of some anabolic steroids on the growth curve, body composition and weight of various organs in male castrated rats. *Boll Soc Ital Biol Sper.* 39:2090, 1963.

**Escamilla** R.F. Treatment of preadolescent eunuchoidism with testosterone linguets. *Am Pract Dig Treat.* 3:425, 1949.

**Fahey**, T.D., et al. "Pubertal stage differences in hormonal and hematological responses to maximal exercise in males." *J. Appl. Physiol.* 46: 823-827, 1979.

**Fruchart** G. Hypodermic insertions of testosterone in hypogenitalism in adolescents. *J Sci Med Lille.* 68:150, 1950.

**Fujii** T. et al. Effects of some anabolic steroids on the growth in male and female rats. *Endocrinol Jpn.* 9:93, 1962.

**Galletti** F. et al. Steroidal ethers: Effect of some anabolic steroids on the growth curve and weight of various organs in intact adult rats. *Boll Soc Ital Biol Sper.* 39:2095, 1963.

**Ganson** K.T. et al. Exploring anabolic-androgenic steroid use and teen dating violence among adolescent males. *Subst Use Misuse.* 54:779, 2019.

**Gautier** E. et al. Anabolic steroids in anuria in the child. *Minerva Med.* 52:366, 1961.

**Gebhardt** A. et al. The effect of anabolic steroids on mandibular growth. *Am J Orthod Dentofacial Orthop.* 123:435, 2003.

**Goldberg** L. et al. Effects of a multidimensional anabolic steroid prevention intervention. The adolescents training and learning to avoid steroids (Atlas) program. *JAMA.* 276:1555, 1996.

**Goth** E. Management of retarded growth with anabolic steroids. *Ther Hung.* 12:140, 1964.

**Griffiths** S. et al. Pornography use in sexual minority males: Associations with body dissatisfaction, eating disorder symptoms, thoughts about using anabolic steroids and quality of life. *Aust N Z J Psychiatry.* 52:339, 2018.

**Groughs** W. et al. The effect of hormones and anabolic steroids on growth and development. I. Growth hormone, thyroid hormone, glucocorticoids, androgenic hormones of the adrenal glands and gonads. *Ned Tijdschr Geneeskd.* 108:1797, 1964.

**Gupta** S. Anabolic steroids in childhood malnutrition. *J Indian Med Assoc.* 48:111, 1967.

**Gustafsson** G. et al. Acquired aplastic anaemia in children treated with corticosteroids and anabolic steroids. *Scand J Haematol.* 26:195, 1981.

**Halliburton** A.E. et al. Health beliefs as a key determinant of intent to use anabolic-androgenic steroids (AAS) among high-school football players: Implications for prevention. *Int J Adolesc Youth.* 23:269, 2018.

**Hansen** H.G. On the use of anabolic steroids in children. *Monatsschr Kinderheilkd.* 110:236, 1962.

**Harding** F.E. Sublingual methyl testosterone for boyhood emotional, physical, and genital immaturity. *J Pediatr.* 32:351, 1948.

**Hoffman** J.R. et al. Nutritional supplementation and anabolic steroid use in adolescents. *Med Sci Sports Exerc.* 40:15, 2008.

**Johnston** J.A. Factors influencing retention of nitrogen and calcium in period of growth; effect of methyl testosterone. *Am J Dis Child.* 74:52, 1947.

**Jones** R.W. et al. The effects of anabolic steroids on growth, body composition, and metabolism in boys with chronic renal failure on regular hemodialysis. *J Pediatr.* 97:559, 1980.

**Kageyama** A. Water intake and output in newborn infants--effect of anabolic steroids. *Nihon Sanka Fujinka Gakkai Zasshi.* 18:165, 1966.

**Kerr** J.M. et al. Anabolic-androgenic steroids: Use and abuse in pediatric patients. *Pediatr Clin North Am.* 54:771, 2007.

**Kindlundh** A.M. et al. Adolescent use of anabolic-androgenic steroids and relations to self-reports of social, personality and health aspects. *Eur J Public Health.* 11:322, 2001.

**Kindlundh** A.M. et al. Factors associated with adolescent use of doping agents: Anabolic-androgenic steroids. *Addiction.* 94:543, 1999.

**Kokkevi** A. et al. Daily exercise and anabolic steroids use in adolescents: A cross-national European study. *Subst Use Misuse.* 43:2053, 2008.

**Lane** J.R. et al. The influence of endogenous and exogenous sex hormones in adolescents with attention to oral contraceptives and anabolic steroids. *J Adolesc Health.* 15:630, 1994.

**Linsk** J.A. Testosterone therapy in children; a review of the literature. *Arch Pediatr.* 67:371, 1950.

**Lumia** A.R. et al. Impact of anabolic androgenic steroids on adolescent males. *Physiol Behav.* 100:199, 2010.

**Mattila** V.M. et al. Use of dietary supplements and anabolic-androgenic steroids among Finnish adolescents in 1991-2005. *Eur J Public Health.* 20:306, 2010.

**Melloni** R.H., Jr. et al. Adolescent exposure to anabolic/androgenic steroids and the neurobiology of offensive aggression: A hypothalamic neural model based on findings in pubertal Syrian hamsters. *Horm Behav.* 58:177, 2010.

**Metzl** J.D. Anabolic steroids and the pediatric community. *Pediatrics.* 116:1542, 2005.

**Middleman** A.B. et al. High-risk behaviors among high school students in Massachusetts who use anabolic steroids. *Pediatrics.* 96:268, 1995.

**Mitchell** G.L. Report to the commissioner of baseball of an independent investigation into the illegal use of steroids and other performance enhancing substances by players in major league baseball. 2007.

**Modlinski** R. et al. The effect of anabolic steroids on the gastrointestinal system, kidneys, and adrenal glands. *Curr Sports Med Rep.* 5:104, 2006.

**Mohd Mutalip** S.S. et al. Pubertal anabolic androgenic steroid exposure in male rats affects levels of gonadal steroids, mating frequency, and pregnancy outcome. *J Basic Clin Physiol Pharmacol.* 30:29, 2018.

**Moore** D.C. et al. Studies of anabolic steroids: V. Effect of prolonged oxandrolone administration on growth in children and adolescents with uncomplicated short stature. *Pediatrics.* 58:412, 1976.

**Moore** D.C. et al. Studies of anabolic steroids. VI. Effect of prolonged administration of oxandrolone on growth in children and adolescents with gonadal dysgenesis. *J Pediatr.* 90:462, 1977.

**Nagata** J.M. et al. Association between legal performance-enhancing substances and use of anabolic-androgenic steroids in young adults. *JAMA Pediatr.* 174:992, 2020.

**Nicholls** A.R. et al. Children's first experience of taking anabolic-androgenic steroids can occur before their 10th birthday: A systematic review identifying 9 factors that predicted doping among young people. *Front Psychol.* 8:1015, 2017.

**Nilsson** S. et al. Attitudes and behaviors with regards to androgenic anabolic steroids among male adolescents in a county of Sweden. *Subst Use Misuse.* 40:1, 2005.

**Nilsson** S. et al. Attitudes and behaviors with regards to androgenic anabolic steroids among male adolescents in a county of Sweden. *Subst Use Misuse.* 39:1183, 2004.

**Nilsson** S. et al. The prevalence of the use of androgenic anabolic steroids by adolescents in a county of Sweden. *Eur J Public Health.* 11:195, 2001.

**Nilsson** S. et al. Trends in the misuse of androgenic anabolic steroids among boys 16-17 years old in a primary health care area in Sweden. *Scand J Prim Health Care.* 19:181, 2001.

**Nyda** M.J. et al. The effect on the linear growth, weight gain, and histologic pattern of the testes of young rats by large doses of DOCA, lipoadrenal cortex, thyroid, thyroxine, testosterone propionate and physiologic doses of testosterone propionate. *J Clin Endocrinol Metab.* 10:818, 1950.

**Prader** A. The influence of anabolic steroids on growth. *Acta Endocrinol Suppl.* 39(Suppl 63):78, 1961.

**Rachon** D. et al. Prevalence and risk factors of anabolic-androgenic steroids (AAS) abuse among adolescents and young adults in Poland. *Soz Praventivmed.* 51:392, 2006.

**Ray** C.G. et al. Studies of anabolic steroids. 3. The effect of oxandrolone on height and skeletal maturation in mongoloid children. *Am J Dis Child.* 110:618, 1965.

**Ray** C.G. et al. Studies of anabolic steroids. II. The effect of oxandrolone on height and skeletal maturation in mongoloid children (a preliminary report). *Am J Dis Child.* 106:375, 1963.

**Ricci** L.A. et al. Adolescent anabolic/androgenic steroids: Aggression and anxiety during exposure predict behavioral responding during withdrawal in Syrian hamsters (*mesocricetus auratus*). *Horm Behav.* 64:770, 2013.

**Rogol** A.D. Can anabolic steroids or human growth hormone affect the growth and maturation of adolescent athletes? *Pediatr Exerc Sci.* 26:423, 2014.

**Rogol** A.D. et al. Anabolic-androgenic steroids and the adolescent. *Pediatr Ann.* 21:175, 1992.

**Rogol** A.D. et al. Anabolic-androgenic steroids profoundly affect growth at puberty in boys. *NIDA Res Monogr.* 102:187, 1990.

**Sadowska-Krepa** E. et al. High-dose testosterone enanthate supplementation boosts oxidative stress, but exerts little effect on the antioxidant barrier in sedentary adolescent male rat liver. *Pharmacol Rep.* 69:673, 2017.

**Sandvik** M.R. et al. Anabolic-androgenic steroid use and correlates in Norwegian adolescents. *Eur J Sport Sci.* 18:903, 2018.

**Stilger** V.G. et al. Anabolic-androgenic steroid use among high school football players. *J Community Health.* 24:131, 1999.

**Terney** R. et al. The use of anabolic steroids in high school students. *Am J Dis Child.* 144:99, 1990.

**Thevis** M. et al. Determination of the prevalence of anabolic steroids, stimulants, and selected drugs subject to doping controls among elite sport students using analytical chemistry. *J Sports Sci.* 26:1059, 2008.

**Thompson** P.D. et al. Use of anabolic steroids among adolescents. *N Engl J Med.* 329:888, 1993.

**Thorlindsson** T. et al. Sport and use of anabolic androgenic steroids among Icelandic high school students: A critical test of three perspectives. *Subst Abuse Treat Prev Policy.* 5:32, 2010.

**van de Pijpekamp** G.H. Use of anabolic steroids in children. *Paediatr Indones.* 4:Suppl:185, 1964.

**Wang** M.Q. et al. Desire for weight gain and potential risks of adolescent males using anabolic steroids. *Percept Mot Skills.* 78:267, 1994.

**Wichstrom** L. et al. Use of anabolic-androgenic steroids in adolescence: Winning, looking good or being bad? *J Stud Alcohol.* 62:5, 2001.

**Windsor** R. et al. Prevalence of anabolic steroids use by male and female adolescents. *Med Sci Sports Exerc.* 21:494, 1989.

**Yesalis** C.E. et al. Self-reported use of anabolic-androgenic steroids by elite power lifters. *Phys Sportsmed.* 16:91, 1988.

# FUNCIÓN SEXUAL DE LOS ESTEROIDES ANABÓLICOS

**Alibegovic** A. Testicular morphology in hypogonadotropic hypogonadism after the abuse of anabolic steroids. *Forensic Sci Med Pathol.* 14:564, 2018.

**Armstrong** J.M. et al. Impact of anabolic androgenic steroids on sexual function. *Transl Androl Urol.* 7:483, 2018

**Behre** H.M. et al. Rationale, design and methods of the esprit study: Energy, sexual desire and body proportions with Androgel, testosterone 1% gel therapy, in hypogonadal men. *Aging Male.* 11:101, 2008.

**Birzniece** V. et al. Sex steroids and the GH axis: Implications for the management of hypopituitarism. *Best Pract Res Clin Endocrinol Metab.* 31:59, 2017.

**Christou** M.A. et al. Effects of anabolic androgenic steroids on the reproductive system of athletes and recreational users: A systematic review and meta-analysis. *Sports Med.* 47:1869, 2017.

**Clark** A.S. et al. Sex- and age-specific effects of anabolic androgenic steroids on reproductive behaviors and on gabaergic transmission in neuroendocrine control regions. *Brain Res.* 1126:122, 2006.

**Cordaro** F.G. et al. Selling androgenic anabolic steroids by the pound: Identification and analysis of popular websites on the internet. *Scand J Med Sci Sports.* 21:e247, 2011.

Cruz M. et al. [anabolic steroids and pathology of sex development]. *Munch Med Wochenschr.* 113:949, 1971.

**de Luis** D.A. et al. Anabolic steroids and gynecomastia. Review of the literature. *An Med Interna.* 18:489, 2001.

**de Souz**a G.L. et al. Anabolic steroids and male infertility: A comprehensive review. *BJU Int.* 108:1860, 2011.

**Diamandis** E.P. A replacement for the testosterone "sex gap". *Clin Chem Lab Med.* 54:e61, 2016.

**Drakeley** A. et al. Duration of azoospermia following anabolic steroids. *Fertil Steril.* 81:226, 2004.

**Drobnis** E.Z. et al. Exogenous androgens and male reproduction. *Adv Exp Med Biol.* 1034:25, 2017.

**El Osta** R. et al. Anabolic steroids abuse and male infertility. *Basic Clin Androl.* 26:2, 2016.

**Feinberg** M.J. et al. The effect of anabolic-androgenic steroids on sexual behavior and reproductive tissues in male rats. *Physiol Behav.* 62:23, 1997.

**Fernandez** J.D. et al. Metabolic effects of hormone therapy in transgender patients. *Endocr Pract.* 22:383, 2016.

**Ferrari** W. et al. [action of anabolic steroids on the development of the genital system in the rabbit. VI Anabolic and androgenic activity of 13 beta-ethyl-17 beta-hydroxy-17 alpha-ethyl-4-gonen-3-one (norboletone) in the rat]. *Boll Soc Ital Biol Sper.* 44:1310, 1968.

**Friedl** K.E. et al. Self-treatment of gynecomastia in bodybuilders who use anabolic steroids. *Phys Sportsmed.* 17:67, 1989.

**Giannico** O.Treatment of sexual impotence with associated testosterone and vitamin E. *Clin Nuova Rass Prog Med Int.* 10:231, 1950.

**Goldsmith** E.D. et al. Interference with testosterone-induced growth of the seminal vesicles and coagulating glands in male mice by a folic acid antagonist. *Nature.* 164:62, 1949.

**Heller** C.G. et al. Improvement in spermatogenesis following depression of human testis with testosterone. *Fertil Steril.* 1:415, 1950.

**Heller** C.G. et al. The effect of testosterone administration upon the human testis. *J Clin Endocrinol Metab.* 10:816, 1950.

**Hengevoss** J. et al. Combined effects of androgen anabolic steroids and physical activity on the hypothalamic-pituitary-gonadal axis. *J Steroid Biochem Mol Biol.* 150:86, 2015.

**Illei** G. et al. The effect of anabolic steroids on the secretion of pituitary gonadotropins. *Acta Physiol Acad Sci Hung.* 22:189, 1962.

**Ip** E.J. et al. The Castro study: Unsafe sexual behaviors and illicit drug use among gay and bisexual men who use anabolic steroids. *Am J Addict.* 28:101, 2019.

**Jones** I.C. The action of testosterone on the adrenal cortex of the hypophysectomized, prepuberally castrated male mouse. *Endocrinology.* 44:427, 1949.

**Kanayama** G. et al. Prolonged hypogonadism in males following withdrawal from anabolic-androgenic steroids: An under-recognized problem. *Addiction.* 110:823, 2015.

**Karila** T. et al. Concomitant abuse of anabolic androgenic steroids and human chorionic gonadotrophin impairs spermatogenesis in power athletes. *Int J Sports Med.* 25:257, 2004.

**Kim** J.Y. et al. Anabolic-androgenic steroids and appetitive sexual behavior in male rats. *Horm Behav.* 66:585, 2014.

**Knuth** U.A. et al. Anabolic steroids and semen parameters in bodybuilders. *Fertil Steril.* 52:1041, 1989.

**Lykhonosov** M.P. et al. The medical aspect of using anabolic androgenic steroids in males attending gyms of Saint-Petersburg. *Probl Endokrinol.* 65:19, 2019.

**Lykhonosov** M.P. et al. Peculiarity of recovery of the hypothalamic-pituitary-gonadal (HPG) axis, in men after using androgenic anabolic steroids]. *Probl Endo-krinol.* 66:104, 2020.

**Martikainen** H. et al. Testicular responsiveness to human chorionic gonadotrophin during transient hypo-gonadotrophic hypogonadism induced by androge-nic/anabolic steroids in power athletes. *J Steroid Biochem.* 25:109, 1986.

**McBride** J.A. et al. The availability and acquisition of illicit anabolic androgenic steroids and testosterone preparations on the internet. *Am J Mens Health.* 12:1352, 2018.

**McBride** J.A. et al. Recovery of spermatogenesis follo-wing testosterone replacement therapy or anabolic-an-drogenic steroid use. *Asian J Androl.* 18:373, 2016.

**Miner** J.N. et al. An orally active selective androgen re-ceptor modulator is efficacious on bone, muscle, and sex function with reduced impact on prostate. *Endocri-nology.* 148:363, 2007.

**Morgentaler**, A. Strategies for testosterone therapy in men with metastatic prostate cancer in clinical prac-tice: Introducing modified bipolar androgen therapy. *Andro Clin Res Ther.* 1: http://online.liebertpub.com/doi/10.1089/andro.2020.0009, 2021.

**Naraghi** M.A. et al. The effects of swimming exercise and supraphysiological doses of nandrolone decanoate on the testis in adult male rats: A transmission elec-tron microscope study. *Folia Morphol.* 69:138, 2010.

**Nieschlag** E. et al. Mechanisms in endocrinology: Me-dical consequences of doping with anabolic androgenic steroids: Effects on reproductive functions. *Eur J Endo-crinol.* 173:R47, 2015.

**Onakomaiya** M.M. et al. Mad men, women and steroid cocktails: A review of the impact of sex and other factors on anabolic androgenic steroids effects on affective behaviors. *Psychopharmacology.* 233:549, 2016.

**Pena** J.E. et al. Reversible azoospermia: Anabolic steroids may profoundly affect human immunodeficiency virus-seropositive men undergoing assisted reproduction. *Obstet Gynecol.* 101:1073, 2003.

**Penatti** C.A. et al. Chronic exposure to anabolic androgenic steroids alters activity and synaptic function in neuroendocrine control regions of the female mouse. *Neuropharmacology.* 61:653, 2011.

**Pundir** J. et al. Anabolic steroids and male subfertility. *J Obstet Gynaecol.* 28:810, 2008.

**Rahnema** C.D. et al. Anabolic steroid-induced hypogonadism: Diagnosis and treatment. *Fertil Steril.* 101:1271, 2014.

**Rasmussen** J.J. et al. Former abusers of anabolic androgenic steroids exhibit decreased testosterone levels and hypogonadal symptoms years after cessation: A case-control study. *PLoS One.* 11:e0161208, 2016.

**Roselli** C.E. The effect of anabolic-androgenic steroids on aromatase activity and androgen receptor binding in the rat preoptic area. *Brain Res.* 792:271, 1998.

**Salerno** M. et al. Anabolic androgenic steroids and carcinogenicity focusing on Leydig cell: A literature review. *Oncotarget.* 9:19415, 2018.

**Semet** M. et al. The impact of drugs on male fertility: A review. *Andrology.* 5:640, 2017.

**Smit** D.L. et al. Outpatient clinic for users of anabolic androgenic steroids: An overview. *Neth J Med.* 76:167, 2018.

**Sorensen** M.B. et al. Azoospermia in 2 body-builders after taking anabolic steroids. *Ugeskr Laeger.* 157:1044, 1995.

**Torres-Calleja** J. et al. Effect of androgenic anabolic

steroids on semen parameters and hormone levels in bodybuilders. *Fertil Steril.* 74:1055, 2000.

**Turner** J.E. et al. Effect of prolonged administration of anabolic and androgenic steroids on reproductive function in the mare. *J Reprod Fertil Suppl.* 32:213, 1982.

**Vargas** R.A. et al. The prostate after administration of anabolic androgenic steroids: A morphometrical study in rats. *Int Braz J Urol.* 39:675, 2013.


## LOS ESTEROIDES ANABÓLICOS Y EL SISTEMA CARDIOVASCULAR

**Alen** M. et al. Serum lipids in power athletes self-administering testosterone and anabolic steroids. *Int J Sports Med.* 6:139, 1985.

**Alhadad** A. et al. Pulmonary embolism associated with protein c deficiency and abuse of anabolic-androgen steroids. *Clin Appl Thromb Hemost.* 16:228, 2010.

**Angell** P. et al. Anabolic steroids and cardiovascular risk. *Sports Med.* 42:119, 2012.

**Angell** P.J. et al. Anabolic steroid use and longitudinal, radial, and circumferential cardiac motion. *Med Sci Sports Exerc.* 44:583, 2012.

**Baggish** A.L. et al. Cardiovascular toxicity of illicit anabolic-androgenic steroid use. *Circulation.* 135:1991, 2017.

**Baggish** A.L. et al. Long-term anabolic-androgenic steroid use is associated with left ventricular dysfunction. *Circ Heart Fail.* 3:472, 2010.

**Bowman** S. Anabolic steroids and infarction. *BMJ.* 300:750, 1990.

**Bigi** M.A.B. et al. Aortopathic effect of androgenic anabolic steroids. *J Echocardiogr.* 19:113, 2021.

**Campbell** R.S. et al. Studies on the influence of anabolic steroids on experimental atheroma: Androstanolone. *J Endocrinol*. 20:246, 1960.

**Campbell** S.E. et al. Pathologic remodeling of the myocardium in a weightlifter taking anabolic steroids. *Blood Press*. 2:213, 1993.

**Carbone** A. et al. Cardiac damage in athlete's heart: When the "supernormal" heart fails! *World J Cardiol*. 9:470, 2017.

**Christou** G.A. et al. Acute myocardial infarction in a young bodybuilder taking anabolic androgenic steroids: A case report and critical review of the literature. *Eur J Prev Cardiol*. 23:1785, 2016.

**Cohen** J.C. et al. Altered serum lipoprotein profiles in male and female power lifters ingesting anabolic steroids. *Phys Sportsmed*. 14:131, 1986.

**Cohen** J.C. et al. Insulin resistance and diminished glucose tolerance in powerlifters ingesting anabolic steroids. *J Clin Endocrinol Metab*. 64:960, 1987.

**Cohen** J.C. et al. Hypercholesterolemia in male power lifters using anabolic-androgenic steroids. *Phys Sportsmed*. 16:49, 1988.

**Cohen** L.I. et al. Lipoprotein (a) and cholesterol in body builders using anabolic androgenic steroids. *Med Sci Sports Exerc*. 28:176, 1996.

**D'Andrea** A. et al. Anabolic-androgenic steroids and athlete's heart: When big is not beautiful! *Int J Cardiol*. 203:486, 2016.

**D'Andrea** A. et al. Correction to: Left atrial myocardial dysfunction after chronic abuse of anabolic androgenic steroids: A speckle tracking echocardiography analysis. *Int J Cardiovasc Imaging*. 34:1561, 2018.

**D'Andrea** A. et al. Left atrial myocardial dysfunction

after chronic abuse of anabolic androgenic steroids: A speckle tracking echocardiography analysis. *Int J Cardiovasc Imaging.* 34:1549, 2018.

**Dickerman** R.D. et al. Cardiovascular complications and anabolic steroids. *Eur Heart J.* 17:1912, 1996.

**Dickerman** R.D. et al. Echocardiography in fraternal twin bodybuilders with one abusing anabolic steroids. *Cardiology.* 88:50, 1997.

**Dickerman** R.D. et al. Sudden cardiac death in a 20-year-old bodybuilder using anabolic steroids. *Cardiology.* 86:172, 1995.

**Do Carmo** E.C. et al. Anabolic steroid associated to physical training induces deleterious cardiac effects. *Med Sci Sports Exerc.* 43:1836, 2011.

**Dubinskii** A.A. et al. Effect of anabolic steroids on the rabbits with cholesterol atherosclerosis. *Biull Eksp Biol Med.* 93:23, 1982.

**Ebenbichler** C.F. et al. Hyperhomocysteinemia in bodybuilders taking anabolic steroids. *Eur J Intern Med.* 12:43, 2001.

**Edvardsson** B. Hypertensive encephalopathy associated with anabolic-androgenic steroids used for bodybuilding. *Acta Neurol Belg.* 115:457, 2015.

**Far** H.R. et al. Cardiac hypertrophy in deceased users of anabolic androgenic steroids: An investigation of autopsy findings. *Cardiovasc Pathol.* 21:312, 2012.

**Farzam** K. Anabolic-androgenic steroids and cardiometabolic derangements. Cureus. 13:e12492, 2021.

**Fiegel** G. et al. Catamnestic results following therapy of heart patients with anabolic steroids. *Med Klin.* 61:1870, 1966.

**Fineschi** V. et al. Anabolic steroid abuse and cardiac sudden death: A pathologic study. *Arch Pathol Lab Med.* 125:253, 2001.

**Fisher** M. et al. Myocardial infarction with extensive intracoronary thrombus induced by anabolic steroids. *Br J Clin Pract.* 50:222, 1996.

**Frohlich** J. et al. Lipid profile of body builders with and without self-administration of anabolic steroids. *Eur J Appl Physiol Occup Physiol.* 59:98, 1989.

**Garevik** N. et al. Long term perturbation of endocrine parameters and cholesterol metabolism after discontinued abuse of anabolic androgenic steroids. *J Steroid Biochem Mol Biol.* 127:295, 2011.

**Garner** O. et al. Cardiomyopathy induced by anabolic-androgenic steroid abuse. *BMJ Case Rep.* 2018:2018.

**Gheshlaghi** F. et al. Cardiovascular manifestations of anabolic steroids in association with demographic variables in body building athletes. *J Res Med Sci.* 20:165, 2015.

**Glazer** G. Atherogenic effects of anabolic steroids on serum lipid levels. A literature review. *Arch Intern Med.* 151:1925, 1991.

**Goldstein** D.R. et al. Clenbuterol and anabolic steroids: A previously unreported cause of myocardial infarction with normal coronary arteriograms. *South Med J.* 91:780, 1998.

**Golestani** R. et al. Adverse cardiovascular effects of anabolic steroids: Pathophysiology imaging. *Eur J Clin Invest.* 42:795, 2012.

**Goncalves** R.V. et al. Trans-fatty acids aggravate anabolic steroid-induced metabolic disturbances and differential gene expression in muscle, pancreas and adipose tissue. *Life Sci.* 232:116603, 2019.

**Ha** E.T. et al. Non-ischemic cardiomyopathy secondary to left ventricular hypertrophy due to long-term anabolic-androgenic steroid use in a former Olympic athlete. *Cureus.* 10:e3313, 2018.

**Hackett** G. Metabolic effects of testosterone therapy in men with type 2 diabetes and metabolic syndrome. *Sex Med Rev.* 2019.

**Hajimoradi** B. et al. Echocardiographic findings in power athletes abusing anabolic androgenic steroids. *Asian J Sports Med.* 4:10, 2013.

**Halvorsen** S. et al. Acute myocardial infarction in a young man who had been using androgenic anabolic steroids. *Tidsskr Nor Laegeforen.* 124:170, 2004.

**Han** H.C. et al. Steroid-induced cardiomyopathy. *Med J Aust.* 203:226, 2015.

**Hartgens** F. et al. Prospective echocardiographic assessment of androgenic-anabolic steroids effects on cardiac structure and function in strength athletes. *Int J Sports Med.* 24:344, 2003.

**Hartgens** F. et al. Body composition, cardiovascular risk factors and liver function in long-term androgenic-anabolic steroids using bodybuilders three months after drug withdrawal. *Int J Sports Med.* 17:429, 1996.

**Hartgens** F. et al. Effects of androgenic-anabolic steroids on apolipoproteins and lipoprotein (a). *Br J Sports Med.* 38:253, 2004.

**Hassan** N.A. et al. Doping and effects of anabolic androgenic steroids on the heart: Histological, ultrastructural, and echocardiographic assessment in strength athletes. *Hum Exp Toxicol.* 28:273, 2009.

**Heim** J. et al. HDL breakdown in an athlete taking anabolic steroids. *Presse Med.* 25:458, 1996.

**Hernandez-Guerra** A.I. et al. Sudden cardiac death in anabolic androgenic steroids abuse: Case report and literature review. *Forensic Sci Res.* 4:267, 2019.

**Herschman** Z. Cardiac effects of anabolic steroids. *Anesthesiology.* 72:772, 1990.

**Hourigan** L.A. et al. Intracoronary stenting for acute

myocardial infarction (AMI) in a 24-year-old man using anabolic androgenic steroids. *Aust N Z J Med.* 28:838, 1998.

**Huie** M.J. An acute myocardial infarction occurring in an anabolic steroid user. *Med Sci Sports Exerc.* 26:408, 1994.

**Ilhan** E. et al. Acute myocardial infarction and renal infarction in a bodybuilder using anabolic steroids. *Turk Kardiyol Dern Ars.* 38:275, 2010.

**Ilic** I. et al. The impact of anabolic androgenic steroids abuse and type of training on left ventricular remodeling and function in competitive athletes. *Vojnosanit Pregl.* 71:383, 2014.

**Joukar** S. et al. Heart reaction to nandrolone decanoate plus two different intensities of endurance exercise: Electrocardiography and stereological approach. *Addict Health.* 10:180, 2018.

**Kanayama** G. et al. Ruptured tendons in anabolic-androgenic steroid users: A cross-sectional cohort study. *Am J Sports Med.* 43:2638, 2015.

**Karhunen** M.K. et al. Anabolic steroids alter the haemodynamic effects of endurance training and deconditioning in rats. *Acta Physiol Scand.* 133:297, 1988.

**Kasikcioglu** E. Anabolic-androgenic steroids: A bad tenor for cardiovascular orchestra (myocardial infarction with intracoronary thrombus induced by anabolic steroids). *Anadolu Kardiyol Derg.* 5:148, 2005.

**Kasikcioglu** E. et al. Aortic elastic properties in athletes using anabolic-androgenic steroids. *Int J Cardiol.* 114:132, 2007.

**Kasikcioglu** E. et al. Androgenic anabolic steroids also impair right ventricular function. *Int J Cardiol.* 134:123, 2009.

**Kennedy** C. Myocardial infarction in association with

misuse of anabolic steroids. *Ulster Med J.* 62:174, 1993.

**Kennedy** M.C. et al. Myocardial infarction and cerebral haemorrhage in a young body builder taking anabolic steroids. *Aust N Z J Med.* 23:713, 1993.

**Kim** C. et al. Testosterone and cardiac mass and function in men with type 1 diabetes in the epidemiology of diabetes interventions and complications study. *Clin Endocrinol.* 84:693, 2016.

**Kindermann** W. Cardiovascular side effects of anabolic-androgenic steroids. *Herz.* 31:566, 2006.

**Hartgens**, F., et al.. Prospective echocardiographic assessment of androgenic-anabolic steroids effects on cardiac structure and function in strength athletes. Int j sports med 2003; 24: 344 - 351. *Int J Sports Med.* 25:241, 2004.

**Kloner** R.A. et al. Testosterone and cardiovascular disease. *J Am Coll Cardiol.* 67:545, 2016.

**Kouri** E.M. et al. Changes in lipoprotein-lipid levels in normal men following administration of increasing doses of testosterone cypionate. *Clin J Sport Med.* 6:152, 1996.

**Labib** M. et al. The adverse effects of anabolic steroids on serum lipids. *Ann Clin Biochem.* 33 ( Pt 3):263, 1996.

**Lajarin** F. et al. Evolution of serum lipids in two male bodybuilders using anabolic steroids. *Clin Chem.* 42:970, 1996.

**Lane** H.A. et al. Impaired vasoreactivity in bodybuilders using androgenic anabolic steroids. *Eur J Clin Invest.* 36:483, 2006.

**Liu** J.D. et al. Anabolic-androgenic steroids and cardiovascular risk. *Chin Med J (Engl).* 132:2229, 2019.

**Lorimer** D.A. et al. Cardiac dysfunction in athletes receiving anabolic steroids. *DICP.* 24:1060, 1990.

**Madea** B. et al. Long-term cardiovascular effects of

anabolic steroids. *Lancet.* 352:33, 1998.

**Marocolo** M. et al. Combined effects of exercise training and high doses of anabolic steroids on cardiac autonomic modulation and ventricular repolarization properties in rats. *Can J Physiol Pharmacol.* 97:1185, 2019.

**McCullough** D. et al. How the love of muscle can break a heart: Impact of anabolic androgenic steroids on skeletal muscle hypertrophy, metabolic and cardiovascular health. *Rev Endocr Metab Disord.* 22:389, 2021.

**McKillop** G. et al. Increased left ventricular mass in a bodybuilder using anabolic steroids. *Br J Sports Med.* 20:151, 1986.

**McNutt** R.A. et al. Acute myocardial infarction in a 22-year-old world class weight lifter using anabolic steroids. *Am J Cardiol.* 62:164, 1988.

**Medei** E. et al. Chronic treatment with anabolic steroids induces ventricular repolarization disturbances: Cellular, ionic and molecular mechanism. *J Mol Cell Cardiol.* 49:165, 2010.

**Melchert** R.B. et al. The effect of anabolic-androgenic steroids on primary myocardial cell cultures. *Med Sci Sports Exerc.* 24:206, 1992.

**Melchert** R.B. et al. Cardiovascular effects of androgenic-anabolic steroids. *Med Sci Sports Exerc.* 27:1252, 1995.

**Moffatt** R.J. et al. Effects of anabolic steroids on lipoprotein profiles of female weight lifters. *Phys Sportsmed.* 18:106, 1990.

**Mohler** E.R., 3rd et al. The effect of testosterone on cardiovascular biomarkers in the testosterone trials. *J Clin Endocrinol Metab.* 103:681, 2018.

**Montisci** M. et al. Anabolic androgenic steroids abuse and cardiac death in athletes: Morphological and toxicological findings in four fatal cases. *Forensic Sci Int.* 217:e13, 2012.

**Montisci** R. et al. Early myocardial dysfunction after chronic use of anabolic androgenic steroids: Combined pulsed-wave tissue doppler imaging and ultrasonic integrated backscatter cyclic variations analysis. *J Am Soc Echocardiogr.* 23:516, 2010.

**Morgentaler** A. Defending testosterone, debunking the myths. *Medscape.* June 4, 2015:2015.

**Nascimento** J.H. et al. Cardiac effects of anabolic steroids: Hypertrophy, ischemia and electrical remodelling as potential triggers of sudden death. *Mini Rev Med Chem.* 11:425, 2011.

**Nieminen** M.S. et al. Serious cardiovascular side effects of large doses of anabolic steroids in weight lifters. *Eur Heart J.* 17:1576, 1996.

**Nottin** S. et al. Cardiovascular effects of androgenic anabolic steroids in male bodybuilders determined by tissue doppler imaging. *Am J Cardiol.* 97:912, 2006.

**Palatini** P. et al. Cardiovascular effects of anabolic steroids in weight-trained subjects. *J Clin Pharmacol.* 36:1132, 1996.

**Parker** M.W. et al. Anabolic-androgenic steroids: Worse for the heart than we knew? *Circ Heart Fail.* 3:470, 2010.

**Payne** J.R. et al. Cardiac effects of anabolic steroids. *Heart.* 90:473, 2004.

**Pencina** K.M. et al. Endogenous circulating testosterone and sex hormone-binding globulin levels and measures of myocardial structure and function: The Framingham Heart Study. *Andrology.* 7:307, 2019.

**Peoples** K. et al. Hyperhomocysteinemia-induced myocardial infarction in a young male using anabolic steroids. *Am J Emerg Med.* 32:948.e1, 2014.

**Polito** M.V. et al. Androgenic-anabolic steroids: The new insidious killer leading to heart failure. *Minerva Cardioangiol.* 65:663, 2017.

**Pope** H.G., Jr. et al. The lifetime prevalence of anabolic-androgenic steroid use and dependence in Americans: Current best estimates. *Am J Addict.* 23:371, 2014.

**Rasmussen** J.J. et al. Cardiac systolic dysfunction in past illicit users of anabolic androgenic steroids. *Am Heart J.* 203:49, 2018.

**Rasmussen** J.J. et al. Insulin sensitivity in relation to fat distribution and plasma adipocytokines among abusers of anabolic androgenic steroids. *Clin Endocrinol.* 87:249, 2017.

**Rockhold** R.W. Cardiovascular toxicity of anabolic steroids. *Annu Rev Pharmacol Toxicol.* 33:497, 1993.

**Rosca** A.E. et al. Lipid profile changes induced by chronic administration of anabolic androgenic steroids and taurine in rats. *Medicina.* 55:2019.

**Rothman** R.D. et al. Anabolic androgenic steroid induced myocardial toxicity: An evolving problem in an ageing population. *BMJ Case Rep.* 2011:2011.

**Salzano** A. et al. Hormonal replacement therapy in heart failure: Focus on growth hormone and testosterone. *Heart Fail Clin.* 15:377, 2019.

**Santora** L.J. et al. Coronary calcification in body builders using anabolic steroids. *Prev Cardiol.* 9:198, 2006.

**Schollert** P.V. et al. Dilated cardiomyopathy in a user of anabolic steroids. *Ugeskr Laeger.* 155:1217, 1993.

**Schwingel** P.A. et al. The influence of concomitant use of alcohol, tobacco, cocaine, and anabolic steroids on lipid profiles of Brazilian recreational bodybuilders. *Subst Use Misuse.* 49:1115, 2014.

**Seara** F.A.C. et al. Cardiac electrical and contractile disorders promoted by anabolic steroid overdose are associated with late autonomic imbalance and impaired ca(2+) handling. *Steroids*. 148:1, 2019.

**Shaikh** K. et al. Biomarkers and noncalcified coronary artery plaque progression in older men treated with testosterone. *J Clin Endocrinol Metab*. 105:2020.

**Shamloul** R.M. et al. Anabolic steroids abuse-induced cardiomyopathy and ischaemic stroke in a young male patient. *BMJ Case Rep*. 2014:2014.

**Shapiro** J. et al. Testosterone and other anabolic steroids as cardiovascular drugs. *Am J Ther*. 6:167, 1999.

**Sivalokanathan** S. et al. The cardiac effects of performance-enhancing medications: Caffeine vs. Anabolic androgenic steroids. *Diagnostics*. 11:2021.

**Tabor** J. et al. Examining the effects of anabolic-androgenic steroids on repetitive mild traumatic brain injury (RMTBI) outcomes in adolescent rats. *Brain Sci*. 10:2020.

**Stolt** A. et al. Qt interval and QT dispersion in endurance athletes and in power athletes using large doses of anabolic steroids. *Am J Cardiol*. 84:364, 1999.

**Sullivan** M.L. et al. Atrial fibrillation and anabolic steroids. *J Emerg Med*. 17:851, 1999.

**Sullivan** M.L. et al. The cardiac toxicity of anabolic steroids. *Prog Cardiovasc Dis*. 41:1, 1998.

**Tagarakis** C.V. et al. Anabolic steroids impair the exercise-induced growth of the cardiac capillary bed. *Int J Sports Med*. 21:412, 2000.

**Takala** T.E. et al. Effects of training and anabolic steroids on collagen synthesis in dog heart. *Eur J Appl Physiol Occup Physiol*. 62:1, 1991.

**Thiblin** I. et al. Anabolic steroids and cardiovascular risk: A national population-based cohort study. *Drug Alcohol Depend*. 152:87, 2015.

**Thompson** P.D. et al. Left ventricular function is not

impaired in weight-lifters who use anabolic steroids. *J Am Coll Cardiol*. 19:278, 1992.

**Tostes** R.C. et al. Reactive oxygen species: Players in the cardiovascular effects of testosterone. *Am J Physiol Regul Integr Comp Physiol*. 310:R1, 2016.

**Vaskinn** A. et al. Theory of mind in users of anabolic androgenic steroids. *Psychopharmacology* 237:3191, 2020.

**Yu** J.G. et al. Potential effects of long-term abuse of anabolic androgen steroids on human skeletal muscle. *J Sports Med Phys Fitness*. 60:1040, 2020.

**Weicker** H. et al. Influence of training and anabolic steroids on the LDH isozyme pattern of skeletal and heart muscle fibers of guinea pigs. *Int J Sports Med*. 3:90, 1982.

**Welder** A.A. et al. Cardiotoxic effects of cocaine and anabolic-androgenic steroids in the athlete. *J Pharmacol Toxicol Methods*. 29:61, 1993.

**White** M. et al. Anabolic androgenic steroid use as a cause of fulminant heart failure. *Can J Cardiol*. 34:1369 e1, 2018.

**Wysoczanski** M. et al. Acute myocardial infarction in a young man using anabolic steroids. *Angiology*. 59:376, 2008.

## LA PSICOLOGÍA Y EL CEREBRO

**Agis-Balboa** R.C. et al. Enhanced fear responses in mice treated with anabolic androgenic steroids. *Neuroreport*. 20:617, 2009.

**Altschule** M.D. et al. The use of testosterone in the treatment of depressions. *N Engl J Med*. 239:1036, 1948.

**Amaral** J.M.X. et al. Effective treatment and prevention of attempted suicide, anxiety, and aggressiveness with fluoxetine, despite proven use of androgenic anabolic steroids. *Drug Test Anal.* 13:197, 2021.

**Annitto** W.J. et al. Anabolic steroids and acute schizophrenic episode. *J Clin Psychiatry.* 41:143, 1980.

**Arvary** D. et al. Anabolic-androgenic steroids as a gateway to opioid dependence. *N Engl J Med.* 342:1532, 2000.

**Bahrke** M.S. et al. Psychological and behavioural effects of endogenous testosterone levels and anabolic-androgenic steroids among males. A review. *Sports Med.* 10:303, 1990.

**Bahrke** M.S. et al. Psychological and behavioural effects of endogenous testosterone and anabolic-androgenic steroids. An update. *Sports Med.* 22:367, 1996.

**Bates** G. et al. A systematic review investigating the behaviour change strategies in interventions to prevent misuse of anabolic steroids. *J Health Psychol.* 1359105317737607, 2017.

**Bates** G. et al. Treatments for people who use anabolic androgenic steroids: A scoping review. *Harm Reduct J.* 16:75, 2019.

**Bjork** T. et al. Eating disorders and anabolic androgenic steroids in males--similarities and differences in self-image and psychiatric symptoms. *Subst Abuse Treat Prev Policy.* 8:30, 2013.

**Bjornebekk** A. et al. Structural brain imaging of long-term anabolic-androgenic steroid users and non-using weightlifters. *Biol Psychiatry.* 82:294, 2017.

**Bond** A.J. et al. Assessment of attentional bias and mood in users and non-users of anabolic-androgenic steroids. *Drug Alcohol Depend.* 37:241, 1995.

**Brand** R. et al. Using response-time latencies to measure athletes' doping attitudes: The brief implicit attitude test identifies substance abuse in bodybuilders. *Subst Abuse Treat Prev Policy.* 9:36, 2014.

**Breuer** M.E. et al. Aggression in male rats receiving anabolic androgenic steroids: Effects of social and environmental provocation. *Horm Behav.* 40:409, 2001.

**Bronson** F.H. Effects of prolonged exposure to anabolic steroids on the behavior of male and female mice. *Pharmacol Biochem Behav.* 53:329, 1996.

**Bronson** F.H. et al. Effect of anabolic steroids on behavior and physiological characteristics of female mice. *Physiol Behav.* 59:49, 1996.

**Brower** K.J. Withdrawal from anabolic steroids. *Curr Ther Endocrinol Metab.* 5:291, 1994.

**Brower** K.J. Withdrawal from anabolic steroids. *Curr Ther Endocrinol Metab.* 6:338, 1997.

**Brower** K.J. et al. Anabolic androgenic steroids and suicide. *Am J Psychiatry.* 146:1075, 1989.

**Brower** K.J. et al. Evidence for physical and psychological dependence on anabolic androgenic steroids in eight weight lifters. *Am J Psychiatry.* 147:510, 1990.

**Chantal** Y. et al. Examining a negative halo effect to anabolic steroids users through perceived achievement goals, sportspersonship orientations, and aggressive tendencies. *Scand J Psychol.* 54:173, 2013.

**Chantal** Y. et al. Exploring the social image of anabolic steroids users through motivation, sportspersonship orientations and aggression. *Scand J Med Sci Sports.* 19:228, 2009.

**Chicco** A.J. et al. "Roid-rage" at the cellular level: Abolition of endogenous cardioprotection by anabolic steroids reveals new links between the RAAS and cardiac KATP channels : Editorial to: "At1 and aldosterone receptors blockade prevents the chronic effect of nandrolone on the exercise-induced cardioprotection in perfused rat heart subjected to ischemia and reperfusion" by S.R. Marques-Neto et al. *Cardiovasc Drugs Ther.* 28:113, 2014.

**Choi** P.Y. et al. Violence toward women and illicit androgenic-anabolic steroid use. *Ann Clin Psychiatry.* 6:21, 1994.

**Clark** A.S. et al. Anabolic-androgenic steroids and aggression in castrated male rats. *Physiol Behav.* 56:1107, 1994.

**Clark** A.S. et al. Behavioral and physiological responses to anabolic-androgenic steroids. *Neurosci Biobehav Rev.* 27:413, 2003.

**Clark** A.S. et al. Anabolic-androgenic steroids and brain reward. *Pharmacol Biochem Behav.* 53:741, 1996.

**Cooper** C.J. et al. Psychiatric disturbances in users of anabolic steroids. *S Afr Med J.* 84:509, 1994.

**Cooper** C.J. et al. A high prevalence of abnormal personality traits in chronic users of anabolic-androgenic steroids. *Br J Sports Med.* 30:246, 1996.

**Cooper** S.E. et al. Testosterone enhances risk tolerance without altering motor impulsivity in male rats. *Psychoneuroendocrinology.* 40:201, 2014.

**Corrigan** B. Anabolic steroids and the mind. *Med J Aust.* 165:222, 1996.

**Cunningham** R.L. et al. Factors influencing aggression toward females by male rats exposed to anabolic androgenic steroids during puberty. *Horm Behav.* 51:135, 2007.

**Daly** R.C. Anabolic steroids, brain and behaviour. *Ir Med J.* 94:102, 2001.

**Dunn** M. Commentary on Lundholm et al. (2015): What came first, the steroids or the violence? *Addiction.* 110:109, 2015.

**Ellingrod** V.L. et al. The effects of anabolic steroids on driving performance as assessed by the Iowa driver simulator. *Am J Drug Alcohol Abuse.* 23:623, 1997.

**Frahm** K.A. et al. Effects of anabolic androgenic steroids and social subjugation on behavior and neurochemistry in male rats. *Pharmacol Biochem Behav.* 97:416, 2011.

**Gettler** L.T. et al. Are testosterone levels and depression risk linked based on partnering and parenting? Evidence from a large population-representative study of u.S. Men and women. *Soc Sci Med.* 163:157, 2016.

**Gonzalez**-Marti I. et al. Muscle dysmorphia: Detection of the use-abuse of anabolic androgenic steroids in a Spanish sample. *Adicciones.* 30:243, 2018.

**Griffiths** S. et al. Pornography use in sexual minority males: Associations with body dissatisfaction, eating disorder symptoms, thoughts about using anabolic steroids and quality of life. *Aust N Z J Psychiatry.* 52:339, 2018.

**Griffiths** S. et al. The contribution of social media to body dissatisfaction, eating disorder symptoms, and anabolic steroid use among sexual minority men. *Cyberpsychol Behav Soc Netw.* 21:149, 2018.

**Gronbladh** A. et al. The neurobiology and addiction potential of anabolic androgenic steroids and the effects of growth hormone. *Brain Res Bull.* 126:127, 2016.

**Gruber** A.J. et al. Compulsive weightlifting and anabolic drug abuse among women rape victims. *Compr Psychiatry.* 40:273, 1999.

**Gruber** A.J. et al. Psychiatric and medical effects of anabolic-androgenic steroid use in women. *Psychother Psychosom.* 69:19, 2000.

**Hallberg** M. et al. Anabolic-androgenic steroids affect the content of substance p and substance p(1-7) in the rat brain. *Peptides.* 21:845, 2000.

**Hallgren** M. et al. Anti-social behaviors associated

with anabolic-androgenic steroid use among male adolescents. *Eur Addict Res.* 21:321, 2015.

Hauger L.E. et al. Structural brain characteristics of anabolic-androgenic steroid dependence in men. *Addiction.* 114:1405, 2019.

Hauger L.E. et al. Structural brain characteristics of anabolic-androgenic steroid dependence in men. *Addiction.* 114:1405, 2019.

Henderson L.P. et al. Anabolic androgenic steroids and forebrain gabaergic transmission. *Neuroscience.* 138:793, 2006.

Hildebrandt T. et al. Defining the construct of synthetic androgen intoxication: An application of general brain arousal. *Front Psychol.* 9:390, 2018.

Ip E.J. et al. Polypharmacy, infectious diseases, sexual behavior, and psychophysical health among anabolic steroid-using homosexual and heterosexual gym patrons in san Francisco's Castro district. *Subst Use Misuse.* 52:959, 2017.

Iriart J.A. et al. Body cult and use of anabolic steroids by bodybuilders. *Cad Saude Publica.* 25:773, 2009.

Isaacson R.L. Non-linear effects in the retention of an avoidance task induced by anabolic steroids. *Eur J Pharmacol.* 405:177, 2000.

Isacsson G. Do anabolic steroids induce violence? *Lakartidningen.* 92:2083, 1995.

Isacsson G. et al. Can anabolic steroids cause personality changes? *Nord Med.* 108:180, 1993.

Isacsson G. et al. Anabolic steroids and violent crime--an epidemiological study at a jail in Stockholm, Sweden. *Compr Psychiatry.* 39:203, 1998.

Jacka B. et al. Health care engagement behaviors of men who use performance- and image-enhancing drugs in Australia. *Subst Abus.* 41:139, 2020.

**Jasuja** G.K. et al. Patterns of testosterone prescription overuse. *Curr Opin Endocrinol Diabetes Obes.* 24:240, 2017.

**Johansson** P. et al. Anabolic androgenic steroids affects alcohol intake, defensive behaviors and brain opioid peptides in the rat. *Pharmacol Biochem Behav.* 67:271, 2000.

**Johansson** P. et al. Anabolic androgenic steroids increase beta-endorphin levels in the ventral tegmental area in the male rat brain. *Neurosci Res.* 27:185, 1997.

**Joksimovic** J. et al. Exercise attenuates anabolic steroids-induced anxiety via hippocampal NPY and mc4 receptor in rats. *Front Neurosci.* 13:172, 2019.

**Jorge-Rivera** J.C. et al. Anabolic steroids induce region- and subunit-specific rapid modulation of GABA(a) receptor-mediated currents in the rat forebrain. *J Neurophysiol.* 83:3299, 2000.

**Kanayama** G. et al. Body image and attitudes toward male roles in anabolic-androgenic steroid users. *Am J Psychiatry.* 163:697, 2006.

**Kanayama** G. et al. Anabolic-androgenic steroid dependence: An emerging disorder. *Addiction.* 104:1966, 2009.

**Kanayama** G. et al. Treatment of anabolic-androgenic steroid dependence: Emerging evidence and its implications. *Drug Alcohol Depend.* 109:6, 2010.

**Kanayama** G. et al. Past anabolic-androgenic steroid use among men admitted for substance abuse treatment: An underrecognized problem? *J Clin Psychiatry.* 64:156, 2003.

**Kanayama** G. et al. Features of men with anabolic-androgenic steroid dependence: A comparison with non-dependent AAS users and with AAS nonusers. *Drug Alcohol Depend.* 102:130, 2009.

**Kanayama** G. et al. Cognitive deficits in long-term

anabolic-androgenic steroid users. *Drug Alcohol Depend.* 130:208, 2013.

**Kanayama** G. et al. Associations of anabolic-androgenic steroid use with other behavioral disorders: An analysis using directed acyclic graphs. *Psychol Med.* 48:2601, 2018.

**Katz** D.L. et al. Anabolic-androgenic steroid-induced mental status changes. *NIDA Res Monogr.* 102:215, 1990.

**Kaufman** M.J. et al. Brain and cognition abnormalities in long-term anabolic-androgenic steroid users. *Drug Alcohol Depend.* 152:47, 2015.

**Khoodoruth** M.A.S. et al. Anabolic steroids-induced delirium: A case report. *Medicine.* 99: e21639, 2020.

**Kindlundh** A.M. et al. Adolescent use of anabolic-androgenic steroids and relations to self-reports of social, personality and health aspects. *Eur J Public Health.* 11:322, 2001.

**Klotz** F. et al. Criminality among individuals testing positive for the presence of anabolic androgenic steroids. *Arch Gen Psychiatry.* 63:1274, 2006.

**Klotz** F. et al. Violent crime and substance abuse: A medico-legal comparison between deceased users of anabolic androgenic steroids and abusers of illicit drugs. *Forensic Sci Int.* 173:57, 2007.

**Kouri** E.M. et al. Use of anabolic-androgenic steroids: We are talking prevalence rates. *JAMA.* 271:347, 1994.

**Lindqvist Bagge** A.S. et al. Somatic effects of AAS abuse: A 30-years follow-up study of male former power sports athletes. *J Sci Med Sport.* 20:814, 2017.

**Lood** Y. et al. Anabolic androgenic steroids in police cases in Sweden 1999-2009. *Forensic Sci Int.* 219:199, 2012.

**Lumia** A.R. et al. Impact of anabolic androgenic steroids on adolescent males. *Physiol Behav.* 100:199, 2010.

**Lundholm** L. et al. Anabolic androgenic steroids and violent offending: Confounding by polysubstance abuse among 10,365 general population men. *Addiction.* 110:100, 2015.

**Lundholm** L. et al. Use of anabolic androgenic steroids in substance abusers arrested for crime. *Drug Alcohol Depend.* 111:222, 2010.

**McGinnis** M.Y. Anabolic androgenic steroids and aggression: Studies using animal models. *Ann N Y Acad Sci.* 1036:399, 2004.

**McGinnis** M.Y. et al. Physical provocation potentiates aggression in male rats receiving anabolic androgenic steroids. *Horm Behav.* 41:101, 2002.

**McGinnis** M.Y. et al. Effects of withdrawal from anabolic androgenic steroids on aggression in adult male rats. *Physiol Behav.* 75:541, 2002.

**McIntyre** K.L. et al. Anabolic androgenic steroids induce age-, sex-, and dose-dependent changes in GABA(a) receptor subunit MRNAS in the mouse forebrain. *Neuropharmacology.* 43:634, 2002.

**Medras** M. et al. The central effects of androgenic-anabolic steroid use. *J Addict Med.* 12:184, 2018.

**Medras** M. et al. [treatment strategies of withdrawal from long-term use of anabolic-androgenic steroids]. *Pol Merkur Lekarski.* 11:535, 2001.

**Menard** C.S. et al. Up-regulation of androgen receptor immunoreactivity in the rat brain by androgenic-anabolic steroids. *Brain Res.* 622:226, 1993.

**Menard** C.S. et al. Androgenic-anabolic steroids modify beta-endorphin immunoreactivity in the rat brain. *Brain Res.* 669:255, 1995.

**Milhorn** H.T., Jr. Anabolic steroids: Another form of drug abuse. *J Miss State Med Assoc.* 32:293, 1991.

**Mills** J.D. et al. Anabolic steroids and head injury. *Neurosurgery.* 70:205, 2012.

**Morrison** T.R. et al. Vasopressin differentially modulates aggression and anxiety in adolescent hamsters administered anabolic steroids. *Horm Behav.* 86:55, 2016.

**Morton** R. et al. Psychiatric effects of anabolic steroids after burn injuries. *Psychosomatics.* 41:66, 2000.

**Murray** S.B. et al. Anabolic steroid use and body image psychopathology in men: Delineating between appearance- versus performance-driven motivations. *Drug Alcohol Depend.* 165:198, 2016.

**Nagata** J.M. et al. Predictors of muscularity-oriented disordered eating behaviors in u.S. Young adults: A prospective cohort study. *Int J Eat Disord.* 2019.

**Negus** S.S. et al. Lack of evidence for opioid tolerance or dependence in rhesus monkeys following high-dose anabolic-androgenic steroid administration. *Psychoneuroendocrinology.* 26:789, 2001.

**Novaes Gomes** F.G. et al. The beneficial effects of strength exercise on hippocampal cell proliferation and apoptotic signaling is impaired by anabolic androgenic steroids. *Psychoneuroendocrinology.* 50:106, 2014.

**Nyberg** F. et al. Interactions between opioids and anabolic androgenic steroids: Implications for the development of addictive behavior. *Int Rev Neurobiol.* 102:189, 2012.

**Oberlander** J.G. et al. Estrous cycle variations in GABA(a) receptor phosphorylation enable rapid modulation by anabolic androgenic steroids in the medial preoptic area. *Neuroscience.* 226:397, 2012.

**Pagonis** T.A. et al. Psychiatric side effects induced by supraphysiological doses of combinations of anabolic steroids correlate to the severity of abuse. *Eur Psychiatry.* 21:551, 2006.

**Pagonis** T.A. et al. Psychiatric and hostility factors related to use of anabolic steroids in monozygotic twins. *Eur Psychiatry.* 21:563, 2006.

**Petersson** A. et al. Convulsions in users of anabolic androgenic steroids: Possible explanations. *J Clin Psychopharmacol.* 27:723, 2007.

**Piacentino** D. et al. Anabolic-androgenic steroid use and psychopathology in athletes.
a systematic review. *Curr Neuropharm.* 11:101, 2015.

**Pibiri** F. et al. Neurosteroids regulate mouse aggression induced by anabolic androgenic steroids. *Neuroreport.* 17:1537, 2006.

**Pope** H.G., Jr. et al. Review article: Anabolic-androgenic steroids, violence, and crime: Two cases and literature review. *Am J Addict.* 2021.

**Pope** H.G., Jr. et al. Muscle dysmorphia. An underrecognized form of body dysmorphic disorder. *Psychosomatics.* 38:548, 1997.

**Pope** H.G. et al. Risk factors for illicit anabolic-androgenic steroid use in male weightlifters: A cross-sectional cohort study. *Biol Psychiatry.* 71:254, 2012.

**Pope** H.G. et al. Anabolic steroid users' attitudes towards physicians. *Addiction.* 99:1189, 2004.

**Pope** H.G., Jr. et al. Affective and psychotic symptoms associated with anabolic steroid use. *Am J Psychiatry.* 145:487, 1988.

**Pope** H.G., Jr. et al. Homicide and near-homicide by anabolic steroid users. *J Clin Psychiatry.* 51:28, 1990.

**Pope** H.G., Jr. et al. Psychiatric and medical effects of anabolic-androgenic steroid use. A controlled study of 160 athletes. *Arch Gen Psychiatry.* 51:375, 1994.

**Pope** H.G., Jr. et al. Anorexia nervosa and "reverse

anorexia" among 108 male bodybuilders. *Compr Psychiatry.* 34:406, 1993.

**Pope** H.G. et al. A diagnostic interview module for anabolic-androgenic steroid dependence: Preliminary evidence of reliability and validity. *Exp Clin Psychopharmacol.* 18:203, 2010.

**Pope** H.G., Jr. et al. Body image disorders and abuse of anabolic-androgenic steroids among men. *JAMA.* 317:23, 2017.

**Rejeski** W.J. et al. Anabolic steroids and aggressive behavior in cynomolgus monkeys. *J Behav Med.* 11:95, 1988.

**Rejeski** W.J. et al. Anabolic-androgenic steroids: Effects on social behavior and baseline heart rate. *Health Psychol.* 9:774, 1990.

**Ricci** L.A. et al. Adolescent anabolic/androgenic steroids: Aggression and anxiety during exposure predict behavioral responding during withdrawal in Syrian hamsters (*mesocricetus auratus*). *Horm Behav.* 64:770, 2013.

**Rohman** L. The relationship between anabolic androgenic steroids and muscle dysmorphia: A review. *Eat Disord.* 17:187, 2009.

**Salas-Ramirez** K.Y. et al. Anabolic androgenic steroids differentially affect social behaviors in adolescent and adult male syrian hamsters. *Horm Behav.* 53:378, 2008.

**Salas-Ramirez** K.Y. et al. Anabolic steroids have long-lasting effects on male social behaviors. *Behav Brain Res.* 208:328, 2010.

**Sandvik** M.R. et al. Anabolic-androgenic steroid use and correlates in Norwegian adolescents. *Eur J Sport Sci.* 18:903, 2018.

**Seitz** J. et al. White matter abnormalities in long-term

anabolic-androgenic steroid users: A pilot study. *Psychiatry Res Neuroimaging*. 260:1, 2017.

**Skarberg** K. et al. Is there an association between the use of anabolic-androgenic steroids and criminality? *Eur Addict Res*. 16:213, 2010.

**Tarlo** L. et al. Anabolic steroids in chronic schizophrenia. *Br J Psychiatry*. 110:287, 1964.

**Thiblin** I. et al. Anabolic androgenic steroids and violence. *Acta Psychiatr Scand Suppl*. 125, 2002.

**Thiblin** I. et al. Anabolic androgenic steroids and suicide. *Ann Clin Psychiatry*. 11:223, 1999.

**Tricker** R. et al. The effects of supraphysiological doses of testosterone on angry behavior in healthy eugonadal men--a clinical research center study. *J Clin Endocrinol Metab*. 81:3754, 1996.

**Uzych** L. Anabolic-androgenic steroids and psychiatric-related effects: A review. *Can J Psychiatry*. 37:23, 1992.

**Wallin** K.G. et al. Anabolic-androgenic steroids and decision making: Probability and effort discounting in male rats. *Psychoneuroendocrinology*. 57:84, 2015.

**Wallin** K.G. et al. Anabolic-androgenic steroids impair set-shifting and reversal learning in male rats. *Eur Neuropsychopharmacol*. 25:583, 2015.

**Wesson** D.W. et al. Stacking anabolic androgenic steroids (AAS) during puberty in rats: A neuroendocrine and behavioral assessment. *Pharmacol Biochem Behav*. 83:410, 2006.

**Westlye** L.T. et al. Brain connectivity aberrations in anabolic-androgenic steroid users. *Neuroimage Clin*. 13:62, 2017.

**Wood** R.I. et al. 'Roid rage in rats? Testosterone effects on aggressive motivation, impulsivity and tyrosine hydroxylase. *Physiol Behav*. 110-111:6, 2013.

**Wroblewska** A.M. Androgenic--anabolic steroids and

body dysmorphia in young men. *J Psychosom Res.* 42:225, 1997.

**Yesalis** C.E. Use of steroids for self-enhancement: An epidemiologic/societal perspective. *AIDS Read.* 11:157, 2001.

**Yesalis** C.E. Use of steroids for self-enhancement: An epidemiologic/societal perspective. *AIDS Read.* 11:157, 2001.

**Yesalis** C.E. et al. Indications of psychological dependence among anabolic-androgenic steroid abusers. *NIDA Res Monogr.* 102:196, 1990.

## EFECTOS VASCULARES DE LOS ESTEROIDES ANABÓLICOS

**Alaraj** A.M. et al. Spontaneous subdural haematoma in anabolic steroids dependent weightlifters: Reports of two cases and review of literature. *Acta Neurochir .* 147:85, 2005.

**Alves** M.J. et al. Abnormal neurovascular control in anabolic androgenic steroids users. *Med Sci Sports Exerc.* 42:865, 2010.

**Ansell** J.E. et al. Coagulation abnormalities associated with the use of anabolic steroids. *Am Heart J.* 125:367, 1993.

**Argalious** M.Y. et al. Association of testosterone replacement therapy and the incidence of a composite of postoperative in-hospital mortality and cardiovascular events in men undergoing cardiac surgery. *Anesth Analg.* 130:890, 2020.

**Brennan** R. et al. "Blood letting"-self-phlebotomy in injecting anabolic-androgenic steroids within performance and image enhancing drug (pied) culture. *Int J*

*Drug Policy.* 55:47, 2018.

**Chang** S. et al. Anabolic androgenic steroid abuse: The effects on thrombosis risk, coagulation, and fibrinolysis. *Semin Thromb Hemost.* 44:734, 2018.

**Choe** H. et al. Inherited antithrombin deficiency and anabolic steroids: A risky combination. *Blood Coagul Fibrinolysis.* 27:717, 2016.

**D'Ascenzo** S. et al. Detrimental effects of anabolic steroids on human endothelial cells. *Toxicol Lett.* 169:129, 2007.

**Duarte** L. et al. The erythropoietic effects of anabolic steroids. *Proc Soc Exp Biol Med.* 125:1030, 1967.

**Ebenbichler** C.F. et al. Flow-mediated, endothelium-dependent vasodilatation is impaired in male body builders taking anabolic-androgenic steroids. *Atherosclerosis.* 158:483, 2001.

**Falkenberg** M. et al. Peripheral arterial thrombosis in two young men using anabolic steroids. *Eur J Vasc Endovasc Surg.* 13:223, 1997.

**Faludi** G. et al. Anabolic steroids in muscular, neurologic and hematologic disorders. *J Am Med Womens Assoc.* 23:346, 1968.

**Ferenchick** G.S. et al. Anabolic-androgenic steroid abuse in weightlifters: Evidence for activation of the hemostatic system. *Am J Hematol.* 49:282, 1995.

**Frankle** M.A. et al. Anabolic androgenic steroids and a stroke in an athlete: Case report. *Arch Phys Med Rehabil.* 69:632, 1988.

**Gagliano-Juca** T. et al. Differential effects of testosterone on peripheral neutrophils, monocytes and platelets in men: Findings from two trials. *Andrology.* 8:1324-1331, 2020.

**Glueck** C.J. et al. Testosterone therapy, thrombophilia,

venous thromboembolism, and thrombotic events. *J Clin Med.* 8: 2018.

**Grace** F. et al. Blood pressure and rate pressure product response in males using high-dose anabolic androgenic steroids (AAS). *J Sci Med Sport.* 6:307, 2003.

**Green** D.J. et al. Anabolic steroids and vascular responses. *Lancet.* 342:863, 1993.

**Gunes** Y. et al. Myocardial infarction with intracoronary thrombus induced by anabolic steroids. *Anadolu Kardiyol Derg.* 4:357, 2004.

**Harston** G.W. et al. Lacunar infarction associated with anabolic steroids and polycythemia: A case report. *Case Rep Neurol.* 6:34, 2014.

**Hashmi** A. et al. Superior sagittal venous sinus thrombosis in a patient with illicit testosterone use. *Cureus.* 11:e5491, 2019.

**Hassan** A.F. et al. Effect of exercise training and anabolic androgenic steroids on hemodynamics, glycogen content, angiogenesis and apoptosis of cardiac muscle in adult male rats. *Int J Health Sci (Qassim).* 7:47, 2013.

**Hernandez-Guerra** A.I. et al. Sudden cardiac death in anabolic androgenic steroids abuse: Case report and literature review. *Forensic Sci Res.* 4:267, 2019.

**Hinterberger** W. et al. Anabolic steroids and blood cell production. *Wien Med Wochenschr.* 143:380, 1993.

**Houghton** D.E. et al. Testosterone therapy and venous thromboembolism: A systematic review and meta-analysis. *Thromb Res.* 172:94, 2018.

**Howard** C.W. et al. Anabolic steroids and anticoagulants. *Br Med J.* 1:1659, 1977.

**Janjic** M.M. et al. Anabolic-androgenic steroids induce apoptosis and $NOS_2$ (nitric-oxide synthase $_2$) in adult rat Leydig cells following in vivo exposure. *Reprod Toxicol.* 34:686, 2012.

**Juhl** S. et al. Concomitant arterial and venous thrombosis in a body builder with severe hyperhomocysteinemia and abuse of anabolic steroids. *Ugeskr Laeger.* 166:3508, 2004.

**Junior** J. et al. Androgenic-anabolic steroids inhibited post-exercise hypotension: A case control study. *Braz J Phys Ther.* 22:77, 2018.

**Karhunen** M.K. et al. Anabolic steroids alter the haemodynamic effects of endurance training and deconditioning in rats. *Acta Physiol Scand.* 133:297, 1988.

**Lepori** M. et al. The popliteal-artery entrapment syndrome in a patient using anabolic steroids. *N Engl J Med.* 346:1254, 2002.

**Li** H. et al. Association between use of exogenous testosterone therapy and risk of venous thrombotic events among exogenous testosterone treated and untreated men with hypogonadism. *J Urol.* 195:1065, 2016.

**Liljeqvist** S. et al. Pulmonary embolism associated with the use of anabolic steroids. *Eur J Intern Med.* 19:214, 2008.

**Low** M.S. et al. Anabolic androgenic steroids, an easily forgotten cause of polycythaemia and cerebral infarction. *Intern Med J.* 46:497, 2016.

**Lowe** G.D. Anabolic steroids and fibrinolysis. *Wien Med Wochenschr.* 143:383, 1993.

**McCulloch** N.A. et al. Multiple arterial thromboses associated with anabolic androgenic steroids. *Clin J Sport Med.* 24:153, 2014.

**Nasseri** A. et al. Effects of resistance exercise and the use of anabolic androgenic steroids on hemodynamic characteristics and muscle damage markers in bodybuilders. *J Sports Med Phys Fitness.* 56:1041, 2016.

**Porello** R.A. et al. Neurovascular response during exercise and mental stress in anabolic steroid users. *Med Sci Sports Exerc.* 50:596, 2018.

**Ramasamy** R. et al. Association between testosterone supplementation therapy and thrombotic events in elderly men. *Urology.* 86:283, 2015.

**Rasmussen** J.J. et al. Increased blood pressure and aortic stiffness among abusers of anabolic androgenic steroids: Potential effect of suppressed natriuretic peptides in plasma? *J Hypertens.* 36:277, 2018.

**Riebe** D. et al. The blood pressure response to exercise in anabolic steroid users. *Med Sci Sports Exerc.* 24:633, 1992.

**Rocha** F.L. et al. Anabolic steroids induce cardiac renin-angiotensin system and impair the beneficial effects of aerobic training in rats. *Am J Physiol Heart Circ Physiol.* 293:H3575, 2007.

**Rosca** A.E. et al. Influence of chronic administration of anabolic androgenic steroids and taurine on haemostasis profile in rats: A thrombelastographic study. *Blood Coagul Fibrinolysis.* 24:256, 2013.

**Rosca** A.E. et al. Impact of chronic administration of anabolic androgenic steroids and taurine on blood pressure in rats. *Braz J Med Biol Res.* 49:e5116, 2016.

**Schumacher** J. et al. Large hepatic hematoma and intraabdominal hemorrhage associated with abuse of anabolic steroids. *N Engl J Med.* 340:1123, 1999.

**Shimada** Y. et al. Cerebral infarction in a young man using high-dose anabolic steroids. *J Stroke Cerebrovasc Dis.* 21:906 e9, 2012.

**Shores** M.M. Testosterone treatment and cardiovascular events in prescription database studies. *Asian J Androl.* 20:138, 2018.

**Stergiopoulos** K. et al. Anabolic steroids, acute myocardial infarction and polycythemia: A case report and review of the literature. *Vasc Health Risk Manag.* 4:1475, 2008.

**Tsatsakis** A. et al. A mechanistic and pathophysiological approach for stroke associated with drugs of abuse. *J Clin Med.* 8:2019.

## LOS ESTEROIDES ANABÓLICOS Y EL CANCER

**Abbasnezhad** A. et al. The effects of anabolic-androgenic steroids on DNA damage in bodybuilders' blood lymphocytes. Biomarkers. 1, 2021.

**Arakawa** K. Clinical studies on the effect of anabolic steroids in the therapy of cervix cancer. 1. Effect on protein metabolism in extensive pannysterectomy. *Nihon Naibunpi Gakkai Zasshi.* 43:795, 1967.

**Basile** J.R. et al. Supraphysiological doses of performance enhancing anabolic-androgenic steroids exert direct toxic effects on neuron-like cells. *Front Cell Neurosci.* 7:69, 2013.

**Becker** C. et al. Changes in the MIKRNA profile under the influence of anabolic steroids in bovine liver. *Analyst.* 136:1204, 2011.

**Bronson** F.H. et al. Exposure to anabolic-androgenic steroids shortens life span of male mice. *Med Sci Sports Exerc.* 29:615, 1997.

**Cazorla-Saravia** P. et al. Is it the creatine or the anabolic androgenic steroids? Need for assessing the steroids role in testicular cancer. *Br J Cancer.* 113:1638, 2015.

**Chan** Y.X. et al. Lower circulating androgens are associated with overall cancer risk and prostate cancer risk in men aged 25-84 years from the Busselton health study. *Horm Cancer.* 9:391, 2018.

**Creagh** T.M. et al. Hepatic tumours induced by anabolic steroids in an athlete. *J Clin Pathol.* 41:441, 1988.

**Daneshmend** T.K. et al. Hepatic angiosarcoma associated with androgenic-anabolic steroids. *Lancet.* 2:1249, 1979.

**Debruyne** F.M. et al. Testosterone treatment is not associated with increased risk of prostate cancer or worsening of lower urinary tract symptoms: Prostate health outcomes in the registry of hypogonadism in men. *BJU Int.* 119:216, 2017.

**Edis** A.J. et al. Anabolic steroids and colonic cancer. *Med J Aust.* 142:426, 1985.

**Eisenberg** M.L. Testosterone replacement therapy and prostate cancer incidence. *World J Mens Health.* 33:125, 2015.

**Eliakim** A. et al. A case study of virilizing adrenal tumor in an adolescent female elite tennis player--insight into the use of anabolic steroids in young athletes. *J Strength Cond Res.* 25:46, z~.

**Falk** H. et al. Hepatic angiosarcoma associated with androgenic-anabolic steroids. *Lancet.* 2:1120, 1979.

**Frey** H. Liver cancer following use of anabolic steroids? *Tidsskr Nor Laegeforen.* 93:2499, 1973.

**Garcia-Horton** A. et al. Anabolic steroids in myelodysplastic syndromes: A systematic review. *Leuk Res.* 94:106370, 2020.

**Goldman** B. Liver carcinoma in an athlete taking anabolic steroids. *J Am Osteopath Assoc.* 85:56, 1985.

**Hickson** R.C. et al. Adverse effects of anabolic steroids. *Med Toxicol Adverse Drug Exp.* 4:254, 1989.

**Hupperets** P. et al. A retrospective study of the effect of anabolic steroids on the dyshaematopoietic syndrome (preleukaemic syndrome). *Neth J Med.* 26:181, 1983.

**Ishak** K.G. Hepatic neoplasms associated with contraceptive and anabolic steroids. *Recent Results Cancer Res.* 66:73, 1979.

**Ishak** K.G. Hepatic lesions caused by anabolic and contraceptive steroids. *Semin Liver Dis.* 1:116, 1981.

**Johnson** F.L. The association of oral androgenic-anabolic steroids and life-threatening disease. *Med Sci Sports.* 7:284, 1975.

**Lovisetto** P. et al. Features of liver damage caused by 17-alpha-alkyl-substituted anabolic steroids. *Minerva Med.* 70:769, 1979.

**Modlinski** R. et al. The effect of anabolic steroids on the gastrointestinal system, kidneys, and adrenal glands. *Curr Sports Med Rep.* 5:104, 2006.

**Rawbone** R.G. et al. Anabolic steroids and bone marrow toxicity during therapy with methotrexate. *Br J Cancer.* 26:395, 1972.

**Rigberg** S.V. et al. Potential roles of androgens and the anabolic steroids in the treatment of cancer - a review. *J Med.* 6:271, 1975.

**Salerno** M. et al. Anabolic androgenic steroids and carcinogenicity focusing on Leydig cell: A literature review. *Oncotarget.* 9:19415, 2018.

**Schultzel** M.M. et al. Bilateral deltoid myositis ossificans in a weightlifter using anabolic steroids. *Orthopedics.* 37:e844, 2014.

**Soe** K.L. et al. Liver pathology associated with the use of anabolic-androgenic steroids. *Liver.* 12:73, 1992.

**Soe** K.L. et al. Liver pathology associated with anabolic androgenic steroids. *Ugeskr Laeger.* 156:2585, 1994.

**Souza** L.D. et al. Micronucleus as biomarkers of cancer

risk in anabolic androgenic steroids users. *Hum Exp Toxicol.* 36:302, 2017.

**Stang-Voss** C. et al. Structural alterations of liver parenchyma induced by anabolic steroids. *Int J Sports Med.* 2:101, 1981.

**Syed** S.P. et al. Anabolic steroids causing growth of benign tumors: Androgen receptor in angiolipomas. *J Am Acad Dermatol.* 57:899, 2007.

**Tentori** L. et al. Doping with growth hormone/IGF-1, anabolic steroids or erythropoietin: Is there a cancer risk? *Pharmacol Res.* 55:359, 2007.

## ESTEROIDES ANABÓLICOS Y ENFERMEDADES

**Adachi** M. et al. Effect of anabolic steroids on osteoporosis. *Clin Calcium.* 18:1451, 2008.

**Adair** F.E. Testosterone in the treatment of breast carcinoma. *Med Clin North Am.* 32:18, 1948.

**Adair** F.E. et al. The use of testosterone propionate in the treatment of advanced carcinoma of the breast. *Ann Surg.* 123:1023, 1946.

**Adami** S. et al. Anabolic steroids in corticosteroid-induced osteoporosis. *Wien Med Wochenschr.* 143:395, 1993.

**Albarosa** U. et al. On the anabolic effects of synthetic steroids in the repair of fractures. *Riforma Med.* 78:1034, 1964.

**Algeri** R. et al. High doses of anabolic steroids in collateral therapy of malignant neoplasms. Results with 19-norandrostenolone undecylate. *Clin Ter.* 85:505, 1978.

**Amadei** A. Effect of testosterone propionate on the healing process of fractures; experimental investigation. *Folia Endocrinol Mens Incretologia Incretoterapia.* 3:697, 1950.

**Aparicio** V.A. et al. Effects of the dietary amount and source of protein, resistance training and anabolic-androgenic steroids on body weight and lipid profile of rats. *Nutr Hosp.* 28:127, 2013.

**Badalian** L.O. et al. Treatment problems using anabolic steroids in progressive muscular dystrophy. *Klin Med.* 62:23, 1984.

**Beatty** D.C. et al. The combination of anabolic steroids and corticosteroids in the treatment of rheumatoid arthritis. *Proc R Soc Med.* 57:671, 1964.

**Beiner** J.M. et al. The effect of anabolic steroids and corticosteroids on healing of muscle contusion injury. *Am J Sports Med.* 27:2, 1999.

**Berger** J.R. et al. Effect of anabolic steroids on HIV-related wasting myopathy. *South Med J.* 86:865, 1993.

**Brennan** R. et al. "Blood letting"-self-phlebotomy in injecting anabolic-androgenic steroids within performance and image enhancing drug culture. *Int J Drug Policy.* 55:47, 2018.

**Brodsky** I. The role of androgens and anabolic steroids in the treatment of cancer. *Semin Drug Treat.* 3:15, 1973.

**Caccialanza** P. et al. Anabolic steroids in the cicatrization of experimental cutaneous wounds in man. *Minerva Med.* 52:372, 1961.

**Calabrese** L.H. et al. The effects of anabolic steroids and strength training on the human immune response. *Med Sci Sports Exerc.* 21:386, 1989.

**Chan** Y.X. et al. Lower circulating androgens are associated with overall cancer risk and prostate cancer risk in men aged 25-84 years from the Busselton Health Study. *Horm Cancer.* 9:391, 2018.

**Chatterjee** K. Neuralgic amyotrophy treated with anabolic steroids. *J Indian Med Assoc.* 42:385, 1964.

**Chen** J.F. et al. Androgens and androgen receptor actions on bone health and disease: From androgen deficiency to androgen therapy. *Cells.* 8:2019.

**Choi** S.M. et al. Comparative safety evaluation of selective androgen receptor modulators and anabolic androgenic steroids. *Expert Opin Drug Saf.* 14:1773, 2015.

**Creutzberg** E.C. et al. A role for anabolic steroids in the rehabilitation of patients with COPD? A double-blind, placebo-controlled, randomized trial. *Chest.* 124:1733, 2003.

**Dmitriev** V.B. et al. Role of anabolic steroids in the treatment of gunshot fractures. *Voen Med Zh.* 6:28, 1973.

**Dobs** A.S. Is there a role for androgenic anabolic steroids in medical practice? *JAMA.* 281:1326, 1999.

**Dos Santos** M.R. et al. Effect of exercise training and testosterone replacement on skeletal muscle wasting in patients with heart failure with testosterone deficiency. *Mayo Clin Proc.* 91:575, 2016.

**Endoh** M. et al. Prophylactic treatment of hereditary angioneurotic edema with anabolic steroids. *Tokai J Exp Clin Med.* 5:59, 1980.

**Falqueto** H. et al. Can conditions of skeletal muscle loss be improved by combining exercise with anabolic-androgenic steroids? A systematic review and meta-analysis of testosterone-based interventions. *Rev Endocr Metab Disord.* 22:161, 2021.

**Farooqi** V. et al. Anabolic steroids for rehabilitation after hip fracture in older people. *Sao Paulo Med J.* 134:467, 2016.

**Farooqi** V. et al. Anabolic steroids for rehabilitation

after hip fracture in older people. *Cochrane Database Syst Rev.* CD008887, 2014.

**Ferreira** I.M. et al. The influence of 6 months of oral anabolic steroids on body mass and respiratory muscles in undernourished COPD patients. *Chest.* 114:19, 1998.

**Fillo** J. et al. The effect of long term testosterone replacement therapy on bone mineral density. *Bratisl Lek Listy.* 120:291, 2019.

**Fiore** C.E. et al. The effects of muscle-building exercise on forearm bone mineral content and osteoblast activity in drug-free and anabolic steroids self-administering young men. *Bone Miner.* 13:77, 1991.

**Fruehan** A.E. et al. Current status of anabolic steroids. *JAMA.* 184:527, 1963.

**Gagliano-Juca** T. et al. Testosterone replacement therapy and cardiovascular risk. *Nat Rev Cardiol.* 2019.

**Gale** R.P. Aplastic anaemia treated with anabolic steroids. *Br J Haematol.* 43:483, 1979.

**Garcia-Esperon** C. et al. Ingestion of anabolic steroids and ischaemic stroke. A clinical case report and review of the literature. *Rev Neurol.* 56:327, 2013.

**Gerber** C. et al. Anabolic steroids reduce muscle degeneration associated with rotator cuff tendon release in sheep. *Am J Sports Med.* 43:2393, 2015.

**Gerber** C. et al. Anabolic steroids reduce muscle damage caused by rotator cuff tendon release in an experimental study in rabbits. *J Bone Joint Surg Am.* 93:2189, 2011.

**Gerber** C. et al. Rotator cuff muscles lose responsiveness to anabolic steroids after tendon tear and musculotendinous retraction: An experimental study in sheep. *Am J Sports Med.* 40:2454, 2012.

**Ghizoni** M.F. et al. The anabolic steroid nandrolone

enhances motor and sensory functional recovery in rat median nerve repair with long interpositional nerve grafts. *Neurorehabil Neural Repair.* 27:269, 2013.

**Gullett** N.P. et al. Update on clinical trials of growth factors and anabolic steroids in cachexia and wasting. *Am J Clin Nutr.* 91:1143S, 2010.

**Gunes** A.T. et al. Hormones: Androgens, antiandrogens, anabolic steroids, estrogens--unapproved uses or indications. *Clin Dermatol.* 18:55, 2000.

**Guzzoni** V. et al. Tendon remodeling in response to resistance training, anabolic androgenic steroids and aging. *Cells.* 7:2018.

**Haeger** K. Hydrogenated ergotamine alkaloids and anabolic steroids in the treatment of leg ulcers. *Lakartidningen.* 63:641, 1966.

**Haeger** K. Effects of anabolic steroids in the long-term treatment of ischaemic leg ulcers. *Zentralbl Phlebol.* 7:248, 1968.

**Haeusler** G. et al. Growth hormone in combination with anabolic steroids in patients with turner syndrome: Effect on bone maturation and final height. *Acta Paediatr.* 85:1408, 1996.

**Hakansson** A. et al. Anabolic androgenic steroids in the general population: User characteristics and associations with substance use. *Eur Addict Res.* 18:83, 2012.

**Hausmann** D.F. et al. Anabolic steroids in polytrauma patients. Influence on renal nitrogen and amino acid losses: A double-blind study. *JPEN J Parenter Enteral Nutr.* 14:111, 1990.

**Hedstrom** M. et al. Positive effects of anabolic steroids, vitamin d and calcium on muscle mass, bone mineral density and clinical function after a hip fracture. A randomised study of 63 women. *J Bone Joint Surg Br.* 84:497, 2002.

**Hohmann** E. et al. Anabolic steroids after total knee arthroplasty. A double blinded prospective pilot study. *J Orthop Surg Res.* 5:93, 2010.

**Hughes** T.K. et al. Modulation of immune responses by anabolic androgenic steroids. *Int J Immunopharmacol.* 17:857, 1995.

**Hulsbaek** S. et al. Feasibility and preliminary effect of anabolic steroids in addition to strength training and nutritional supplement in rehabilitation of patients with hip fracture: A randomized controlled pilot trial (HIP-SAP1 trial). *BMC Geriatr.* 21:323, 2021.

**Hulsbaek** S. et al. Preliminary effect and feasibility of physiotherapy with strength training and protein-rich nutritional supplement in combination with anabolic steroids in cross-continuum rehabilitation of patients with hip fracture: Protocol for a blinded randomized controlled pilot trial (HIP-SAP1 trial). *Trials.* 20:763, 2019.

**Iashchenko** B.P. et al. Anabolic steroids in the overall treatment of pulmonary tuberculosis in the middle-aged and elderly. *Probl Tuberk.* 26, 1980.

**Ip** E.J. et al. Women and anabolic steroids: An analysis of a dozen users. *Clin J Sport Med.* 20:475, 2010.

**Ip** E.J. et al. The anabolic 500 survey: Characteristics of male users versus nonusers of anabolic-androgenic steroids for strength training. *Pharmacotherapy.* 31:757, 2011.

**Isaacs** J. et al. The use of anabolic steroids as a strategy in reversing denervation atrophy after delayed nerve repair. *Hand.* 6:142, 2011.

**Ishihara** H. et al. Acceleration of regeneration of mucosa in small intestine damaged by ionizing radiation using anabolic steroids. *Radiat Res.* 175:367, 2011.

**Johns** K. et al. Anabolic steroids for the treatment of

weight loss in HIV-infected individuals. *Cochrane Database Syst Rev.* CD005483, 2005.

**Jones** I.A. et al. Anabolic steroids and tendons: A review of their mechanical, structural, and biologic effects. *J Orthop Res.* 36:2830, 2018.

**Joss** E.E. Anabolic steroids in girls with Turner's syndrome. *Acta Paediatr Scand Suppl.* 343:38, 1988.

**Karpakka** J.A. et al. The effects of anabolic steroids on collagen synthesis in rat skeletal muscle and tendon. A preliminary report. *Am J Sports Med.* 20:262, 1992.

**Kim** C.S. et al. The effect of anabolic steroids on ameliorating the adverse effects of chronic corticosteroids on intestinal anastomotic healing in rabbits. *Surg Gynecol Obstet.* 176:73, 1993.

**Kovac** J.R. et al. A positive role for anabolic androgenic steroids: Preventing metabolic syndrome and type 2 diabetes mellitus. *Fertil Steril.* 102:e5, 2014.

**Laurent** M.R. et al. Age-related bone loss and sarcopenia in men. *Maturitas.* 122:51, 2019.

**Marcocci** C. et al. Fluoride and anabolic steroids in the treatment of glucocorticoid-induced osteoporosis. *Front Horm Res.* 30:165, 2002.

**Metcalfe** D. et al. Anabolic steroids in patients undergoing total knee arthroplasty. *BMJ Open.* 2:2012.

**Morton** R. et al. Psychiatric effects of anabolic steroids after burn injuries. *Psychosomatics.* 41:66, 2000.

**Mulligan** K. et al. Anabolic treatment with GH, IGF-1, or anabolic steroids in patients with HIV-associated wasting. *Int J Cardiol.* 85:151, 2002.

**Naing** C. et al. Anabolic steroids for treating pressure ulcers. *Cochrane Database Syst Rev.* 6:CD011375, 2017.

**Need** A.G. et al. Anabolic steroids in postmenopausal osteoporosis. *Wien Med Wochenschr.* 143:392, 1993.

**Ohlsson** C. et al. High serum testosterone is associated with reduced risk of cardiovascular events in elderly men. The MROS (osteoporotic fractures in men) study in Sweden. *J Am Coll Cardiol.* 58:1674, 2011.

**Pagonis** T.A. et al. Multivitamins and phospholipids complex protects the hepatic cells from androgenic-anabolic-steroids-induced toxicity. *Clin Toxicol.* 46:57, 2008.

**Pan** L. et al. Effects of anabolic steroids on chronic obstructive pulmonary disease: A meta-analysis of randomised controlled trials. *PLoS One.* 9:e84855, 2014.

**Rigberg** S.V. et al. Potential roles of androgens and the anabolic steroids in the treatment of cancer - a review. *J Med.* 6:271, 1975.

**Salcido** R. Anabolic steroids for pressure ulcers revisited. *Adv Skin Wound Care.* 18:344, 2005.

**Santos** J.D.B. et al. Food-drug interaction: Anabolic steroids aggravate hepatic lipotoxicity and nonalcoholic fatty liver disease induced by trans fatty acids. *Food Chem Toxicol.* 116:360, 2018.

**Schols** A.M. et al. Physiologic effects of nutritional support and anabolic steroids in patients with chronic obstructive pulmonary disease. A placebo-controlled randomized trial. *Am J Respir Crit Care Med.* 152:1268, 1995.

**Serra** C. et al. Testosterone improves the regeneration of old and young mouse skeletal muscle. *J Gerontol A Biol Sci Med Sci.* 68:17, 2013.

**Seynnes** O.R. et al. Effect of androgenic-anabolic steroids and heavy strength training on patellar tendon morphological and mechanical properties. *J Appl Physiol (1985).* 115:84, 2013.

**Sharma** S. et al. Anabolic steroids in COPD: A review and preliminary results of a randomized trial. *Chron Respir Dis.* 5:169, 2008.

**Sun** L. et al. Anabolic steroids reduce spinal cord injury-related bone loss in rats associated with increased wnt signaling. *J Spinal Cord Med.* 36:616, 2013.

**Tabor** J. et al. Neuroendocrine whiplash: Slamming the breaks on anabolic-androgenic steroids following repetitive mild traumatic brain injury in rats may worsen outcomes. *Front Neurol.* 10:481, 2019.

**Tainter** M.L. et al. Use of anabolic steroids in rehabilitation. *J Am Osteopath Assoc.* 62:796, 1963.

**Upadhyaya** S.K. et al. Anabolic androgenic steroids in delayed diagnosis of tuberculosis. *J Pharmacol Pharmacother.* 3:345, 2012.

**Urtado** C.B. et al. Resistance training associated with the administration of anabolic-androgenic steroids improves insulin sensitivity in ovariectomized rats. *Diabetes Metab Syndr Obes.* 4:385, 2011.

**Varriale** P. et al. Acute myocardial infarction associated with anabolic steroids in a young HIV-infected patient. *Pharmacotherapy.* 19:881, 1999.

**Velema** M.S. et al. Should androgenic anabolic steroids be considered in the treatment regime of selected chronic obstructive pulmonary disease patients? *Curr Opin Pulm Med.* 18:118, 2012.

**Vergel** N. Building your body to survive: The use of anabolic steroids for HIV therapy. *Posit Aware.* 9:37, 1998.

**Walton**. Anabolic steroids and muscular dystrophy. *Neurology.* 42:1435, 1992.

**Woerdeman** J. et al. Therapeutic effects of anabolic androgenic steroids on chronic diseases associated with muscle wasting. *Expert Opin Investig Drugs.* 20:87, 2011.

# EFECTOS SECUNDARIOS GENERALES DE LOS ESTEROIDES ANABÓLICOS

**Abelenda** M. et al. Brown adipose tissue thermogenesis in testosterone-treated rats. *Acta Endocrinol.* 126:434, 1992.

**Albano** G.D. et al. Adverse effects of anabolic-androgenic steroids: A literature review. *Healthcare.* 9:2021.

**Arvary** D. et al. Anabolic-androgenic steroids as a gateway to opioid dependence. *N Engl J Med.* 342:1532, 2000.

**Baranska-Rybak** W. et al. Severe acne fulminans following low-dose isotretinoin and testosterone use. *Cutis.* 103:E20, 2019.

**Barrett** R.L. et al. Anabolic steroids and craniofacial growth in the rat. *Angle Orthod.* 63:289, 1993.

**Basaria** S. et al. Adverse events associated with testosterone administration. *N Engl J Med.* 363:109, 2010.

**Basile** J.R. et al. Supraphysiological doses of performance enhancing anabolic-androgenic steroids exert direct toxic effects on neuron-like cells. *Front Cell Neurosci.* 7:69, 2013.

**Bertozzi** G. et al. Immunodeficiency as a side effect of anabolic androgenic steroid abuse: A case of necrotizing myofasciitis. *Forensic Sci Med Pathol.* 15:616, 2019.

**Bobyleva** V. et al. Concerning the mechanism of increased thermogenesis in rats treated with dehydroepiandrosterone. *J Bioenerg Biomembr.* 25:313, 1993.

**Bonetti** A. et al. Side effects of anabolic androgenic steroids abuse. *Int J Sports Med.* 29:679, 2008.

**Bronson** F.H. et al. Exposure to anabolic-androgenic steroids shortens life span of male mice. *Med Sci Sports Exerc.* 29:615, 1997.

**Brusca** M.I. et al. Anabolic steroids affect human periodontal health and microbiota. *Clin Oral Investig.* 18:1579, 2014.

**Buttner** A. et al. Side effects of anabolic androgenic steroids: Pathological findings and structure-activity relationships. *Handb Exp Pharmacol.* 459, 2010.

**Calabrese** L.H. et al. The effects of anabolic steroids and strength training on the human immune response. *Med Sci Sports Exerc.* 21:386, 1989.

**Caraci** F. et al. Neurotoxic properties of the anabolic androgenic steroids nandrolone and methandrostenolone in primary neuronal cultures. *J Neurosci Res.* 89:592, 2011.

**Comhaire** F. Hormone replacement therapy and longevity. *Andrologia.* 48:65, 2016.

**D'Errico** S. et al. Renal heat shock proteins over-expression due to anabolic androgenic steroids abuse. *Mini Rev Med Chem.* 11:446, 2011.

**Darke** S. et al. Sudden or unnatural deaths involving anabolic-androgenic steroids. *J Forensic Sci.* 59:1025, 2014.

**Dickerman** R.D. et al. The hiccup reflex arc and persistent hiccups with high-dose anabolic steroids: Is the brainstem the steroid-responsive locus? *Clin Neuropharmacol.* 24:62, 2001.

**Dickerman** R.D. et al. Peripheral neuropathy and testosterone. *Neurotoxicology.* 18:587, 1997.

**Farzam** K. et al. Sudden death in athletes. In. *Statpearls.* Treasure Island (FL)2019.

**Feller** A.A. et al. Medical complications of anabolic steroids. *Med Health R I.* 85:338, 2002.

**Ferrandez** M.D. et al. Anabolic steroids and lymphocyte function in sedentary and exercise-trained rats. *J Steroid Biochem Mol Biol.* 59:225, 1996.

**Fortunato** R.S. et al. Abuse of anabolic steroids and its impact on thyroid function. *Arq Bras Endocrinol Metabol.* 51:1417, 2007.

**Friedl** K.E. et al. Self-treatment of gynecomastia in bodybuilders who use anabolic steroids. *Phys Sportsmed.* 17:67, 1989.

**Goldberg** L. Adverse effects of anabolic steroids. *JAMA.* 276:257, 1996.

Graham S. et al. Recent developments in the toxicology of anabolic steroids. *Drug Saf.* 5:458, 1990.

**Griffiths** S. et al. Anabolic steroids: Lots of muscle in the short-term, potentially devastating health consequences in the long-term. *Drug Alcohol Rev.* 35:375, 2016.

**Hashemi** S.J. et al. A comparative survey of serum androgenic hormones levels between male patients with dermatophytosis and normal subjects. *Jpn J Infect Dis.* 57:60, 2004.

**Henrion** R. et al. HIV contamination after injections of anabolic steroids. *Presse Med.* 21:218, 1992.

**Heydenreich** G. Testosterone and anabolic steroids and acne fulminans. *Arch Dermatol.* 125:571, 1989.

**Hickson** R.C. et al. Adverse effects of anabolic steroids. *Med Toxicol Adverse Drug Exp.* 4:254, 1989.

**Horwitz** H. et al. Health consequences of androgenic anabolic steroid use. *J Intern Med.* 285:333, 2019.

**Kara** M. et al. Determination of DNA damage and telomerase activity in stanozolol-treated rats. *Exp Ther Med.* 13:614, 2017.

**Karakida** L.M. et al. Interaction of anabolic androgenic steroids and induced tooth movement in rats. *Braz Dent J.* 28:504, 2017.

**Kibble** M.W. et al. Adverse effects of anabolic steroids in athletes. *Clin Pharm.* 6:686, 1987.

**Kimergard** A. et al. Environments, risk and health harms: A qualitative investigation into the illicit use of anabolic steroids among people using harm reduction services in the UK. *BMJ Open.* 4:e005275, 2014.

**Kiraly** C.L. et al. Effect of androgenic and anabolic steroids on the sebaceous gland in power athletes. *Acta Derm Venereol.* 67:36, 1987.

**Kiraly** C.L. et al. Effect of testosterone and anabolic steroids on the size of sebaceous glands in power athletes. *Am J Dermatopathol.* 9:515, 1987.

**Kraus** S.L. et al. The dark side of beauty: Acne fulminans induced by anabolic steroids in a male bodybuilder. *Arch Dermatol.* 148:1210, 2012.

**Lear** J.T. et al. Anabolic steroids and psoriasis exacerbation. *Br J Dermatol.* 134:809, 1996.

**Lindqvist Bagge** A.S. et al. Somatic effects of AAS abuse: A 30-years follow-up study of male former power sports athletes. *J Sci Med Sport.* 20:814, 2017.

**LoBue** S.A. et al. Recurrent herpes zoster ophthalmicus preceded by anabolic steroids and high-dose l-arginine. *Case Rep Ophthalmol Med.* 2020:8861892, 2020.

**Maravelias** C. et al. Adverse effects of anabolic steroids in athletes. A constant threat. *Toxicol Lett.* 158:167, 2005.

**Martins** R.A. et al. Chromosome damage and cytotoxicity in oral mucosa cells after 2 months of exposure to anabolic steroids (Deca Durabolin and Winstrol) in weight lifting. *Steroids.* 75:952, 2010.

**Melnik** B. et al. Abuse of anabolic-androgenic steroids and bodybuilding acne: An underestimated health problem. *J Dtsch Dermatol Ges.* 5:110, 2007.

**Merkle** T. et al. Acne conglobata-like exacerbation of acne vulgaris following administration of anabolic steroids and vitamin b complex-containing preparations. *Hautarzt*. 41:280, 1990.

**Namjoshi** D.R. et al. Chronic exposure to androgenic-anabolic steroids exacerbates axonal injury and microgliosis in the chimera mouse model of repetitive concussion. *PLoS One*. 11:e0146540, 2016.

**Orlandi** M.A. et al. Gynecomastia in two young men with histories of prolonged use of anabolic androgenic steroids. *J Ultrasound*. 13:46, 2010.

**Orlando** R. et al. Nanomolar concentrations of anabolic-androgenic steroids amplify excitotoxic neuronal death in mixed mouse cortical cultures. *Brain Res*. 1165:21, 2007.

**Pai** R. et al. Mycobacterium fortuitum skin infection as a complication of anabolic steroids: A rare case report. *Ann R Coll Surg Engl*. 95:e12, 2013.

**Park** J.A. et al. Risk factors for acne development in the first 2 years after initiating masculinizing testosterone therapy among transgender men. *J Am Acad Dermatol*. 81:617, 2019.

**Petersson** A. et al. Morbidity and mortality in patients testing positively for the presence of anabolic androgenic steroids in connection with receiving medical care. A controlled retrospective cohort study. *Drug Alcohol Depend*. 81:215, 2006.

**Petersson** A. et al. Convulsions in users of anabolic androgenic steroids: Possible explanations. *J Clin Psychopharmacol*. 27:723, 2007.

**Petersson** A. et al. Toxicological findings and manner of death in autopsied users of anabolic androgenic steroids. *Drug Alcohol Depend*. 81:241, 2006.

**Rastad** J. et al. Gluteal infection in weightlifters after injection of anabolic steroids. *Lakartidningen*. 82:3407, 1985.

**Ribas** C.R. et al. Increments in virulence of candida albicans induced by androgenic anabolic steroids. *Steroids*. 152:108501, 2019.

**Roselli** C.E. The effect of anabolic-androgenic steroids on aromatase activity and androgen receptor binding in the rat preoptic area. *Brain Res*. 792:271, 1998.

**Scott** M.J., 3rd et al. Effects of anabolic-androgenic steroids on the pilosebaceous unit. *Cutis*. 50:113, 1992.

**Scott** M.J. et al. HIV infection associated with injections of anabolic steroids. *JAMA*. 262:207, 1989.

**Solakovic** S. et al. Hidden danger of irrational abusing illegal androgenic-anabolic steroids in recreational athletes age under 35 in Bosnia & Herzegovina. *Med Arch*. 69:200, 2015.

**Strauss** R.H. et al. Side effects of anabolic steroids in weight-trained men. *Phys Sportsmed*. 11:86, 1983.

**Tabassom** A. et al. Epistaxis (nose bleed). In. *Statpearls*. Treasure Island (FL)2020.

**Thiblin** I. et al. Cause and manner of death among users of anabolic androgenic steroids. *J Forensic Sci*. 45:16, 2000.

**Tikka** T. et al. Acute unilateral sensorineural hearing loss associated with anabolic steroids and polycythaemia: Case report. *J Laryngol Otol*. 130:309, 2016.

**Torres-Bugarin** O. et al. Anabolic androgenic steroids induce micronuclei in buccal mucosa cells of bodybuilders. *Br J Sports Med*. 41:592, 2007.

**Tostes** R.C. et al. Reactive oxygen species: Players in the cardiovascular effects of testosterone. *Am J Physiol Regul Integr Comp Physiol*. 310:R1, 2016.

**Vorona** E. et al. Adverse effects of doping with anabolic androgenic steroids in competitive athletics, recreational sports and bodybuilding. *Minerva Endocrinol*. 43:476, 2018.

Wollina U. et al. Side-effects of topical androgenic and anabolic substances and steroids. A short review. *Acta Dermatovenerol Alp Pannonica Adriat.* 16:117, 2007.

Yilmaz B. et al. Endocrinology of hirsutism: From androgens to androgen excess disorders. *Front Horm Res.* 53:108, 2019.

## LOS ESTEROIDES ANABÓLICOS Y EL RIÑÓN

Acharjee B.K. et al. Enhanced hepatic and kidney cytochrome p-450 activities in nandrolone decanoate treated albino mice. *Drug Metab Lett.* 3:120, 2009.

Ahmad A. et al. Oxandrolone protects against the development of multiorgan failure, modulates the systemic inflammatory response and promotes wound healing during burn injury. *Burns.* 45:671, 2019.

Alkhunaizi A.M. et al. Acute bile nephropathy secondary to anabolic steroids. *Clin Nephrol.* 85:121, 2016.

Almukhtar S.E. et al. Acute kidney injury associated with androgenic steroids and nutritional supplements in bodybuilders. *Clin Kidney J.* 8:415, 2015.

Barton Pai A. et al. The effects of nandrolone decanoate on nutritional parameters in hemodialysis patients. *Clin Nephrol.* 58:38, 2002.

Basic-Jukic N. et al. How to prevent protein-energy wasting in patients with chronic kidney disease--position statement of the Croatian society of nephrology, dialysis and transplantation. *Acta Med Croatica.* 68:191, 2014.

Bordin D.M. et al. Understanding alterations on blood and biochemical parameters in athletes that use dietary supplements, steroids and illicit drugs. *Toxicology.* 376:75, 2017.

**Bossola** M. et al. Artificial nutritional support in chronic hemodialysis patients: A narrative review. *J Ren Nutr.* 20:213, 2010.

**Brasil** G.A. et al. Nandrolone decanoate induces cardiac and renal remodeling in female rats, without modification in physiological parameters: The role of ANP system. *Life Sci.* 137:65, 2015.

**Bronson** F.H. et al. Exposure to anabolic-androgenic steroids shortens life span of male mice. *Med Sci Sports Exerc.* 29:615, 1997.

**Brunier** G. An update on the pathogenesis, pathology and treatment of the anemia of chronic renal failure. *J CANNT.* 15, 1990.

**Comar** O.B. et al. The action of anabolic steroids in chronic renal insufficiency. *Minerva Urol.* 15:109, 1963.

**D'Errico** S. et al. Renal heat shock proteins over-expression due to anabolic androgenic steroids abuse. *Mini Rev Med Chem.* 11:446, 2011.

**Daher** E.F. et al. Acute kidney injury due to anabolic steroid and vitamin supplement abuse: Report of two cases and a literature review. *Int Urol Nephrol.* 41:717, 2009.

**Davani-Davari** D. et al. The potential effects of anabolic-androgenic steroids and growth hormone as commonly used sport supplements on the kidney: A systematic review. *BMC Nephrol.* 20:198, 2019.

**Deshmukh** N. et al. Potentially harmful advantage to athletes: A putative connection between UGT2b17 gene deletion polymorphism and renal disorders with prolonged use of anabolic androgenic steroids. *Subst Abuse Treat Prev Policy.* 5:7, 2010.

**Dieckhoff** J. et al. On the effect of anabolic metabolites on enzyme activities (LDH, MDH, GPT, GOT, ALD) in heart, liver and kidney tissues. *Z Kinderheilkd.* 90:200, 1964.

**Dontas** A.S. et al. Long-term effects of anabolic steroids on renal functions in the aged subject. *J Gerontol.* 22:268, 1967.

**Dornelles** G.L. et al. Biochemical and oxidative stress markers in the liver and kidneys of rats submitted to different protocols of anabolic steroids. *Mol Cell Biochem.* 425:181, 2017.

**El-Reshaid** W. et al. Complementary bodybuilding: A potential risk for permanent kidney disease. *Saudi J Kidney Dis Transpl.* 29:326, 2018.

**Fisler** A. et al. Bile cast nephropathy: The unknown dangers of online shopping. *Case Rep Nephrol Dial.* 8:98, 2018.

**Flachi** M. et al. FSGS collapsing variant during anabolic steroid abuse: Case report. *G Ital Nefrol.* 35:2018.

**Flores** A. et al. Severe cholestasis and bile acid nephropathy from anabolic steroids successfully treated with plasmapheresis. *ACG Case Rep J.* 3:133, 2016.

**Frankenfeld** S.P. et al. The anabolic androgenic steroid nandrolone decanoate disrupts redox homeostasis in liver, heart and kidney of male Wistar rats. *PLoS One.* 9:e102699, 2014.

**Grimmer** N.M. et al. Rhabdomyolysis secondary to clenbuterol use and exercise. *J Emerg Med.* 50:e71, 2016.

**Grogan** S. et al. Experiences of anabolic steroid use: In-depth interviews with men and women body builders. *J Health Psychol.* 11:845, 2006.

**Gullett** N.P. et al. Update on clinical trials of growth factors and anabolic steroids in cachexia and wasting. *Am J Clin Nutr.* 91:1143S, 2010.

**Habscheid** W. et al. Severe cholestasis with kidney failure from anabolic steroids in a body builder. *Dtsch Med Wochenschr.* 124:1029, 1999.

**Hausmann** D.F. et al. Anabolic steroids in polytrauma patients. Influence on renal nitrogen and amino acid losses: A double-blind study. *JPEN J Parenter Enteral Nutr.* 14:111, 1990.

**Heitzman** R.J. The absorption, distribution and excretion of anabolic agents. *J Anim Sci.* 57:233, 1983.

**Herlitz** L.C. et al. Development of focal segmental glomerulosclerosis after anabolic steroid abuse. *J Am Soc Nephrol.* 21:163, 2010.

**Hoseini** L. et al. Nandrolone decanoate increases the volume but not the length of the proximal and distal convoluted tubules of the mouse kidney. *Micron.* 40:226, 2009.

**Hudson** J.I. et al. Glomerular filtration rate and supraphysiologic-dose anabolic-androgenic steroid use: A cross-sectional cohort study. *Am J Kidney Dis.* 2020.

**Ikizler** T.A. et al. Prevention and treatment of protein energy wasting in chronic kidney disease patients: A consensus statement by the International Society of Renal Nutrition and Metabolism. *Kidney Int.* 84:1096, 2013.

**Ilhan** E. et al. Acute myocardial infarction and renal infarction in a bodybuilder using anabolic steroids. *Turk Kardiyol Dern Ars.* 38:275, 2010.

**Johansen** K.L. et al. Anabolic effects of nandrolone decanoate in patients receiving dialysis: A randomized controlled trial. *JAMA.* 281:1275, 1999.

**Johnson** C.A. Use of androgens in patients with renal failure. *Semin Dial.* 13:36, 2000.

**Jones** R.W. et al. The effects of anabolic steroids on growth, body composition, and metabolism in boys with chronic renal failure on regular hemodialysis. *J Pediatr.* 97:559, 1980.

**Kantarci** U.H. et al. Evaluation of anabolic steroid induced renal damage with sonography in bodybuilders. *J Sports Med Phys Fitness.* 58:1681, 2018.

**Kimergard** A. et al. The composition of anabolic steroids from the illicit market is largely unknown: Implications for clinical case reports. *QJM.* 107:597, 2014.

**Lindblom** J. et al. Nandrolone treatment decreases the alpha1b-adrenoceptor mrna level in rat kidney, but not the density of alpha1b-adrenoceptors in cultured mdck-d1 kidney cells. *Eur J Pharmacol.* 527:157, 2005.

**Luciano** R.L. et al. Bile acid nephropathy in a bodybuilder abusing an anabolic androgenic steroid. *Am J Kidney Dis.* 64:473, 2014.

**Malin** A. et al. Dialysis for severe rhabdomyolysis 7 days after multiple trauma. *Anaesthesist.* 61:224, 2012.

**Maravelias** C. et al. Adverse effects of anabolic steroids in athletes. A constant threat. *Toxicol Lett.* 158:167, 2005.

**Milla Castellanos** M. et al. Bile cast nephropathy associated with severe liver dysfunction caused by anabolic steroids. *Nefrologia.* 38:221, 2018.

**Modlinski** R. et al. The effect of anabolic steroids on the gastrointestinal system, kidneys, and adrenal glands. *Curr Sports Med Rep.* 5:104, 2006.

**Nieschlag** E. et al. Doping with anabolic androgenic steroids (AAS): Adverse effects on non-reproductive organs and functions. *Rev Endocr Metab Disord.* 16:199, 2015.

**Parente Filho** S.L.A. et al. Kidney disease associated with androgenic-anabolic steroids and vitamin supplements abuse: Be aware! *Nefrologia.* 2019.

**Pendergraft** W.F., 3rd et al. Nephrotoxic effects of

common and emerging drugs of abuse. *Clin J Am Soc Nephrol.* 9:1996, 2014.

**Pinto** F. et al. Doping and urologic tumors. *Urologia.* 77:92, 2010.

**Robles-Diaz** M. et al. Distinct phenotype of hepatotoxicity associated with illicit use of anabolic androgenic steroids. *Aliment Pharmacol Ther.* 41:116, 2015.

**Rosenfeld** G.A. et al. Cholestatic jaundice, acute kidney injury and acute pancreatitis secondary to the recreational use of methandrostenolone: A case report. *J Med Case Rep.* 5:138, 2011.

**Salem** N.A. et al. The impact of nandrolone decanoate abuse on experimental animal model: Hormonal and biochemical assessment. *Steroids.* 153:108526, 2019.

**Tarashande Foumani** A. et al. Oxymetholone-induced acute renal failure: A case report. *Caspian J Intern Med.* 9:410, 2018.

**Tsitsimpikou** C. et al. Nephrotoxicity in rabbits after long-term nandrolone decanoate administration. *Toxicol Lett.* 259:21, 2016.

**Turani** H. et al. Hepatic lesions in patients on anabolic androgenic therapy. *Isr J Med Sci.* 19:332, 1983.

**Uhlen** S. et al. Nandrolone treatment decreases the level of rat kidney alpha(1b)-adrenoceptors. *Naunyn Schmiedebergs Arch Pharmacol.* 368:91, 2003.

**Unai** S. et al. Caution for anabolic androgenic steroid use: A case report of multiple organ dysfunction syndrome. *Respir Care.* 58:e159, 2013.

## LOS ESTEROIDES ANABÓLICOS Y EL HÍGADO

**Bakker** K. et al. Liver lesions due to long-term use of

anabolic steroids and oral contraceptives. *Ned Tijdschr Geneeskd.* 120:2214, 1976.

**Balgoma** D. et al. Anabolic androgenic steroids exert a selective remodeling of the plasma lipidome that mirrors the decrease of the de novo lipogenesis in the liver. *Metabolomics.* 16:12, 2020.

**Boks** M.N. et al. A jaundiced bodybuilder cholestatic hepatitis as side effect of injectable anabolic-androgenic steroids. *J Sports Sci.* 35:2262, 2017.

**Booth** J. et al. The effect of anabolic steroids on drug metabolism by microsomal enzymes in rat liver. *J Pharmacol Exp Ther.* 137:374, 1962.

**Carmichael** R.H. et al. Effect of anabolic steroids on liver function tests in rabbits. *Proc Soc Exp Biol Med.* 113:1006, 1963.

**Clark** B.M. et al. Dilated cardiomyopathy and acute liver injury associated with combined use of ephedra, gamma-hydroxybutyrate, and anabolic steroids. *Pharmacotherapy.* 25:756, 2005.

**Creagh** T.M. et al. Hepatic tumours induced by anabolic steroids in an athlete. *J Clin Pathol.* 41:441, 1988.

**Dornelles** G.L. et al. Biochemical and oxidative stress markers in the liver and kidneys of rats submitted to different protocols of anabolic steroids. *Mol Cell Biochem.* 425:181, 2017.

**El Sherrif** Y. et al. Hepatotoxicity from anabolic androgenic steroids marketed as dietary supplements: Contribution from ATP8b1/AABCB11 mutations? *Liver Int.* 33:1266, 2013.

**Elsharkawy** A.M. et al. Cholestasis in young men after taking anabolic steroids. *Praxis.* 101:661, 2012.

**Falk** H. et al. Hepatic angiosarcoma associated with androgenic-anabolic steroids. *Lancet.* 2:1120, 1979.

**Giannitrapani** L. et al. Sex hormones and risk of liver tumor. *Ann N Y Acad Sci.* 1089:228, 2006.

**Goldman** B. Liver carcinoma in an athlete taking anabolic steroids. *J Am Osteopath Assoc.* 85:56, 1985.

**Gragera** R. et al. Ultrastructural changes induced by anabolic steroids in liver of trained rats. *Histol Histopathol.* 8:449, 1993.

**Hartgens** F. et al. Body composition, cardiovascular risk factors and liver function in long-term androgenic-anabolic steroids using bodybuilders three months after drug withdrawal. *Int J Sports Med.* 17:429, 1996.

**Hedstrom** M. et al. Positive effects of anabolic steroids, vitamin D and calcium on muscle mass, bone mineral density and clinical function after a hip fracture. A randomised study of 63 women. *J Bone Joint Surg Br.* 84:497, 2002.

**Ishak** K.G. Hepatic lesions caused by anabolic and contraceptive steroids. *Semin Liver Dis.* 1:116, 1981.

**Ishak** K.G. et al. Hepatotoxic effects of the anabolic/androgenic steroids. *Semin Liver Dis.* 7:230, 1987.

**Kuipers** H. et al. Influence of anabolic steroids on body composition, blood pressure, lipid profile and liver functions in body builders. *Int J Sports Med.* 12:413, 1991.

**Lax** E.R. et al. Effect of androgenic, oestrogenic, anabolic, progestational and catatoxic steroids on the kidney, adrenal and liver mass of the rat. *Z Versuchstierkd.* 26:99, 1984.

**Lenders** J.W. et al. Deleterious effects of anabolic steroids on serum lipoproteins, blood pressure, and liver function in amateur body builders. *Int J Sports Med.* 9:19, 1988.

**Luciano** R.L. et al. Bile acid nephropathy in a bodybuilder abusing an anabolic androgenic steroid. *Am J Kidney Dis.* 64:473, 2014.

**Magee** C.D. et al. Mission compromised? Drug-induced liver injury from prohormone supplements containing anabolic-androgenic steroids in two deployed u.S. Service members. *Mil Med.* 181:e1169, 2016.

**Marcacuzco Quinto** A.A. et al. Spontaneous hepatic rupture associated with the use of anabolic steroids. *Cir Esp.* 92:570, 2014.

**Marquardt** G.H. et al. Effect of anabolic steroids on liver function tests and creatine excretion. *JAMA.* 175:851, 1961.

**Marquardt** G.H. et al. Failure of non-17-alkylated anabolic steroids to produce abnormal liver function tests. *J Clin Endocrinol Metab.* 24:1334, 1964.

**Mendenhall** C.L. Augmented release of hepatic triglycerides with anabolic steroids in patients with fatty liver. *Am J Dig Dis.* 19:122, 1974.

**Milla Castellanos** M. et al. Bile cast nephropathy associated with severe liver dysfunction caused by anabolic steroids. *Nefrologia.* 38:221, 2018.

**Molano** F. et al. Rat liver lysosomal and mitochondrial activities are modified by anabolic-androgenic steroids. *Med Sci Sports Exerc.* 31:243, 1999.

**Navarro** V.J. et al. Liver injury from herbal and dietary supplements. *Hepatology.* 65:363, 2017.

**Neri** M. et al. Anabolic androgenic steroids abuse and liver toxicity. *Mini Rev Med Chem.* 11:430, 2011.

**Nieschlag** E. et al. Doping with anabolic androgenic steroids (AAS): Adverse effects on non-reproductive organs and functions. *Rev Endocr Metab Disord.* 16:199, 2015.

**Orlandi** F. et al. The action of some anabolic steroids on the structure and the function of human liver cell. *Tijdschr Gastroenterol.* 7:109, 1964.

**Perezagua-Clamagirand** C. et al. A clinical and experimental study of the effects of some anabolic steroids on hepatic structure and function. *Arch Farmacol Toxicol.* 1:77, 1975.

**Romano** A. et al. An unusual case of left hepatectomy for focal nodular hyperplasia (FNH) linked to the use of anabolic androgenic steroids (AASS). *Int J Surg Case Rep.* 30:169, 2017.

**Saad Al-Dhuayan** I. Possible protective role of whey protein on the rat's liver tissues treated with nandrolone decanoate. *Pak J Biol Sci.* 21:262, 2018.

**Saborido** A. et al. Effect of training and anabolic-androgenic steroids on drug metabolism in rat liver. *Med Sci Sports Exerc.* 25:815, 1993.

**Sanchez-Osorio** M. et al. Anabolic-androgenic steroids and liver injury. *Liver Int.* 28:278, 2008.

**Santos** J.D.B. et al. Food-drug interaction: Anabolic steroids aggravate hepatic lipotoxicity and nonalcoholic fatty liver disease induced by trans fatty acids. *Food Chem Toxicol.* 116:360, 2018.

**Schwingel** P.A. et al. Anabolic-androgenic steroids: A possible new risk factor of toxicant-associated fatty liver disease. *Liver Int.* 31:348, 2011.

**Schwingel** P.A. et al. Recreational anabolic-androgenic steroid use associated with liver injuries among Brazilian young men. *Subst Use Misuse.* 50:1490, 2015.

**Silva Ruiz** M.D.P. et al. Canalicular cholestasis induced by anabolic steroids. *Rev Esp Enferm Dig.* 109:735, 2017.

**Smit** D.L. et al. Spontaneous haemorrhage of hepatic adenoma in a patient addicted to anabolic steroids. *Neth J Med.* 77:261, 2019.

**Smit** D.L. et al. Spontaneous haemorrhage of hepatic adenoma in a patient addicted to anabolic steroids. *Neth J Med.* 77:261, 2019.

**Soe** K.L. et al. Liver pathology associated with the use of anabolic-androgenic steroids. *Liver.* 12:73, 1992.

**Solimini** R. et al. Hepatotoxicity associated with illicit use of anabolic androgenic steroids in doping. *Eur Rev Med Pharmacol Sci.* 21:7, 2017.

**Stang-Voss** C. et al. Structural alterations of liver parenchyma induced by anabolic steroids. *Int J Sports Med.* 2:101, 1981.

**Woodward** C. et al. Hepatocellular carcinoma in body builders; an emerging rare but serious complication of androgenic anabolic steroid use. *Ann Hepatobiliary Pancreat Surg.* 23:174, 2019.

## ESTEROIDES ANABÓLICOS Y TRASTORNOS MUSCULARES

**Abu-Shakra** S. et al. Anabolic steroids induce injury and apoptosis of differentiated skeletal muscle. *J Neurosci Res.* 47:186, 1997.

**Abu-Shakra** S.R. et al. Anabolic steroids induce skeletal muscle injury and immediate early gene expression through a receptor-independent mechanism. *Ann N Y Acad Sci.* 761:395, 1995.

**Farkash** U. et al. Rhabdomyolysis of the deltoid muscle in a bodybuilder using anabolic-androgenic steroids: A case report. *J Athl Train.* 44:98, 2009.

**Filho** N.S. et al. Pyomyositis in athletes after the use of anabolic steroids - case reports. *Rev Bras Ortop.* 46:97, 2011.

**Fiore** C.E. et al. The effects of muscle-building exercise on forearm bone mineral content and osteoblast activity in drug-free and anabolic steroids self-administering young men. *Bone Miner.* 13:77, 1991.

**Frankle** M.A. Association of anabolic steroids and avascular necrosis of femoral heads. *Am J Sports Med.* 20:488, 1992.

**Freeman** B.J. et al. Spontaneous rupture of the anterior cruciate ligament after anabolic steroids. *Br J Sports Med.* 29:274, 1995.

**Gallagher** J.A. et al. Effects of glucocorticoids and anabolic steroids on cells derived from human skeletal and articular tissues in vitro. *Adv Exp Med Biol.* 171:279, 1984.

**Gerber** C. et al. Anabolic steroids reduce muscle degeneration associated with rotator cuff tendon release in sheep. *Am J Sports Med.* 43:2393, 2015.

**Gerber** C. et al. Anabolic steroids reduce muscle damage caused by rotator cuff tendon release in an experimental study in rabbits. *J Bone Joint Surg Am.* 93:2189, 2011.

**Gerber** C. et al. Rotator cuff muscles lose responsiveness to anabolic steroids after tendon tear and musculotendinous retraction: An experimental study in sheep. *Am J Sports Med.* 40:2454, 2012.

**Gharahdaghi** N. et al. Testosterone therapy induces molecular programming augmenting physiological adaptations to resistance exercise in older men. *J Cachexia Sarcopenia Muscle.* 10:1276, 2019.

**Guzzoni** V. et al. Tendon remodeling in response to resistance training, anabolic androgenic steroids and aging. *Cells.* 7:2018.

**Hageloch** W. et al. Rhabdomyolysis in a bodybuilder using anabolic steroids. *Sportverletz Sportschaden.* 2:122, 1988.

**Horn** S. et al. Self-reported anabolic-androgenic steroids use and musculoskeletal injuries: Findings from the Center for the Study of Retired Athletes health survey of retired NFL players. *Am J Phys Med Rehabil.* 88:192, 2009.

**Husen** M. et al. Doping in elite and popular sport : What orthopedic and trauma surgeons should know. *Orthopade.* 48:711, 2019.

**Inhofe** P.D. et al. The effects of anabolic steroids on rat tendon. An ultrastructural, biomechanical, and biochemical analysis. *Am J Sports Med.* 23:227, 1995.

**Isenberg** J. et al. Successive ruptures of patellar and Achilles tendons. Anabolic steroids in competitive sports. *Unfallchirurg.* 111:46, 2008.

**Jones** I.A. et al. Anabolic steroids and tendons: A review of their mechanical, structural, and biologic effects. *J Orthop Res.* 36:2830, 2018.

**Kanayama** G. et al. Ruptured tendons in anabolic-androgenic steroid users: A cross-sectional cohort study. *Am J Sports Med.* 43:2638, 2015.

**Karpakka** J.A. et al. The effects of anabolic steroids on collagen synthesis in rat skeletal muscle and tendon. A preliminary report. *Am J Sports Med.* 20:262, 1992.

**Kramhoft** M. et al. Spontaneous rupture of the extensor pollicis longus tendon after anabolic steroids. *J Hand Surg Br.* 11:87, 1986.

**Laseter** J.T. et al. Anabolic steroid-induced tendon pathology: A review of the literature. *Med Sci Sports Exerc.* 23:1, 1991.

**Liow** R.Y. et al. Bilateral rupture of the quadriceps tendon associated with anabolic steroids. *Br J Sports Med.* 29:77, 1995.

**Marqueti** R.C. et al. Androgenic-anabolic steroids associated with mechanical loading inhibit matrix metallopeptidase activity and affect the remodeling of the Achilles tendon in rats. *Am J Sports Med.* 34:1274, 2006.

**Marqueti** R.C. et al. Tendon structural adaptations to

load exercise are inhibited by anabolic androgenic steroids. *Scand J Med Sci Sports.* 24:e39, 2014.

**Marqueti** R.C. et al. Matrix metallopeptidase 2 activity in tendon regions: Effects of mechanical loading exercise associated to anabolic-androgenic steroids. *Eur J Appl Physiol.* 104:1087, 2008.

**Marz** J. et al. Pectoralis major tendon rupture and anabolic steroids in anamnesis--a case review. *Rozhl Chir.* 87:380, 2008.

**Michna** H. Tendon injuries induced by exercise and anabolic steroids in experimental mice. *Int Orthop.* 11:157, 1987.

**Miles** J.W. et al. The effect of anabolic steroids on the biomechanical and histological properties of rat tendon. *J Bone Joint Surg Am.* 74:411, 1992.

**Parssinen** M. et al. The effect of supraphysiological doses of anabolic androgenic steroids on collagen metabolism. *Int J Sports Med.* 21:406, 2000.

**Saad** F. et al. Testosterone deficiency and testosterone treatment in older men. *Gerontology.* 63:144, 2017.

**Schultzel** M.M. et al. Bilateral deltoid myositis ossificans in a weightlifter using anabolic steroids. *Orthopedics.* 37:e844, 2014.

**Seynnes** O.R. et al. Effect of androgenic-anabolic steroids and heavy strength training on patellar tendon morphological and mechanical properties. *J Appl Physiol (1985).* 115:84, 2013.

**Talaat** M. et al. Histologic and histochemical study of effects of anabolic steroids on the female larynx. *Ann Otol Rhinol Laryngol.* 96:468, 1987.

**Tsitsilonis** S. et al. Anabolic androgenic steroids reverse the beneficial effect of exercise on tendon biomechanics: An experimental study. *Foot Ankle Surg.* 20:94, 2014.

**Visuri** T. et al. Bilateral distal biceps tendon avulsions with use of anabolic steroids. *Med Sci Sports Exerc.* 26:941, 1994.

**Weinreb** I. et al. Factitial soft tissue pseudotumor due to injection of anabolic steroids: A report of 3 cases in 2 patients. *Hum Pathol.* 41:452, 2010.

**Wood** T.O. et al. The effect of exercise and anabolic steroids on the mechanical properties and crimp morphology of the rat tendon. *Am J Sports Med.* 16:153, 1988.

**Yu-Yahiro** J.A. et al. Morphologic and histologic abnormalities in female and male rats treated with anabolic steroids. *Am J Sports Med.* 17:686, 1989.

## LOS ESTEROIDES ANABÓLICOS Y LA LEY

**Aamo** T.O. et al. The doping rules--a set of rules in good Olympic spirit? *Tidsskr Nor Laegeforen.* 115:2120, 1995.

**Alladio** E. et al. Application of multivariate statistics to the steroidal module of the athlete biological passport: A proof of concept study. *Anal Chim Acta.* 922:19, 2016.

**Allen** H. Anti-doping policy, therapeutic use. *Sports Med.* 49:659, 2019.

**Amos** A. et al. Drugs in sport: The legal issues. *Sport in Society.* 12:356, 2009.

**Beauregard** S.-E. Secrets of the dead: Doping for gold. *Booklist.* 105:118, 2008.

**Beran** R.G. Analysis - what is legal medicine? *J Forensic Leg Med.* 15:158, 2008.

**Berge** K.H. et al. The subversion of urine drug testing. *Minn Med.* 93:45, 2010.

**Borry** P. et al. Geolocalisation of athletes for out-of-competition drug testing: Ethical considerations. Position statement by the WADA ethics panel. *Br J Sports Med.* 52:456, 2018.

**Boudreau** F. et al. Ben Johnson and the use of steroids in sport: Sociological and ethical considerations. *Can J Sport Sci.* 16:88, 1991.

**Bourdon** R. Ethical and analytical problems in man and greater mammals. *Ann Pharm Fr.* 49:67, 1991.

**Charlish** P. Drugs in sport. *Legal Information Management.* 12:109, 2012.

**Christophersen** A.S. et al. Drug analysis for control purposes in forensic toxicology, workplace testing, sports medicine and related areas. *Pharmacol Toxicol.* 74:202, 1994.

**Cook** J. Doping and free speech. *Entertain Sport Law J.* 5: 2007.

**Cowan** D.A. et al. Doping in sport: Misuse, analytical tests, and legal aspects. *Clin Chem.* 43:1110, 1997.

**Crawley** F.P. et al. Health, integrity, and doping in sports for children and young adults. A resolution of the European Academy of Paediatrics. *Eur J Pediatr.* 176:825, 2017.

**Deventer** K. et al. Prevalence of legal and illegal stimulating agents in sports. *Anal Bioanal Chem.* 401:421, 2011.

**Devriendt** T. et al. The athlete biological passport: Challenges and possibilities. *INT J Sport Pol.* 11:315, 2019.

**Devriendt** T. et al. Do athletes have a right to access data in their athlete biological passport? *Drug Test Anal.* 10:802, 2018.

**Dodge** T. et al. Judgments about illegal performance-enhancing substances: Reasoned, reactive, or both? *J Health Psychol.* 18:962, 2013.

**Drug Enforcement Administration** D.O.J. Classification of three steroids as schedule III anabolic steroids under the controlled substances act. Final rule. *Fed Regist.* 74:63603, 2009.

**Drug Enforcement Administration** D.O.J. Classification of two steroids, prostanozol and methasterone, as schedule III anabolic steroids under the Controlled Substance Act. Final rule. *Fed Regist.* 77:44456, 2012.

**Ekmekci** P.E. Physicians' ethical dilemmas in the context of anti-doping practices. *Ann Sports Med Res.* 3:2016.

**Fink** J. et al. Anabolic-androgenic steroids: Procurement and administration practices of doping athletes. *Phys Sportsmed.* 47:10, 2019.

**Frude** E. et al. A focused netnographic study exploring experiences associated with counterfeit and contaminated anabolic-androgenic steroids. *Harm Reduct J.* 17:42, 2020.

**Garasic** M.D. et al. Moral and social reasons to acknowledge the use of cognitive enhancers in competitive-selective contexts. *BMC Med Ethics.* 17:18, 2016.

**Gilbert** S. The biological passport. *Hastings Cent Rep.* 40:18, 2010.

**Haas** U. Is the fight against doping in sport a legal minefield like any other? *Med Sport Sci.* 62:22, 2017.

**Glassman**, K.M. Shedding their rights: The Fourth Amendment and suspicionless drug testing in public school students participating in extracurricular activities. Cath Univ Law Rev. 51: Rev 951, 2002.

**Hailey** N. A false start in the race against doping in sport: Concerns with cycling's biological passport. *Duke Law J.* 61:393, 2011.

**Hanstad** D.V. et al. Sport, health and drugs: A critical

re-examination of some key issues and problems. *Perspect Public Health.* 129:174, 2009.

**Hochstetler** D.R. The ethics of doping and anti-doping: Redeeming the soul of sport? *Choice: Current Reviews for Academic Libraries.* 47:1732, 2010.

**Kamber** M. The fight against doping: International and national efforts as exemplified by the convention of the council of Europe and the doping regulations of the swiss national association for sports. *Schweiz Z Sportmed.* 38:101, 1990.

**Karkazis** K. et al. Tracking U.S. Professional athletes: The ethics of biometric technologies. *Am J Bioeth.* 17:45, 2017.

**Kayser** B. et al. The Olympics and harm reduction? *Harm Reduct J.* 9:33, 2012.

**Kayser** B. et al. Current anti-doping policy: A critical appraisal. *BMC Med Ethics.* 8:2, 2007.

**Landry** G.L. et al. Drug screening in the athletic setting. *Curr Probl Pediatr.* 24:344, 1994.

**Laure** P. Epidemiologic approach of doping in sport. A review. *J Sports Med Phys Fitness.* 37:218, 1997.

**Lippi** G. et al. Doping in competition or doping in sport? *Br Med Bull.* 86:95, 2008.

**Lippi** G. et al. Athlete's biological passport: To test or not to test? *Clin Chem Lab Med.* 49:1393, 2011.

**Lundby** C. et al. The evolving science of detection of 'blood doping'. *Br J Pharmacol.* 165:1306, 2012.

**McEvoy** D. Steroid nation. *Publishers Weekly.* 255:23, 2008.

**McNamee** M.J. et al. Juridical and ethical peculiarities in doping policy. *J Med Ethics.* 36:165, 2010.

**Ng** T.L. Dope testing in sports: Scientific and medico-legal issues. *Ann Acad Med Singapore.* 22:48, 1993.

**Niggli** O. How will the legal and sport environment influence a future code? *Med Sport Sci.* 62:34, 2017.

**Nunes** A.J. et al. Early warning of suspected doping from biological passport based on multivariate trends. *Int J Sports Med.* 2019.

**Nuriev** A. Non-intentional anti-doping rule violations: Does a new trend in evidence provision suffice? *Int Sport Law J.* 19: 222, 2019.

**Parr** M.K. et al. Sports-related issues and biochemistry of natural and synthetic anabolic substances. *Endocrinol Metab Clin North Am.* 39:45, 2010.

**Paterson** E.R. Testosterone dreams: Rejuvenation, aphrodisia, doping. *Choice: Current Reviews for Academic Libraries.* 45:1715, 2008.

**Paterson** E.R. A guide to the world anti-doping code: A fight for the spirit of sport. *Choice: Current Reviews for Academic Libraries.* 46:1979, 2009.

**Patterson** E.R. Testosterone dreams: Rejuvenation, aphrodisia, doping. *Choice: Current Reviews for Academic Libraries.* 42:2021, 2005.

**Petroczi** A. et al. A call for policy guidance on psychometric testing in doping control in sport. *Int J Drug Policy.* 26:1130, 2015.

**Phillips** D. Anabolic steroid legislation ACT 249 of 1989. *J Ark Med Soc.* 86:67, 1989.

**Rowe** R.K. The challenges of modern sport to ethics: From doping to cyborgs. *Choice: Current Reviews for Academic Libraries.* 51:851, 2014.

**Sando** B.G. Is it legal? Prescribing for the athlete. *Aust Fam Physician.* 28:549, 1999.

**Saugy** M. et al. Monitoring of biological markers indicative of doping: The athlete biological passport. *Br J Sports Med.* 48:827, 2014.

**Schneider** A.J. et al. Human genetic variation: New

challenges and opportunities for doping control. *J Sports Sci.* 30:1117, 2012.

**Segura** J. Is anti-doping analysis so far from clinical, legal or forensic targets?: The added value of close relationships between related disciplines. *Drug Test Anal.* 1:479, 2009.

**Shapiro** M.H. The identity of identity: Moral and legal aspects of technological self-transformation. *Soc Philos Policy.* 22:308, 2005.

**Slobodien** H.D. The rights of every man and woman in the United States. *N J Med.* 93:15, 1996.

**Smith** A.C. et al. Why the war on drugs in sport will never be won. *Harm Reduct J.* 12:53, 2015.

**Sobolevsky** T. et al. Anti-doping analyses at the Sochi Olympic and Paralympic Games 2014. *Drug Test Anal.* 6:1087, 2014.

**St Mary** E.W. Legal and ethical dilemmas in drug management for team physicians and athletic trainers. *South Med J.* 91:421, 1998.

**Valkenburg** D. et al. Doping control, providing whereabouts and the importance of privacy for elite athletes. *Int J Drug Policy.* 25:212, 2014.

**Verzeletti** A. Medical malpractice and the professional legal responsibility of the sports physician. *J Law Med.* 21:179, 2013.

**Weston** M. The regulation of doping in the U.S. and international sports. In. *The Oxford Handbook of American Sports Law*. London: Oxford Handbooks; 2018.

**Wheatcroft** G. Tour de farce. *New York Times Book Review.* 45, 2012.

**Wiesing** U. Should performance-enhancing drugs in sport be legalized under medical supervision? *Sports Med.* 41:167, 2011.

**Zelenkova** I. et al. Redefining sport based on the Russian doping experience. *Curr Sports Med Rep.* 18:188, 2019.

**Zenic** N. et al. Religiousness as a factor of hesitation against doping behavior in college-age athletes. *J Relig Health.* 52:386, 2013.

**Zorzoli** M. The athlete biological passport from the perspective of an anti-doping organization. *Clin Chem Lab Med.* 49:1423, 2011.

## PRUEBAS DE DROGAS Y CONTROL DE DOPAJE

**Abushareeda** W. et al. Gas chromatographic quadrupole time-of-flight full scan high resolution mass spectrometric screening of human urine in anti-doping analysis. *J Chromatogr B Analyt Technol Biomed Life Sci.* 1063:74, 2017.

**Abushareeda** W. et al. Comparison of gas chromatography/quadrupole time-of-flight and quadrupole orbitrap mass spectrometry in anti-doping analysis: I. Detection of anabolic-androgenic steroids. *Rapid Commun Mass Spectrom.* 32:2055, 2018.

**Adhikary** P.M. et al. The use of carbon skeleton chromatography for the detection of steroid drug metabolites: The metabolism of anabolic steroids in man. *Acta Endocrinol.* 67:721, 1971.

**Albanese** A.A. Newer methodology in the clinical investigation of anabolic steroids. *J New Drugs.* 5:208, 1965.

**Albeiroti** S. et al. The influence of small doses of ethanol on the urinary testosterone to epitestosterone ratio in men and women. *Drug Test Anal.* 10:575, 2018.

**Alladio** E. et al. Application of multivariate statistics to the steroidal module of the athlete biological passport: A proof of concept study. *Anal Chim Acta.* 922:19, 2016.

**Alquraini** H. et al. Strategies that athletes use to avoid detection of androgenic-anabolic steroid doping and sanctions. *Mol Cell Endocrinol.* 464:28, 2018.

**Athanasiadou** I. et al. Hyperhydration using different hydration agents does not affect the haematological markers of the athlete biological passport in euhydrated volunteers. *J Sports Sci.* 1, 2020.

**Ayotte** C. Detecting the administration of endogenous anabolic androgenic steroids. *Handb Exp Pharmacol.* 77, 2010.

**Balcells** G. et al. Detection of stanozolol o- and n-sulfate metabolites and their evaluation as additional markers in doping control. *Drug Test Anal.* 9:1001, 2017.

**Balcells** G. et al. Screening for anabolic steroids in sports: Analytical strategy based on the detection of phase I and phase II intact urinary metabolites by liquid chromatography tandem mass spectrometry. *J Chromatogr A.* 1389:65, 2015.

**Baranov** P.A. et al. The potential use of complex derivatization procedures in comprehensive HPLC-MS/MS detection of anabolic steroids. *Drug Test Anal.* 2:475, 2010.

**Baume** N. et al. Antidoping programme and biological monitoring before and during the 2014 FIFA World Cup Brazil. *Br J Sports Med.* 49:614, 2015.

**Beaumann** S. Long-term detection of anabolic steroid metabolites in urine. *Agilent Technologies, Inc, Santa Clara, CA.* 2010.

**Berneira** L.M. et al. Application of differential scanning calorimetry in the analysis of apprehended formulations of anabolic androgenic steroids. *Forensic Sci Int.* 296:15, 2019.

**Borjesson** A. et al. Studies of athlete biological passport biomarkers and clinical parameters in male and female users of anabolic androgenic steroids and other doping agents. *Drug Test Anal.* 12:514, 2020.

**Cohen** P.A. et al. Analysis of ingredients of supplements in the National Institutes of Health supplement database marketed as containing a novel alternative to anabolic steroids. *JAMA Netw Open.* 3: e202818, 2020.

**Causanilles** A. et al. Wastewater-based tracing of doping use by the general population and amateur athletes. *Anal Bioanal Chem.* 410:1793, 2018.

**Cha** E. et al. Coupling of gas chromatography and electrospray ionization high resolution mass spectrometry for the analysis of anabolic steroids as trimethylsilyl derivatives in human urine. *Anal Chim Acta.* 964:123, 2017.

**Cha** E. et al. Relationships between structure, ionization profile and sensitivity of exogenous anabolic steroids under electrospray ionization and analysis in human urine using liquid chromatography-tandem mass spectrometry. *Biomed Chromatogr.* 30:555, 2016.

**Christou** G.A. et al. Indirect clinical markers for the detection of anabolic steroid abuse beyond the conventional doping control in athletes. *Eur J Sport Sci.* 19:1276, 2019.

**de Albuquerque Cavalcanti** G. et al. Non-targeted acquisition strategy for screening doping compounds based on GC-EI-hybrid quadrupole-orbitrap mass spectrometry: A focus on exogenous anabolic steroids. *Drug Test Anal.* 10:507, 2018.

**De Cock** K.J. et al. Detection and determination of anabolic steroids in nutritional supplements. *J Pharm Biomed Anal.* 25:843, 2001.

**Devriendt** T. et al. The athlete biological passport:

Challenges and possibilities. *Int J Sport Pol Pol.* 11:315, 2019.

**Dumestre-Toulet** V. et al. Hair analysis of seven body-builders for anabolic steroids, ephedrine, and clenbuterol. *J Forensic Sci.* 47:211, 2002.

**Dumont** Q. et al. Improved steroids detection and evidence for their regiospecific decompositions using anion attachment mass spectrometry. *Anal Chem.* 88:3585, 2016.

**Esquivel** A. et al. Direct quantitation of endogenous steroid sulfates in human urine by liquid chromatography-electrospray tandem mass spectrometry. *Drug Test Anal.* 10:1734, 2018.

**Forsdahl** G. et al. Detection of testosterone esters in blood. *Drug Test Anal.* 7:983, 2015.

**Fragkaki** A.G. et al. Schemes of metabolic patterns of anabolic androgenic steroids for the estimation of metabolites of designer steroids in human urine. *J Steroid Biochem Mol Biol.* 115:44, 2009.

**Frude** E. et al. A focused netnographic study exploring experiences associated with counterfeit and contaminated anabolic-androgenic steroids. *Harm Reduct J.* 17:42, 2020.

**Georgakopoulos** C.G. et al. Prediction of gas chromatographic relative retention times of anabolic steroids. *Anal Chem.* 63:2025, 1991.

**Graham** M. et al. Anabolic steroid use patterns of use and detection of doping. *Sports Med.* 38:505, 2008.

**Hadef** Y. et al. Multivariate optimization of a derivatisation procedure for the simultaneous determination of nine anabolic steroids by gas chromatography coupled with mass spectrometry. *J Chromatogr A.* 1190:278, 2008.

**Harrison** L.M. et al. Effect of extended use of single

anabolic steroids on urinary steroid excretion and metabolism. *J Chromatogr.* 489:121, 1989.

**Hatton** C.K. et al. Detection of androgenic anabolic steroids in urine. *Clin Lab Med.* 7:655, 1987.

**He** G. et al. Doping control analysis of 13 steroids and structural-like analytes in human urine using quadrupole-orbitrap LC-MS/MS with parallel reaction monitoring (PRM) mode. *Steroids.* 131:1, 2018.

**Hemmersbach** P. The probenecid-story - a success in the fight against doping through out-of-competition testing. *Drug Test Anal.* 2019.

**Hill** S.A. et al. Pharmacological effects and safety monitoring of anabolic androgenic steroid use: Differing perceptions between users and healthcare professionals. *Ther Adv Drug Saf.* 10:2042098619855291, 2019.

**Iljukov** S. et al. Association between implementation of the athlete biological passport and female elite runners' performance. *Int J Sports Physiol Perform.* 1, 2020.

**Jardines** D. et al. Longitudinal evaluation of the isotope ratio mass spectrometric data: Towards the 'isotopic module' of the athlete biological passport? *Drug Test Anal.* 8:1212, 2016.

**Kim** S.H. et al. Simultaneous ionization and analysis of 84 anabolic androgenic steroids in human urine using liquid chromatography-silver ion coordination ionspray/triple-quadrupole mass spectrometry. *Drug Test Anal.* 6:1174, 2014.

**Kiss** A. et al. Urinary signature of anabolic steroids and glucocorticoids in humans by lc-ms. *Talanta.* 83:1769, 2011.

**Kotronoulas** A. et al. Evaluation of markers out of the steroid profile for the screening of testosterone misuse. Part II: Intramuscular administration. *Drug Test Anal.* 10:849, 2018.

**Mazzarino** M. et al. Drug-drug interaction and doping: Effect of non-prohibited drugs on the urinary excretion profile of methandienone. *Drug Test Anal.* 10:1554, 2018.

**Miller** G.D. et al. Intranasal delivery of Natesto® testosterone gel and its effects on doping markers. *Drug Test Anal.* 8:1197, 2016.

**Mullen** J. et al. Sensitivity of doping biomarkers after administration of a single dose testosterone gel. *Drug Test Anal.* 10:839, 2018.

**Mullen** J.E. et al. Urinary steroid profile in females -- the impact of menstrual cycle and emergency contraceptives. *Drug Test Anal.* 9:1034, 2017.

**Narducci** W.A. et al. Anabolic steroids--a review of the clinical toxicology and diagnostic screening. *J Toxicol Clin Toxicol.* 28:287, 1990.

**Novakova** L. et al. Fast and sensitive supercritical fluid chromatography - tandem mass spectrometry multi-class screening method for the determination of doping agents in urine. *Anal Chim Acta.* 915:102, 2016.

**Palermo** A. et al. Non-targeted LC-MS based metabolomics analysis of the urinary steroidal profile. *Anal Chim Acta.* 964:112, 2017.

**Piper** T. et al. Epiandrosterone sulfate prolongs the detectability of testosterone, 4-androstenedione, and dihydrotestosterone misuse by means of carbon isotope ratio mass spectrometry. *Drug Test Anal.* 9:1695, 2017.

**Piper** T. et al. Genotype-dependent metabolism of exogenous testosterone - new biomarkers result in prolonged detectability. *Drug Test Anal.* 8:1163, 2016.

**Piper** T. et al. Revisiting the metabolism of 19-nortestosterone using isotope ratio and high resolution/high accuracy mass spectrometry. *J Steroid Biochem Mol Biol.* 162:80, 2016.

**Piper** T. et al. Applications of isotope ratio mass spectrometry in sports drug testing accounting for isotope fractionation in analysis of biological samples. *Methods Enzymol.* 596:403, 2017.

**Pirola** I. et al. Anabolic steroids purchased on the internet as a cause of prolonged hypogonadotropic hypogonadism. *Fertil Steril.* 94:2331 e1, 2010.

**Pitarch-Motellon** J. et al. Determination of selected endogenous anabolic androgenic steroids and ratios in urine by ultra-high performance liquid chromatography tandem mass spectrometry and isotope pattern deconvolution. *J Chromatogr A.* 1515:172, 2017.

**Ponzetto** F. et al. High-resolution mass spectrometry as an alternative detection method to tandem mass spectrometry for the analysis of endogenous steroids in serum. *J Chromatogr B Analyt Technol Biomed Life Sci.* 1052:34, 2017.

**Ponzetto** F. et al. Methods for doping detection. *Front Horm Res.* 47:153, 2016.

**Ponzetto** F. et al. Longitudinal monitoring of endogenous steroids in human serum by UHPLC-MS/MS as a tool to detect testosterone abuse in sports. *Anal Bioanal Chem.* 408:705, 2016.

**Putz** M. et al. Identification of trenbolone metabolites using hydrogen isotope ratio mass spectrometry and liquid chromatography/high accuracy/high resolution mass spectrometry for doping control analysis. *Front Chem.* 8:435, 2020.

**Raro** M. et al. Untargeted metabolomics in doping control: Detection of new markers of testosterone misuse by ultrahigh performance liquid chromatography coupled to high-resolution mass spectrometry. *Anal Chem.* 87:8373, 2015.

**Raro** M. et al. Potential of atmospheric pressure chemical ionization source in gas chromatography tandem mass spectrometry for the screening of urinary exogenous androgenic anabolic steroids. *Anal Chim Acta.* 906:128, 2016.

**Rzeppa** S. et al. Analysis of anabolic androgenic steroids as sulfate conjugates using high performance liquid chromatography coupled to tandem mass spectrometry. *Drug Test Anal.* 7:1030, 2015.

**Schonfelder** M. et al. Potential detection of low-dose transdermal testosterone administration in blood, urine, and saliva. *Drug Test Anal.* 8:1186, 2016.

**Sessa** F. et al. Anabolic androgenic steroids: Searching new molecular biomarkers. *Front Pharmacol.* 9:1321, 2018.

**Shen** M. et al. Physiological concentrations of anabolic steroids in human hair. *Forensic Sci Int.* 184:32, 2009.

**Sobolevsky** T. et al. Isotopically labeled boldenone as a better marker of derivatization efficiency for improved quality control in anti-doping analysis. *Drug Test Anal.* 11:336, 2019.

**Strahm** E. et al. Dose-dependent testosterone sensitivity of the steroidal passport and GC-C-IRMS analysis in relation to the UGT2b17 deletion polymorphism. *Drug Test Anal.* 7:1063, 2015.

**Thevis** M. et al. Detection of SARMs in doping control analysis. *Mol Cell Endocrinol.* 464:34, 2018.

**Tudela** E. et al. Urinary detection of conjugated and unconjugated anabolic steroids by dilute-and-shoot liquid chromatography-high resolution mass spectrometry. *Drug Test Anal.* 7:95, 2015.

**Virus** E.D. et al. High-temperature high-performance

liquid chromatography on a porous graphitized carbon column coupled to an orbitrap mass spectrometer with atmospheric pressure photoionization for screening exogenous anabolic steroids in human urine. *Rapid Commun Mass Spectrom.* 29:1779, 2015.

**WADA.** Endogenous anabolic androgenic steroids measurement and reporting. *WADA Technical Document – TD2018EAAS.* 2018.

**Wang** Z. et al. A novel HPLC-MRM strategy to discover unknown and long-term metabolites of stanozolol for expanding analytical possibilities in doping-control. *J Chromatogr B Analyt Technol Biomed Life Sci.* 1040:250, 2017.

**Weinand** J. et al. Pancreatic islet hyperplasia: A potential marker for anabolic-androgenic steroid use. *Acad Forensic Pathol.* 8:777, 2018.

# Index

**A**

Ácido desoxirribonucleico (ADN), 32

Ácido ribonucleico (ARN), 34

Acreción nuclear, 42

Adenomas hepáticos, 140

Administración de Alimentos y Medicamentos, 62

ADN, 21, 29, 32–34, 120, 125, 136, 138, 165, 246

Agencia Mundial Antidopaje, 4, 14, 17, 62, 79, 96, 233

Alemania del Este, 10

Alemania Oriental, 3, 10, 12, 16, 51, 78, 242

Alucinógenos, 220

AMA, 4, 14–15, 17, 49, 62, 79, 213, 220, 224–225, 227–231, 233, 235, 238, 245, 248

AND, 110

Apilamiento, 36, 96

Apnea del sueño, 27, 165–167

APO-A1, 113

Ariel, Gedeón, 58, 60

Armstrong, Lance, 189

Aromatización, 154, 176

Arritmias, 106, 132, 134, 165

Artritis reumatoide, 54

Asociación Internacional de Federación de Atletismo, 178

Aspartato transaminasa (AST), 142

Aspirina, 145

Astrand, Per-Olaf, 51, 197

Aterosclerosis, 54, 123–124

Atletas de fuerza, 9, 47, 72, 77, 89, 105, 109, 113, 115, 126, 128, 141, 193

Atletas entrenados, 2, 76, 113–114, 125, 130–131, 146

Atletas entrenados con pesas, 2, 76, 113, 125, 130

Atletas Masters, 84

Atletas transgénero, 199

Atrofia testicular, 29–30, 114, 116, 150, 153, 172, 206

Axiron, 88

Axón, 59

**B**

Basualto-Alarcón, 41

Benoit, Chris, 101

Benzoilecgonina, 224

Betabloqueantes, 195, 235–236

Bhasin, Shalender, 1, 37, 71, 74–76, 105, 110, 112, 114, 119, 124

Bonds, Barry, 204

Botox, 87

Boxeadores, 5, 206, 220

Bronson y col., 119

**C**

Calorías, 38, 41, 44, 177, 180

Calvicie de patrón masculino, 153, 167

Campo de juego nivelado, 192, 197, 199–200, 202, 208

Cáncer, 7, 54, 62, 101, 114, 116, 120, 122, 136–140, 142, 148–149, 151, 168, 170–171, 174, 184

Cáncer de próstata, 7, 122, 137–138, 148–149, 151, 170–171, 174, 184

Cáncer de testículo, 139

Capacidad de transporte de oxígeno, 51

Caquexia, 168

Carcinoma hepatocelular, 140

Carrera, 14, 44, 51, 79, 120, 129, 189, 202–203, 219, 236–237, 240

Carreras de caballos, 219, 237

Centro de Control de Drogas en Londres, 223

Cerebro, 23, 25, 57, 61, 81, 98, 111, 123, 125, 156, 161–162, 164–165, 231

Édouardmarrón-Séquard,5

China, 187, 202

Christie, Lindford, 94, 218

Ciba, 6, 9

Ciclismo, 11, 15, 129, 171, 219, 221, 236

Cipionato de testosterona, 93

Citoplasma, 22, 34, 38

Citosina, 32 Clenbuterol, 76, 92, 113, 116, 161, 232

Coagulación de la sangre, 124, 134

Cociente de inteligencia (CI), 164

Codón, 34

Colestasis, 140

Colesterol, 7, 18–19, 29, 113, 125–127, 131, 140, 169, 177, 184

Combinado de la NFL, 69

Comité de Reforma del Gobierno de la Cámara, 213

Comité Olímpico de los Estados Unidos, 189

Comité Olímpico Internacional (COI), 218

Composición corporal, 23, 33, 42, 48, 67, 71, 81, 89, 100, 109, 111, 158, 183

Condrocitos, 108

Conducción neural, 59, 183

Conducta criminal, 167

Control de dopaje, 11, 16, 49, 84, 86, 93, 115, 164, 190, 218, 223–225, 227, 232, 245–246, 248

Cool Runnings, 203

Corazón agrandado, 124

Corazón dilatado, 135

Corticosteroides, 21–22, 24, 29, 52, 56, 65, 154, 236

Cortisol, 24, 52–56, 180

Creatina monohidrato, 113, 163

Creatina quinasa, 131

Crecimiento óseo, 27, 61, 81, 167, 234

Crema de testosterona, 193

Crimen violento, 159

Cromosomas sexuales, 32

Cuarta Enmienda, 192, 211–212, 214

**D**

D'Ascenzo, et al., 123, 125

Daño al, 138

Daño oxidativo, 148, 165

Decatlón, 51

Dehidroepiandrosterona, 23, 232

Delatestryl, 96

Dendrita, 59

Derrota social, 56

Desacondicionamiento, 46–47, 54, 68

Desarrollo sexual, 80–81

Deseo sexual, 23, 27, 29, 64, 81, 152, 159–160, 166–167, 170, 172–174

Detección, 12, 79, 100, 115, 193, 212–215, 221, 224–225, 227, 234–235, 237–238, 240

DEXA, 48

Diabetes tipo 2, 84, 142, 145, 171, 182

Dianabol, 9–10, 88–89, 93, 115

Dieta alta en proteínas, 21

Diferencias individuales, 33, 93–94, 197

Dihidrotestosterona, 29, 38, 135

Disco, 57, 59, 78–79, 84, 210

Disfunción eréctil, 118, 145, 152, 170, 172, 195

Diuréticos, 233–234, 248

Dopaje de sangre, 235

Dosis, 2, 37, 55, 71–72, 74–76, 80, 83, 87, 90, 92, 94, 96, 98, 102, 105, 107, 109–116, 118–128, 131–132, 136, 138–139, 148–150, 152, 160, 162, 166, 168, 175–177, 183–184, 205, 223, 229, 232, 236, 241

Dosis terapéutica, 72, 76, 80

Duchaine, Dan, 1

**E**

Eberhardt Nieschlag y Eva Lena Vorona, 151

Ecuestre, 206

Efecto placebo, 6, 70, 74, 109

Efecto Ricitos de oro, 54

Efectos anti-catabólicos, 52–53, 64

Efectos neuronales de los esteroides anabólicos, 57–60

Efectos psicológicos, 71, 114, 121, 150–164

Efectos psiquiátricos, 56

Efectos secundarios, 3, 9–11, 20, 25, 55, 61, 63–64, 67, 76–77, 81, 83, 89–91, 94, 98, 100, 102, 105, 108–109, 113–116, 118, 120–122, 135, 147–148, 150–151, 157–159, 161, 167, 170, 175–176, 183, 185, 205–206, 209, 216, 231, 233–234

Efectos sobre la salud, 101

Hipotalámico-pituitario-gonadal, 100

Enfermedad de los vasos sanguíneos, 123, 125–126

Enfermedad renal, 143–146, 168

Entrenadores personales, 16, 31, 82

Entrenamientos, 41, 44, 53–55, 73, 179

Epidemiología, 1, 82

Epitestosterona, 115, 223, 232

EPO, 92, 139, 147, 189, 203, 229, 234–235

Equipo olímpico Ruso, 14

Eritropoyetina (EPO),

189, 229, 234

Escándalo BALCO, 189, 193

Especies reactivas de oxígeno, 52

Espectrómetro de masas, 228

Esperanza de vida, 120, 169

Esquiadores alpinos, 206

Esquizofrenia, 157–158

Estanozolol, 88, 232

Ésteres de testosterona, 93

Esteroides de diseño, 193

Esteroides sexuales, 23

Estimulantes, 161, 175, 231, 248

Estricnina, 5, 220

Estrógeno, 23–24, 29, 80, 154–156, 160, 176

Estudiantes de secundaria, 81–82

Eunucos, 5

Evans, Janet, 201

Examen de registro de posgrado, 197

**F**

Factor de crecimiento similar a la insulina (IGF-1), 76, 234

Facultad de Farmacia de la Universidad de Touro, 162

Facultad de Medicina de la Universidad de Puerto, 51

Facultad de Medicina de la Universidad de Wisconsin, 200

Far, et al., 128–129

Fármacos para mejorar el rendimiento, 87

FDA, 62, 91

Fibras musculares de contracción lenta, 39

Fibras musculares de contracción rápida, 39

Fibrilación, 133–134

FIFA (Fédération Internationale de Football, 225, 227

Flop de Fosbury, 204

Fonda, Jane, 159

Formación de placa, 123

Fost, Norman, 200–201

Fuerza, 7, 9, 16, 21, 25, 27, 29, 31, 33, 37, 44–48, 53–54, 60, 62, 64, 66–68, 72–77, 79–80, 82–83, 85, 89, 105, 107–110, 112–116, 119, 121, 126, 128–129, 131, 141, 146–147, 149, 161, 168, 173–174, 179, 183–185, 192–193, 196–199, 214, 219, 225, 239, 241, 243

Fuerza de agarre, 85
Función sexual, 29, 152,
 179, 184

**G**

Gamma-glutamiltransferasa
 (GGT), 142
Genes, 21–22, 32–34, 36,
 38, 40–41, 51, 139–140,
 197–199, 208
Genética, 21, 29, 51,
 93–94, 120, 136,
 139–140, 198, 203
Geriatría, 195
Gibb y col., 155
Gimnasia femenina, 154
Ginecomastia, 27, 76, 90,
 113–114, 118, 154–155,
 167, 176
Goldman, Robert, 219
Gonadotropina coriónica
 humana (hCG), 113,
 161, 229
Grecia, 5, 148, 220
Grenoble, 12, 16, 221
Guerra contra las Drogas,
 92, 191
Guerra Fría, 7–8, 153,
 220, 222, 244, 247

**H**

Halotestin, 88
Halterofilia , 9, 239
Hartgens y col., 77

HDL, 95–96, 113, 124–127,
 131, 169, 177
Helsinki, 9, 239
Hepatitis, 93, 142
Hígado, 42, 52, 61, 114,
 119, 121–122, 136,
 140–143, 149, 176, 206
Hiperandrogenismo, 80
Hipertensión, 131, 135,
 145–146, 149, 182
Hipertrofia ventricular
 izquierda, 128, 130,
 133–134, 149
Hipotálamo, 75, 98, 111
HMG-CoA reductasa, 127
Homeostasis, 21
Hormona del crecimiento,
 20, 41, 44–45, 58, 69,
 76, 83, 87, 91–92, 95,
 105, 113, 116, 139, 161,
 168, 177, 193, 195, 223,
 225, 229, 234, 238
Hormona estimulante del
 folículo, 75, 98
Hormona liberadora de
 gonadotropina, 75
Hormona luteinizante,
 75, 98, 175
Hormonas, 18–23, 29, 32,
 35, 41, 44–45, 49, 53,
 63–64, 66, 72, 75, 83,
 92, 94, 98–99, 112, 124,
 140, 150, 152–154, 169,
 176–177, 180, 195, 225,
 232, 234, 239, 248

Hormonas de control de testosterona, 75

Hormonas esteroides, 19, 21–22, 29, 35, 176

Hormonas tiroideas, 92

Huang y Basaria, 79

Huggins y Hodges, 7

**I**

Ibuprofeno, 145

Inca, 5, 220

Infertilidad, 151–153

Inmunidad, 19, 24

Instituto Central Estatal de Cultura Física, 239, 241–244

Instituto de Investigación de Cultura Física, 10

Instituto Karolinska, 81, 94

Insulina, 6, 28, 38, 41, 44, 68, 76, 92, 116, 124, 156, 161, 182–183, 234

Internet, 1–2, 16, 62, 81, 87, 89–93, 95, 100, 162, 229, 232–234, 238

Intervalos de Descanso, 44

Inflamación, 21, 24, 52–54, 106, 125

Isoleucina, 42

**J**

Jenner, Caitlyn, 51

Jiang, 38

Johnson, Ben, 13, 188, 193, 201, 218, 247

Jones, Marion, 94, 189–190

Juegos Olímpicos, 9–16, 49–51, 101, 187–189, 193, 201, 207–208, 210, 218–219, 221, 225, 227, 230, 236, 239–240, 243–248

Juegos Olímpicos de Sochi, 11, 15, 187, 248

Juegos Panamericanos, 12, 188, 219, 222

**K**

Kalinski, Michael, 11, 219, 238–239, 241–242, 245

Kanayama y Pope, 9

Kazankina, Tatiana, 239–240

Koch, Marita, 51

Kremenik, et al., 9

**L**

Laboratorio Estatal de Química General de, 148

Laboratorio Suizo de Análisis de Dopaje, 233

Lacrosse, 206

Lactato deshidrogenasa, 131, 142

Lanzamiento de bala, 78, 84

Laqueur, Ernst, 6

Legislación, 92
Leucina, 41–42, 44, 115
Libido, 7, 91, 178, 180, 250
Linderman, John, 85,
   169, 171, 183
Linfoma, 117, 136
Lipoproteínas de alta
   densidad (HDL), 95
Londres, 101, 207, 220,
   223, 246
Longevidad, 28, 100,
   116–120, 183, 185, 250
Lucha o huida, 19, 24

**M**
Maratón, 54
Martillo, 78–79
Masa cardíaca, 128
Maughan, Ron, 229
Mercado negro, 91, 93
Metabolismo de las
   grasas, 73
Métodos prohibidos, 248
Muerte cardíaca súbita,
   135
Muerte prematura, 105,
   116–119, 121–122, 150,
   169, 182, 206
Muerte súbita, 122,
   132–134, 148, 171
Mujeres, 7, 10, 15, 23, 25,
   28–29, 50–51, 61,
   63–64, 66, 79–81, 86,
   89, 151, 153, 158–160,
   166, 171, 179–180, 192,
   197, 207, 213
Mujeres trans, 50–51

**N**
Nicholls y col., 66
Niños en edad escolar, 66
Niveles bajos de
   testosterona, 88, 105,
   118–119, 121, 123–124,
   171–175, 177, 182
Nolvadex, 76, 113
Nucleótidos, 32–34

**O**
Oakland As, 193
Oligodendrocitos, 59–60,
   162
Operación Pangea, 92
Ottey, Merlene, 94
Ovarios, 19, 23, 66, 94
Ovulación, 24
Oxandrolona, 88, 232
Oxígeno suplementario,
   5, 195, 220
Oximetolona, 88

**P**
Palpitaciones, 134
Páncreas, 42, 136
Parr y Muller-Scholl, 53
Pasaporte biológico, 14,
   17, 79, 96, 228, 248
Peliosis hepática, 140
Péptidos, 34, 248
Perros, 5–6

Persia, 5
Peso muerto, 105, 146
Peterson y Fahey, 95, 127
Pista y campo, 67, 178,
 189, 194, 218, 220, 230,
 239
Polipéptido, 34
Potencia, 9, 21, 25, 29,
 31, 58, 60, 62, 64,
 66–67, 71–73, 76,
 79–80, 84–85, 96, 105,
 107, 110, 117, 124, 127,
 156–157, 161–162, 192,
 198, 225
Precarga, 128–129
Precursor, 18–19, 29, 230
Precursores de
 testosterona, 232
Premio Nobel, 7
Prensa popular, 6
Presión arterial diastólica,
 134
Probenecid, 235
Producción de glóbulos
 rojos, 27, 135, 169,
 225, 234
Progesterona, 24
Programas de pruebas de
 drogas, 14, 82, 237, 245
Prohormonas, 186
Propionato de
 testosterona, 7, 9, 48,
 60, 89, 96
Próstata, 7, 25, 61,
 113–114, 119, 122,

136–138, 148–149, 151,
 169–171, 174, 177, 184,
 206
Proteína C reactiva, 131
Prozac, 194, 197
Pruebas de función
 hepática, 142
PSA, 113, 137, 170, 175,
 177

R
Rabdomiólisis, 106–107,
 121, 147
Radicales libres, 165, 179
Raloxifeno, 155
Recetas, 27, 118
Registro TRiUS, 182
Regulación del azúcar en
 sangre (glucosa), 84
Ribosomas, 34, 38
Rigidez arterial, 134, 145,
 147, 149
Riñón, 122, 144–145

S
Sal dietética, 147
Salbutamol, 232
Sales biliares, 18
Salt Lake City, 236
San Sebastián, España,
 84
Sarcopenia, 83, 105, 121
SARMS, 233
Savulescu y Foddy,
 203–204

Savulescu, Julián, 203
Schafer y col., 147
Segunda Guerra Mundial,
    7–8, 220, 239, 247
Semen, 6, 25, 150, 172
Serotonina, 81
Seúl, 13, 201, 218, 243,
    247
Síntesis de proteínas, 21,
    24–25, 30–35, 38,
    41–42, 44, 50, 54, 61,
    64, 68, 72, 77, 84, 108
Sitios receptores de
    cortisol, 53
Sobrecarga de presión,
    146
Sochi, 11, 15, 187, 244,
    246–248
Sullivan y col., 128
Sustanon, 89

**T**
Tabaquismo, 163
Tabique interventricular,
    105, 128
Tamoxifeno, 155
Taquicardia ventricular,
    133
Tasas de aclaramiento, 2,
    94
Telómeros, 120, 148
Tendón, 108
terapia con hCG, 151
Terapia de reemplazo de
    testosterona, 27, 118,

135, 137, 169–170, 172,
    183
Terapia de reemplazo
    hormonal, 169, 195
Testículos, 6, 19, 23, 25,
    39, 63, 66, 75, 94, 98,
    111, 116, 137, 150, 153
Testim, 88
Testosterona, 1, 4–9,
    15–23, 25, 27–29, 32,
    35–36, 38–41, 43–45,
    48, 50, 53, 56, 60–61,
    63, 66, 72–76, 80,
    83–85, 87–90, 92–96,
    98, 100, 105, 110–116,
    118–121, 123–125, 127,
    131, 135–139, 147,
    150–155, 159–160,
    164–166, 168–186, 189,
    192–193, 195, 199–200,
    223, 228, 230, 232–233,
    238, 240, 250
Testosterona en sangre
    normal, 76, 113
Testosterona libre, 27,
    124, 173–174, 176
Testosterona
    transdérmica, 88
Timina, 32
Tokio, 15, 101, 219, 245,
    248
Tour de Francia, 187,
    189, 219
Toxicidad hepática, 88,
    100, 141

Traducción, 34, 38
Trauma, 60, 106, 129
Trineo, 203

**U**
Unión Soviética, 3, 9–10,
    78, 153, 218–219, 222,
    238–240, 242–243
Universidad de
    Bedfordshire, 132
Universidad de California,
    Berkeley, 57
Universidad de Chicago, 6
Universidad de Florida,
    135
Universidad de Harvard,
    110, 162, 171, 174
Universidad de Insubria,
    91
Universidad de Kiev, 11,
    238
Universidad de Oxford,
    200
Universidad de Texas,
    Austin, 192
Universidad de Uppsala,
    129, 159
Universidad Deportiva de
    Beijing, 40
Universidad Federal del
    Espirito Santo, 146

**V**
Vacunas, 215
Valina, 42

Varney, 154
Vida media, 88, 93
Vitamina D, 18, 25
Voz, 7, 25, 27, 63–64, 81,
    151, 153, 166

**W**
Winstrol, 88–89

www.ingramcontent.com/pod-product-compliance
Lightning Source LLC
Chambersburg PA
CBHW072133090426
42739CB00013B/3173